U0612445

岭南文库

[美] 嘉惠霖 琼斯 著

沈正邦 译

博济医院百年（一八三五—一九三五）

岭南文库编辑委员会 广东中华民族文化促进会 合编

广东人民出版社

图书在版编目(CIP)数据

博济医院百年／(美)嘉惠霖，琼斯著；沈正邦译.—广州：
广东人民出版社，2009.12

（岭南文库. 译丛）

ISBN 978-7-218-06595-3

Ⅰ.博… Ⅱ.①嘉… ②琼…③沈… Ⅲ.医院—历史—广州市
Ⅳ.R199.2

中国版本图书馆 CIP 数据核字（2009）第 222909 号

责任编辑	沈展云
封面设计	亦可艺社
责任技编	黎碧霞
出版发行	广东人民出版社
	（地址：广州市大沙头四马路 10 号）
印　　刷	台山市人民印刷厂有限公司
	（厂址：台山市北坑工业开发区）
开　　本	787 毫米×1092 毫米　1/16
印　　张	19.50
插　　页	7
字　　数	235 千
版　　次	2009 年 12 月第 1 版　2009 年 12 月第 1 次印刷
印　　数	5000 册
书　　号	ISBN 978-7-218-06595-3
定　　价	70.00 元

如发现印装质量问题，影响阅读，请与出版社(020-83795749)联系调换。
【出版社网址：http://www.gdpph.com　电子邮箱：sales@gdpph.com】
图书营销部：020-83781020　83790604

ISBN 978-7-218-06595-3

9 787218 065953 >

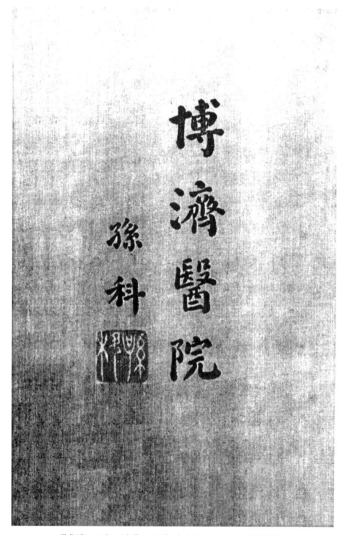

《博济医院百年》原书内封面图，孙科题字。

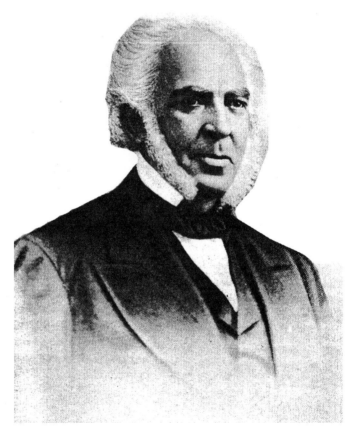

伯驾，1804-1888，神学博士、医学博士。

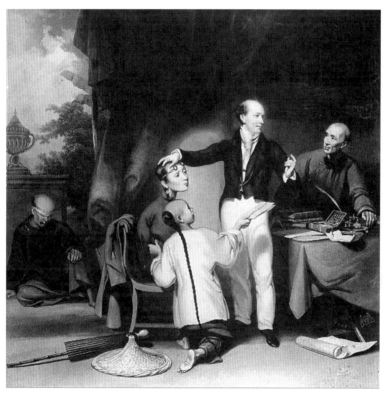

　　郭雷枢医生在澳门眼科医局，钱纳利绘（此金属版画描绘伦敦皇家外科学会会员、驻华英国商馆医师郭雷枢在澳门眼科诊所为病人治疗的情景）。

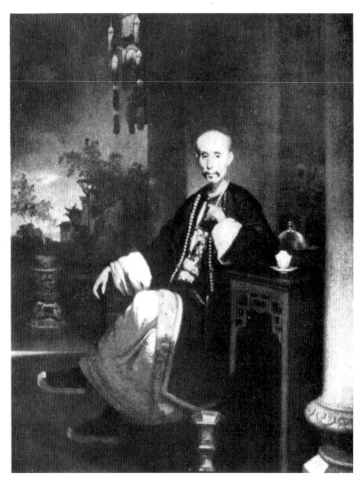

浩官，即伍怡和（油画，钱纳利绘，约1830年）。

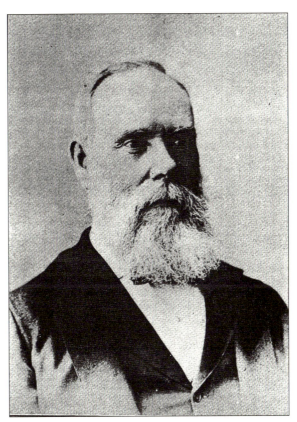

　　嘉约翰医生，1824—1901，医学博士、法学
博士，主管博济医院凡四十四年。

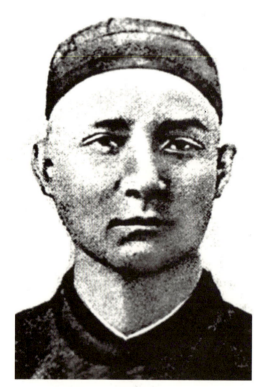

在博济医院学医时期的孙逸仙。

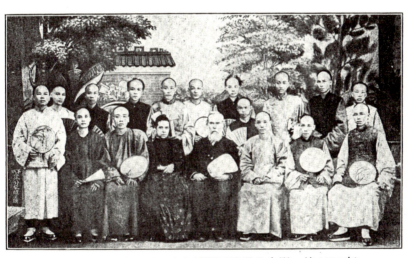

嘉约翰医生与赖马西医生和博济医院学生合影，约 1894 年。

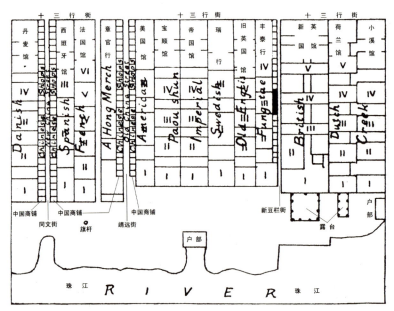

1840年广州的外国商馆区（十三行）地图，博济医院的位置在新豆栏街的丰泰行（地图上填黑的部分）。

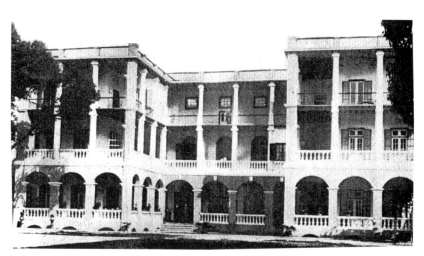

　　嘉约翰医生和关约翰医生所建造的博济医院楼房，1935年拆除，在原地建成孙逸仙医学院。

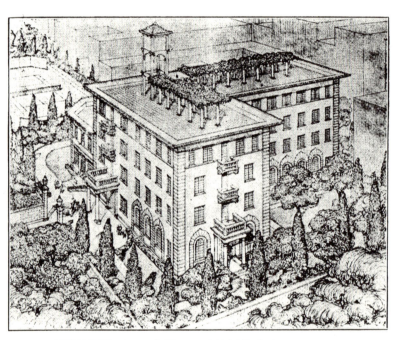

新博济医院，1935 年竣工。建筑师黄氏（Y. Y. Wong）。

岭 南 文 库 顾 问

（按姓氏笔画为序）

于幼军　卢钟鹤　叶选平　朱小丹　杨应彬
杨资元　李兰芳　陈越平　林　若　钟阳胜
黄　浩　黄华华　雷于蓝　蔡东士

岭南文库编辑委员会

主　编：林　雄
　　　　岑　桑（执行）
副主编：顾作义　曾宪志
　　　　陈海烈（执行）
编　委：（按姓氏笔画为序）
　　　　王桂科　卜恩才　卢子辉　朱仲南　刘扳盛
　　　　杨以凯　李达强　李夏铭　李锦全　岑　桑
　　　　沈展云　张　磊　陈泽泓　陈俊年　陈海烈
　　　　林　雄　金炳亮　郑广宁　胡守为　饶芃子
　　　　洪志军　顾作义　倪俊明　黄天骥　黄尚立
　　　　曾牧野　曾宪志

《岭南文库》前言

广东一隅，史称岭南。岭南文化，源远流长。采中原之精粹，纳四海之新风，融汇升华，自成宗系，在中华大文化之林独树一帜。千百年来，为华夏文明的历史长卷增添了绚丽多彩、凝重深厚的篇章。

进入 19 世纪的南粤，以其得天独厚的地理环境和人文环境，成为近代中国民族资本的摇篮和资产阶级维新思想的启蒙之地，继而成为资产阶级民主革命和第一次国内革命战争的策源地和根据地。整个新民主主义革命时期，广东人民在反对帝国主义、封建主义和官僚资本主义的残酷斗争中前仆后继，可歌可泣，用鲜血写下了无数彪炳千秋的史诗。业绩煌煌，理当镌刻青史、流芳久远。

新中国成立以来，广东人民在中国共产党的领导下，摧枯拉朽，奋发图强，在社会主义物质文明建设和精神文明建设中卓有建树。当中国社会跨进 20 世纪 80 年代这一全新的历史阶段，广东作为国家改革开放先行一步的试验省区，被置于中国现代化经济建设发展的前沿，沿改革、开放、探索之路突飞猛进；历十年艰辛，轰轰烈烈，创造了中国经济发展史上的空前伟绩。岭南大地，勃勃生机，繁花锦簇，硕果累累。

际此历史嬗变的伟大时代，中国人民尤其是广东人民，有必要进一步认识岭南、研究岭南，回顾岭南的风云变幻，探寻岭南的历史走向，从而更有利于建设岭南。我们编辑出版《岭南文库》的目的，就在于予学人以展示其研究成果之园地，并帮助广大读者系统地了解岭南的历史文化，认识其过去和现在，从而激发爱国爱乡的热情，增强民族自信心与自豪感；高瞻远瞩，继往开来。

《岭南文库》涵盖有关岭南（广东以及与广东在历史上、地理上有密切关系的一些岭南地域）的人文学科和自然学科，包括历史政治、经济发展、社会文化、自然资源和人物传记等方面。并从历代有关岭南之名著中选择若干为读者所需的典籍，编校注释，选粹重印。个别有重要参考价值的译著，亦在选辑之列。

《岭南文库》书目为350种左右，计划在五至七年内将主要门类的重点书目基本出齐，以后陆续补充，使之逐渐成为一套较为齐全的地域性百科文库，并作为一份有价值的文化积累，在祖国文化宝库中占一席之地。

岭南文库编辑委员会
一九九一年元旦

作者简介

嘉惠霖（William Warder Cadbury），1877 年出生于美国宾夕法尼亚州费城一个教友派基督徒家庭。1898 年毕业于哈弗福德学院，获学士学位；次年获该学院硕士学位。1902 年获宾夕法尼亚大学医学博士学位。1936 年获哈弗福德学院理科荣誉博士学位。

嘉惠霖于 1909 年到广州，直至 1949 年 72 岁才离开，几乎整整四十年一直在中国从事医学传教工作。他受费城公谊会派遣和支持，继伯驾医生和嘉约翰医生之后，服务于东方第一所西医医院博济医院，曾历任医务人员主席和院长多年，并在岭南大学为中国学生传授西医学，成为民国时期西医内科学方面的名教授。嘉惠霖著述丰富，有医学文章 150 余篇、宗教及其他题材文章 230 余篇，并与内侄女琼斯合作，写成本书，全名《柳叶刀尖——博济医院百年，1835—1935》（At the Point of a Lancet - 100 Years of Canton Hospital 1835—1935），于 1935 年由别发印书馆（Kelly and Walsh, Limited）在上海出版。嘉惠霖于 1959 年卒于美国。

玛丽·霍克西·琼斯（Mary Hoxie Jones），1904 年出生于美国宾夕法尼亚州哈弗福德市一个教友派基督徒家庭，父亲鲁弗斯·琼斯，是著名宗教活动家。玛丽·琼斯 1926 年毕业于霍尔尤克山学院，晚年获哈弗福德学院颁授人文科学荣誉博士学位。

琼斯青年时代陪同父母从事传教活动，游历过包括东亚和南亚等世界许多地方。一生主要为费城地区的各种教友会机构工作以及充当父亲的秘书。琼斯著作丰富，有《铸剑为犁》等历史著作 4 部和《追逐彩虹》等诗集 4 部，以及大量的报刊文章与序跋等。

目　录

引　言

　　历史能使一个年轻人成为既没有皱纹也没有白发的老人；让他享有老年人的经验，而无须承受老年人的病痛和不便。是的，历史不仅能使过去的事情变成现在，还使人们能够合理地推测将要发生的事情。这个世界再也不会出现什么新的意外事件；同样，我们称之为"新月"的东西，只不过是旧月亮处于另一种形状而已；其实月亮还是以前那个月亮。旧的情节再次回归，只是在某种不同的新环境下以新的面貌出现而已。

—— 富勒（Thomas Fuller）

　　这本关于博济医院历史的书里所记录的故事，不需要我来为之美言。在医学中，就像在生活的所有分支中一样，我们向那些在我们之前更有效地策划未来的人们学习。

　　一个机构事实上常常会选择那些有着跟它自己一样性格的人；而我们当中有这么多人长期与博济医院保持密切联系，感觉到它就像一个亲爱的朋友，我们跟它荣辱与共，休戚相关。

　　过去的一个世纪中，博济医院出现过三次工作被迫突然停止的情况：第一次是由于 1839 年的战争，然后是 1856 年的火灾，最后是由于 1926 年的政治动乱。小心细致地制定出来的计划和政策一次又一次由于缺乏合作和眼光短浅而流于失败。

暴民从外部恐吓要杀人毁医院，罢工从内部中断对病人的服务。在许多这样的场合，是医生和护士们镇定和英勇的行动使局面转危为安；灾难得以避免，工作照常继续。

医院开办之初，各方面遇到的都是偏见和误解，但是所有的阻力都逐渐被克服。

有了博济医院这样一个成功的实业，勇气十足的冒险者们在教士医学会的庇护下继续前进，在澳门、香港、舟山、上海、北京、宁波和厦门启动了医学工作。甚至日本的医学工作也可以溯源到博济医院，因为赴日的第一位传教医师合文医生（Dr. James C. Hepburn）也是作为教士医学会的代理人在厦门开始工作的。

在这些先行者们奠定的基础上，许多大医院拔地而起，通过它们以及后来建立的许多医院，现代医学的恩惠传遍了中国。

医院的医务人员还开办了许多诊所；广州市有六所，广东和广西两省共有二十多所。这些诊所有许多后来发展成崭新的现代化医院。

伯驾（Peter Parker）医生关于在中国建立一所医学院来培训中国人的决定，由嘉约翰医生在博济医院开办南华医学院而得以完成。除了此前由伯驾医生和嘉约翰医生培训的学生之外，超过200名男女青年在这里接受了培训。这些人成了中国最早的医生，打破了人们对西方医学的偏见。广州的三所医学院校，它们的创办者和最初的管理者都是在博济医院及其医学院获得启发和培训的。

在1901年之前，合信医生（Dr. Hobson）、嘉约翰医生和医务人员中的其他医生，在教士医学会的赞助下，将超过35本关于医药和医学的书籍翻译成中文并出版。于是，西方医学的秘密第一次以天朝人民自己的语言文字披露在他们的面前。

但是，传教士们不辞艰险远航来到广州，并不仅仅是为了医治人们身体的疾病或者传授科学知识。英王陛下资深外科医师、中国教士医学会会长郭雷枢医生 1838 年 12 月 8 日在费城所作的一篇演说，开头的话是这样的——

医学会的伟大目标是协助福音传教士和慈善家进行他们美好的工作，为他们开辟出康庄大道，去介绍他们的科学和宗教；是这种宗教使我们伟大，有了它我们才能在此生中充当有益的角色，同时它也使我们准备好享有在此之后的更好的生命。为了实现这一目标，我们必须首先在中国人民心目中留下对我们有利的印象。

在博济医院的百年历史上，这个目标始终得到充分的强调，这是毋庸置疑的。无数的男人和女人，在进入医院大门的时候对这个世界已经悲观绝望，但离开的时候却是容光焕发，充满看到了新生活曙光的喜悦。

是的，这所医院确实是理想的化身，因此人们甘于为之苦干和牺牲；不过还是必须承认，是那些在那里工作的英雄男女，使之成为这样一所医院的。在他们背后，还有着他们祖国的信仰基督教的人民，正是这些虔诚的人民，通过各个传教委员会派遣他们到中国来的。

派遣他们到这里来的不止一个国家或一个教会。英国、美国、加拿大、德国、新西兰、澳大利亚和斯堪的纳维亚地区都派出了自己的儿女来参与医学会的工作；此外还有许多英雄的人们来自中国本身。这确确实实是一个国际机构。

没有狭隘的教派主义。这不仅是一个国际机构，而且是一个无宗派机构。

在捐助医务人员的不同传教协会中，人们可以看见下列的名字：美国公理会［The American Board of Commissioners for Foreign Missions（Congregational）］，伦敦布道会（London Missionary Society），美国长老会（The American Presbyterian Mission）和革新长老会（The Reformed Presbyterian Mission），美国浸信会（The American Baptist Missions）包括北方和南方，新西兰长老会（The New Zealand Presbyterian Mission），基督教同寅会（United Brethren Mission），费城公谊会（Society of Friends in Philadelphia），英国圣公会（The Church Missionary Society），英国卫理公会（English Methodist Missionary Society）和岭南大学董事会（The Trustees of Lingnan University）。美国长老会自1855年起独自给予医务人员中一名或一名以上医生以财政支持，持续超过半个世纪。

现在要提到那些在各种各样障碍之中艰苦工作的男人和女人们，"这些人都是存着信心死的，并没有得着所应许的，却从远处望见，且欢喜迎接"。① 这些都是有着异常禀赋的人们，他们为了理想，为了一个伟大的事业，献出了一切，"把基督的责备看作比埃及的宝藏更大的财富"。

我只需要提到伯驾、合信、雒魏林（William Lockhart）、丕思业（Preston）、嘉约翰、梁发、老谭约瑟（J. C. Thomson）、苏道明、关约翰（Swan）和富马利（Fulton）；但是，在他们之后还有一大串别的名字。

这些都是奠基人，他们在一种基督之爱和服务世人的精神鼓舞下，把治病救人的技术带给了中国人民，并没有想得到任何尘世的回报。

作者愿为纪念这些先行者们献上这本小书，他们的业绩将记载在下面的篇章里。

---

① 原注：《圣经·希伯来书》第十一章。

应该特别致谢的有：感谢马雅各（James L. Maxwell）医生、麦克纽尔（G. H. McNeur）牧师，审阅书稿并提出意见；塞尔登（C. C. Selden）医生，惠借关于嘉约翰医生的书籍和小册子；感谢池耀廷医生、祢嗣云医生、稍后的叶芳圃医生（都是嘉约翰医生的弟子）、汤姆森（Avis P. Thomson）小姐、夏查理（Charles A. Hayes）夫人、达保罗（Paul J. Todd）医生和多布森（W. H. Dobson）医生，提供了宝贵的笔记和建议；感谢钟荣光校长给予财政上的帮助。

还有许多人士应该致谢，由于人数太多，在此恕不能一一提名了。

嘉惠霖

玛丽·霍克西·琼斯

1935 年 8 月 11 日，于中国广州岭南大学

前　言

博济医院①的三位朋友为这本历史书写了序。他们每一位都熟知这所医院的情况，并且都为医院的发展贡献过自己的一份力量。他们代表了三个伟大的国家；为使博济医院成为今天的博济医院，这三个国家的儿女们都曾经献出过自己的生命：

中国——英国——美国

中华民国

国民政府立法院

基督教传教士通过介绍西方教育与科学医学，对中国的现代化贡献良多。在其早期的贡献中，博济医院是一个尤为杰出的范例。通过这所医院，现代医学的所有分支被介绍到东方。一百年间，博济医院诊治了超过二百万病人和伤残者。数百名医生和护士毕业于医院开办的医学和护理院校，为社会做着有益的工作。公共卫生与研究工作亦有稳步推行。

国民政府有鉴于这一历史情况，同时鉴于博济医院是孙逸仙博士开始其医学事业的地方，已批准在博济医院之院址建立医科学校，并命名为孙逸仙医学院。

---

①　译注：本书所记叙的医院，英文名字为 Canton Hospital，直译应为"广州医院"。1859 年 1 月，医院由嘉约翰医生在增沙街重开，方定中文名字为"博济医院"。本译稿为叙述方便，对此前和此后的 Canton Hospital 一名，一律译为"博济医院"。谨此说明。

博济医院的所有朋友无不期待看到医院的事业继续获得成功并发扬光大。今秋在广州将庆祝博济医院的百年华诞，嘉惠霖博士（Dr. Cadbury）这本关于医院历史的著作，无疑将成为最合适的纪念。因此，我非常高兴地向所有对我国现代医学通过传教事业发展的历史感兴趣的人士推荐这本书。

孙　科

1935 年 6 月 27 日，于南京

雷氏德医学研究院[1]

一向很少有文章从总体上写到科学医学早年在中国的发展历史，以及教会医院所扮演的独特角色。其中最早的博济医院更是值得特别注意，因为治病救人的技术最初就是通过这所医院介绍到这个国家来的。本书的作者实在是为读者做了一件好事，填补了历史上的这一个空白，而且娓娓道来，引人入胜，激动人心。

无论是早年或近年来，所遇到的各种难题以及化解这些难题的经过，不仅展示了博济医院领导者们的能力，而且使读者觉得兴趣盎然，爱不释卷。

在博济医院早期的杰出领导者当中，嘉约翰医生（Dr. J. G. Kerr）给人的印象最为深刻，不仅因为他个人的能力，而

---

[1]　译注：雷氏德医学研究院（Henry Lester Institute of Medical Research）：英国商人雷氏德（Henry Lester）（？— 1926）于同治二年（1863）来上海，后成为上海首富之一。1926 年卒于上海，遗命将财产分赠上海各医院及学校，并以一部分作医学教育及研究之用。雷氏德医学研究院即以其遗款建立。

且因为他具有政治家式的眼光。作为一个卓越的外科医生，他的医术足可轻易地媲美当年西方的最佳水平；他的活动还扩展到了教育领域，并自然地延伸到将重要的医学教科书译成中文的工作。在后来的年月里，广州在这些活动上落后了，这并非因为他的领导有任何失误之处；经过深耕细作播下的种子，必然还会有辉煌的收获，注意到这一点是饶有兴趣的事情。

一百周年，这个日期的意义非同寻常。回忆早年的一个个起点，不能不联系到它们带来的中国各地大大小小医院的发展。这些医院，即使在广州，开办之初往往经历了极大的困难，但是都以不可思议的成绩证实了自己存在的价值。博济医院第一年收治的病人大约是两千人；而现在中国的教会医院每年总计收治的住院病人为二十五万人，门诊病人则将近四百万。

而且这还不是最后的结果，因为许许多多的人都希望医学传教工作在中国开展一百周年的纪念，将会是考虑进一步发展和对新的服务给予推动力的时刻。

我们为本书所记录的工作感谢上帝，同时充满信心地展望未来更广泛的工作和更神圣的努力。

中华医学协会　前秘书

中华医学杂志　编辑

马雅各（James L. Maxwell）①

于上海

---

① 译注：马雅各（James Laidlaw Maxwell）（1873—1951），英国长老会传教医师。生于中国台湾，父亲是当地传教士。马雅各1901年到杭州从事医学传教，1925年后任上海中华博医会干事。他是麻风病专家，曾任杭州麻风病院院长，著有《中国的疾病》（The Diseases of China）和《实用麻风病教程》（Leprosy：A Practical Textbook for Use in China）等。1951年卒于杭州。

哈弗福德学院①

　　本书是对一个世纪以来在中国的热诚而娴熟的医疗服务的一个合适的纪念。伯驾医生一百年前来到广州，标志着历史上一个现代传教精神新纪元的到来。这位高尚的医生，身怀耶鲁大学所赋予的聪明才智和科学技能，他对中国人精神上的福祉之关心毫不逊于比他更早来到中国的那些基督教传教士，不过他却开创了一条成功的新途径。他相信，如果他能让盲人重见光明，让跛脚的人正常走路，让患肿瘤的人恢复健全的身体，那么他所宣讲的关于爱和救赎的福音就立即能够打动人心。他的智慧已经为实践所证明——这本有趣的书里的故事将会告诉你，那证明是何等的充分。

　　一位著名的美国医生曾经说过："我遇到过一些病例，其中任何一个都能抵得上一座神殿，都能令人萌生朝圣的愿望。"他接着举出一个病例作为标本。"一个女孩瘫痪卧床超过十年，活动范围限于家中的病榻。家里人为照顾她弄得精疲力尽。来到医院这个新环境，医生肯定地断言她能够治好，经过几项简单的医治，病好了。两个星期之后，她已经可以在医院的院子里走来走去了。"

　　所以，广州的这所医院也成了许多朝圣者的神殿，成为一个延续百年的爱心与服务的神圣中心。

　　在我们痛苦的床边

---

　　① 译注：哈弗福德学院（Haverford College），位于美国宾夕法尼亚州哈弗福德。1833 年由教友派信徒创立，学院在管理上以学生的自律著称。本书作者嘉惠霖是该学院的毕业生。

祂无痕的衣袍是治病的良药；
我们在生活的拥挤和压迫中触及祂
于是我们重归完好。

鲁弗斯·M·琼斯（Rufus M. Jones）①
于美国宾夕法尼亚哈弗福德

———————

① 译注：鲁弗斯·马修·琼斯（Rufus Matthew Jones）（1863—
1948），美国作家，杂志编辑，大学教授，同时是 20 世纪最有影响力的
教友派基督徒之一，曾致力创建美国公谊会（American Friends Service
Committee）。1927 年来华传教，并在日本、印度等地逗留，访问了释迦
牟尼的出生地。在亚洲的经历使他形成新的传教方式——给予人道救援
并尊重其他宗教；不主张咄咄逼人、硬要别人皈依自己宗教的做法。

第一章　中国的大门

　　早在上海和香港还远远不存在的时代，广州就已是中华帝国的伟大商业中心，而北京则是外交中心。现今有些西方游客，对他们在东方所见的一切都瞧不起，殊不知在十八世纪以及十九世纪初期，当西方"蛮夷"刚来到"天朝"做生意的时候，中国人却更瞧不起他们。从 1745 年开始，他们被禁止进入中国的其他地方，只能到唯一开放贸易的海港广州。① 只有从事商业贸易的人，才被允许住在这个城市，而且约束之严，在今天是没有一个商人能够忍受的。他们不准学习语言，不许携带家眷；被迫住在一些规定的地区，还不断受到指责和侮辱。下面摘录的这段文字，可以使你对耶稣教会在广州传教初期外国人的生活状况有所了解。

一

　　"1835 年 7 月 1 日，作者（一位传教士，1816 年由伦敦布道会派出）抵达广州（从新加坡和巴达维亚）来接管马礼逊博士（Dr. Morrison）手下聚集的为数不多的基督教徒。首先，有必要谈一下在广州的外国人的状况。迄今为止，所有造访这

---

　　① 原注：亨特（William C Hunter）：《广州"番鬼"录》（The "Fan Kwae" at Canton）。

个城市的人都必须是以贸易为目的，而且居留的时间应该仅以商贸事务所需要为限。办事人员和游客，如果想从澳门通过内河航道去广州，必须冒充商人，才能获准放行。

"在中国人看来，'蛮夷'们是野蛮而狡猾的，是天朝法律至今管辖不到的化外之民。因此，官方觉得必须有本地人监视他们的举止，保证他们行为良好。官方任命了一些'行（商）'，或者叫做'保商'，他们在垄断了贸易的同时，被要求指导外国人明白自己的责任，并且督促他们去履行。一个外国人如果不雇用一个官方授权的'伙食承办人'并且向行商租一间商馆，他就解决不了食与宿的问题。这个伙食承办人被称为'买办'……他是那些享有特权的商人的代理人，是由他们安排的一个探子，专门来打探这个外国人的活动的。外国人屋子里的每一个人，甚至饭桌旁和卧室里的仆人，全都是派来侦伺他举动的探子，会把所有重要的情况报告给上司。

"活动范围的限制，是广州的外国人不得不忍受的另一件讨厌事情。各国的商馆是一大群建筑物，在大约四分之一英里面积内，一字排开。在这些建筑物前边，是一块开阔的空地，有一百多码长、五十码宽，可以供他们透透空气；但是这片广场常常挤满了一些剃头匠和算命的，卖猫卖狗的，卖假药的江湖郎中和卖小玩艺儿的小贩；还有许多陌生人，到这里来盯着外国人看，使你在这里寸步难行。与商馆邻接的，是两排本地平房，叫做同文街（New China Street）和靖远街（Old China Street）。外国人可以在这两条街闲逛，买一些小玩意。如果他们能够忍受拥挤和混乱，不怕有可能被撞倒的话，还可以在近郊那些狭窄的街道里走走。另一种好玩的娱乐方式，是沿着拥挤的河道上下，划欧式小艇。但是陌生人在这里划船，随时有被撞翻的危险；那些中国平底大船会不加警告地径直朝你冲过来。而对那些被撞落水者，是没有人会花一点力气去搭救的。

"侮辱，是外国人在广州居留时不得不忍受的又一件讨厌事情。除了'蛮夷'这个词儿是用来广义地指中华文明范围之外所有民族，还有另一个更具侮辱性的称呼，也并非罕用：在广州的郊区行走，或者沿河道上下行船时，四面八方喊叫'番鬼'的声音不绝于耳。

"来中国开展正常贸易的外国人不大害怕中国的间谍系统；看在贸易所得的份上，他们忍受着限制和侮辱，希望能很快逃脱它们，回到自己祖国去享用以忍耐换来的果实。

"但是对于传教士来说，情况就不同了。他们的居留本身，他们的整个所作所为，直到要改变中国人的信仰，在法律的眼里都是一种犯罪。假如他们公然宣布他们是传教布道者，要让本地人信仰基督教，任何一个中国当局都是一天也不能够容忍他们的。其次，讲到学习中文，如果要本地人帮助的话，那也是违法的。如果外国人不用别人帮助，自己就能够学会，那跟政府没什么关系；但是如果得知有本地人竟敢帮助蛮夷之人掌握'中华上国'的语言的话，这人就祸害临头了。在中国，传教活动在手段上还有一个困难，就是当局严禁外国人用当地语言文字印制书籍。在广州，英文出版物是自由的；这里有两份英文报纸和一份英文杂志①。外国人'互相腐蚀'是可以允许的，只要你们自己喜欢就行；但是不允许你们用'腐化堕落的产品'来毒化本地人的头脑。"②

---

① 译注：两份英文报纸，当指英国鸦片商人马地臣（Sir James W. Matheson）与美国商人吴特（William B. Wood）于1827年创办的《广州纪录报》（Canton Register）和美国传教士裨治文（Eliah C. Bridgman）于1832年创办的《中国丛报》（Chinese Repository）。一份英文杂志，可能指东印度公司于1831年创刊的《广州杂志》（Canton Miscellany）；但该杂志仅出了5期就停刊了，此处不知是否另有所指。

② 原注：麦都思（Medhurst, W. H.）《中国状态》（State of China），282页，等。

卫三畏（S. Wells Williams）①生动地描绘过当时的广州。

"那时候我们遇到的最大困难是找不到合适的人来教我们中文。我请到了一位学识相当好的老师，他非常谨慎，怕有人告密，每次来的时候都带着一只外国的女装鞋子，放在桌面上，以便万一有什么他害怕的或不认识的人走进来的话，他可以假装是一个制作洋人鞋子的中国制造商。这个办法他实行了几个月，直到他相信他的害怕是没有根据的为止。马礼逊博士有一位教师，总是随身带着毒药，以便如果知道有人向中国当局告发了他，他就自杀，以免受刑遭折磨——因为在那时候，这样的罪状对一个本地人来说，被认为是罪大恶极的。

"一个非常清楚的事实是，广州当局在很长的一段年月里，一直是通过恐吓那些帮助我们的本地人，以此来阻挠我们学会本地的语言。那些可怜的人也非常害怕被认为跟我们有任何密切的联系。他们由于非常害怕被人说是帮助我们学中国话，所以我记得常常有一些中国人，我明明跟他们讲中国话，他们也听懂了，但是却坚持用英语来回答。

"回顾当时的这种状况，就不难理解为什么我们在那儿待了这么久，而对那里人民的情况却知道得那么少，当地人对我们的情况也知道得那么少了。直到1858年当广州的大门被打开的时候，一些传教士进入这个城市，还发现一些中国人从来没见过一个外国人，也从来没听说过有些地方已经开放，可以布道；也从来没想到会有外国人能讲中国话的。"②

---

① 译注：卫三畏（Samuel Wells Williams）（1812—1884），亦称卫廉氏，美国外交官。传教士出身，1833年来华，在广州为美国公理会创办印刷所。1856年任美国驻华公使馆头等参赞兼翻译。1858年随美国公使签订《中美天津条约》。曾多次代理公使馆馆务。1877年回美，任耶鲁大学教授。著有《中国总论》（The Middle Kingdom）等著作多种。

② 原注：卫三畏（Williams, S. Wells）：《生平与书简》（Life and Letters），58~60页。

这就是 1835 年那时候广州的外国商人与传教士的状况。

中国与早期传入的基督教抗争已经有好几个世纪了。在 1307 年，方济各会修道士孟高未诺（John of Monte Carvino）奉教皇尼古拉四世（Nicholas IV）之命朝觐蒙古皇朝的第一位皇帝忽必烈①，被克雷芒五世（Clement V）任命为北京的主教。② 来华的天主教和耶稣教传教士都是备历艰辛；为数众多的传教士，连同他们的信徒一起被处死，教堂被毁坏。中国人对外国人的仇恨一部分是因为他们仇恨基督教的缘故。他们反对基督教信仰的神秘教义；而禁止一夫多妻以及禁欲的誓约，对他们是更大的冒犯。③ 他们警惕地保卫自己的风俗，不喜欢任何外国的影响有可能颠覆他们严密守卫的文明。

1557 年，葡萄牙人取得了海岸线上离广州不到一百英里的澳门。这个今天被称为"东方蒙地卡罗"的城市，在基督教和西方医学引进中国的过程中起了重要的作用。葡萄牙人占有了这座城市之后不久，就建立了一家医院和一家麻风病院。很可能，世界上第一家医院就是由葡萄牙人建立的。④ 这个医院一直到十九世纪初期仍保持着重要的地位。很可能，东印度公司的资深外科医生皮尔逊（Alexander Pearson）1805 年的时候就是在这座建筑物里为第一批中国人接种预防天花的疫苗的。

---

① 译注：据其他史籍，意大利教士孟高未诺（John of Monte Carvino, 1247—1328）到达大都，当在 1294 年。元世祖忽必烈恰于其年二月去世。

② 原注：王吉民、伍连德（Wong and Wu）《中国医史》（History of Chinese Medicine），128 页。

③ 原注：麦都思（Medhurst, W. H.）《中国状态》（State of China），226 页。

④ 原注：科勒德（Kollard, J. A.）：《澳门早期医业》论文（Paper on First Beginnings of Medical Practice in Macao）。

澳门的重要性在于它是通往严密封闭的广州城的一座桥梁。如果澳门当初不是在外国人手里，可以断言，基督教和西方医学传入中国的时间会推迟很多。因为澳门受益于西方医学已经两个世纪，所以西医西药都已经被接受；基督教不再被当作蛮夷之教而遭扑灭，外国人也不再被视为未开化的生物了。广州的确是中国商业的大门，而澳门则是它的后门，一直在这门口等候的有皮尔逊（Pearson），他把牛痘引进了中国；有马礼逊，他是第一个向中国人传布基督新教的传教士，同时也是第一个把《圣经》译成中文的翻译家；还有郭雷枢（Colledge），他先后创立了澳门和广州的第一家眼科医局，并且成为世界上第一个教士医学会——广州教士医学会（Medical Missionary Society in Canton）的会长。

这三个人当初如果要在广州开始他们的工作是不可能的，广州只向商业开放，别的都不开放。如果不是天朝皇帝在跟东印度公司，后来又跟美国，的贸易中得到好处的话，就连这一点点交流也会被禁止，而有着三亿五千万人口的中国，就可以至少再有一个五十年免于西方宗教和医学的入侵。但是澳门给这些人提供了一个立足点，使他们可以站在那里敲响中国的大门。大门为他们打开了一点点，但是一旦开始，就一发不可收了。1834 年伯驾医生（Dr. Peter Parker）到来，他"用小小手术刀的刀尖，打开了欧洲人用大炮未能撼动丝毫的中国大门"。

二

在 1650 年至 1660 年之间的某个时候，东印度公司的第一艘航船抵达广州，此后将近两百年内，这家公司几乎完全垄断了对中国的贸易。这些船只把欧洲的工业制品运到印度，一路上加载"大量的藤条——就是每个小学生都知道的老师手上的棒棒、一袋袋的槟榔、锡、胡椒，以及航程中经过的岛屿出产的各种产品。这些货物在中国有稳定的需求。"① 从中国返航的时候，这些船只满载着茶叶和丝绸。鸦片，这种主要的税源货物，属于东印度公司的船只是不载运的。东印度公司"专为中国市场种植罂粟，运用他们所掌握的一切知识，去使他们的产品适合中国人的特殊口味。但他们拒绝用他们自己对华贸易的船只载运一箱鸦片。于是毒品进口业务完全丢给了私人冒险者，而每当这个问题在广州和澳门被纷纷议论时，谁也没有东印度公司的官员们对这项贸易谴责得那样起劲。"②

渣甸（William Jardine）曾经是服务于东印度公司的一名官员；他在印度和中国之间来往航行，而马地臣（James Matheson）则留在印度安排货物供渣甸运载。还有一位澳门的土生马格尼亚克（Hollingworth Magniac），是来此经商的瑞士人的后裔，他在广州和澳门代理来自印度和海峡的进口货物。1827 年的时候，由于业务量大增，渣甸和马地臣都住到了广州和澳门，在马格尼亚克公司的名下开展业务。1834 年，当东印度公司的垄断结束时，马格尼亚克公司解散，三人的业务则继续在怡和洋行（Jardine，Matheson and Co.）名下经营。这家公司是垄断解除后把第一船"自由茶"运到伦敦的运输公司。这家公司早年的记录显示，渣甸的许多丝茶生意都是通

① 原注：唐宁（Downing, C. T.）：《"番鬼"在中国》（Fan-qui of China），第一卷，4 页。
② 原注：宓吉（Michie A.）：《阿礼国传》（The Englishman in China）第一卷，199 页。

过行商浩官（Howqua）（即伍怡和）① 做成的。正是通过这位
行商的慷慨献出，博济医院才有了它最初 20 年的第一个家。
伯驾医生来到广州的时候，渣甸和马地臣都在广州，但是渣甸
于 1838 年离开，马地臣于 1842 年离开，其时公司被迫迁往
香港。②

　　卫三畏（Williams，S. Wells）讲过下面这个关于渣甸的
有趣故事——

　　"在我到广州之前，怡和洋行的首脑渣甸先生曾经拿一封
禀帖到那个城门去［指油栏门（Oil Gate），外国人可以在这个
城门向中国人请求关照］；他受到粗暴的待遇，有人在他头上
重重敲了一下。然而他泰然处之，一点也没有显示那一击对他
造成任何伤害。他因这件事出了名，此后他在广州逗留的时间
里，中国人谈到他时，都称之为'铁头老鼠'。"③

　　广州的奥立芬公司（Olyphant and Company）是 1828 年由
奥立芬（D. W. C. Olyphant）在托马斯·史密斯（Thomas H.
Smith）公司 的废墟上建立起来的。奥立芬以前是史密斯
（Smith）在纽约、巴尔的摩和广州的货物经管员和代理人。这
是一家美国公司，奥立芬也是美国人，他接手史密斯公司的时
候，拒绝跟鸦片贸易发生任何关系。④

---

　　① 译注：浩官，即怡和行行商伍秉鉴、伍绍荣父子。伍秉鉴
（1769—1843），又名伍敦元，祖籍福建。其先祖于康熙初年定居广东，
开始经商。到伍秉鉴的父亲伍国莹时，开始参与对外贸易，至伍秉鉴时
家道鼎盛，被认为是世界首富。

　　② 原注：《南华早报》（South China Morning Post）1933 年 8 月 2、
4 日，《老香港》（Old Hong Kong）。

　　③ 原注：卫三畏（Williams，S. Wells）：《生平与书简》（Life and
Letters），57～58 页。

　　④ 原注：德涅特（Dennett，Tyler）：《美国人在东亚》，72、247
页。

　　"美国的传教会起源于 1829 年，出自奥立芬先生的建议。
在它们费用高昂而成功前景暗淡时，他支持和鼓励它们。他和
他的合作者在广州向传教会提供一座不收租金的房子大约有十
三年之久。与他有联系的在纽约的教会，根据他的建议，于
1832 年派出了一个完整的印刷所，以已故牧师的名字命名，
称为布鲁恩出版社（Bruen Press）。《中国丛报》（Chinese Re-
pository）创刊的时候，奥立芬提出，如果失败的话，他愿意
承担亏损，不用公理会（American Board）的基金来承担。他
为印刷所建造了一个社址，印刷所在那里经营了 24 年。公司
的船只每年向传教士和他们的家人提供 51 次来回中国的免费
旅程；只要能提出良好的理由，公司还会提供这样那样的捐
助。"① 他在广州的房间被称为"圣山一角"。②③

　　就是这位一小群传教士们的好"教父"，在 1835 年向麦
都思教士（Rev. W. H. Medhurst）提供了一艘商船，以便他
沿着中国海岸航行，设法进入广州以外的海港，去散发他的基
督教文字材料。别家的船只全都运过鸦片，不能用；唯有属于
奥立芬公司的船只没有运过鸦片。它提供的船只被接受了。④

　　1803 年，波士顿珀金斯（J. T. H. Perkins）公司的领导
人珀金斯（Thomas Handasyt Perkins）上校来到广州，建造了
珀金斯公司的房屋。不过，第一位与中国有商业来往的美国人
当推梅杰·萧（Maijor Shaw），他最后一次航行是在 1789 年。

---

　　①　原注：卫三畏（Williams, S. Wells）：《生平与书简》（Life and
Letters），78 页。

　　②　原注：赖德烈（Latourette, Kenneth S.）：《早期中美关系史》
（Early Relations between U. S. A. and China）89 页。

　　③　译注："圣山一角"，原文为"Zion's Corner"。Zion 是耶路撒冷
城内的一座山，有"圣山"或"天国"的含义。

　　④　原注：德涅特（Dennett, Tyler）：《美国人在东亚》（Americans
in Eaetern Asia），247 页。

1824 年珀金斯公司并入旗昌洋行（Samuel Russell and Co.），该行建立于 1818 年，创始人是康涅狄格州的拉塞尔（Samuel Russell），他是作为罗得岛普罗维登斯的霍平（B. and C. T. Hoppin）公司的代表来到广州的。这两家公司合并后，成了旗昌洋行，东方最强的美国公司，与伦敦的贝林兄弟公司（Baring Brothers and Co.）、法国的罗思柴尔德（Rothschilds）公司和印度的詹姆西吉与杰吉博伊父子（Jamsejee，Jejeebhoy and Sons）公司有业务关系。1891 年，这家公司变成了休恩公司（Shewan and Co.），1895 年又成了休恩与托姆斯公司（Shewan，Tomes and Co.）。①

在博济医院早期，这几家公司起了重要的作用。那时，住在这个城市的外国人很少，而且无论他们是商人还是传教士，都受到严格的约束和限制，享有的特权就跟寄宿学校的学生一样。他们住在一起，社会生活和伙伴关系就完全在这些人彼此之间形成。伯驾医生在 1834 年进入的就是这样一个狭窄的、受约束的社会。渣甸和奥立芬成了他最亲密最忠诚的朋友。医院的房屋是通过渣甸的行商浩官得到的。奥立芬对传教活动和推广基督教非常关注，这使他跟伯驾意气相投，两人成了莫逆之交，他也常常给伯驾提供意见。要完整地讲述博济医院的历史，不能不扼要叙述一下这些公司及其创始人的情况。

三

西方医学引进中国，要归功于随东印度公司的商船到来的和居留在广州的医生们。澳门的医学工作没有越出这个城市的

---

① 原注：《南华早报》（South China Morning Post）1933 年 12 月 14、15 日，《老香港》（Old Hong Kong）。

边界。有记录说，1685 年的时候，一位随船的外科医生曾经给一个受伤的"鞑靼人"治疗；1700 年有一位随船医生跟随东印度公司理事会留驻广州；1735 年一位随船医生的助手为一名中国妇女取出了受伤手臂上的子弹。① 这就是 1805 年之前西医在中国的全部行医记录。

"牛痘接种技术是东印度公司的高级医师皮尔逊（Dr. Alexander Pearson）于 1805 年引进到中国的——这是西方医药科学介绍到这个大帝国的首件大事。同年，他写了一篇阐述牛痘接种理论和技术的论文，由斯当东（Sir George Staunton）译成中文，在中国发表。在 1806 年，经培训掌握了这项技术的中国人中，有游贺川……原是东印度公司的买办。他由于有良好的判断力和学习方法，并且有锲而不舍的精神，出色掌握了实际操作的技术。他成了 皮尔逊医生的主要助手和传播牛痘接种的总负责人……。在老资格行商浩官的特别赞助下，他在皮尔逊医生离开后继续长期坚持每隔七天一次在十三行街上为人们接种牛痘。"②

同时代人裨治文（E. C. Bridgman）在皮尔逊于 1832 年离开中国的时候说到他："像皮尔逊医生这样，离开了这个国家却更值得中国人怀念的人，就算有，也是很少的。他带走的是高度的评价和敬意，那是所有认识他的人，和那些公正地珍视他往日为千万无缘认识他的人所做好事的人们，给予他的。"③ 不过，在离开广州之前，他已经满意地得知，牛痘接种"不仅在广东很好地实行，而且已经在这个帝国的几乎所

---

① 原注：王吉民、伍连德（Wong and Wu）《中国医史》（History of Chinese Medicine），165 页。

② 原注：《中国教士医学会会刊》（China Medical Missionary Journal）1887 年 9 月，93 页。

③ 原注：同上，94 页。

有省份得到推广。①

皮尔逊在他向全国防疫研究所（National Vaccine Establishment）委员会递交的 1816 年报告中说："就在华的东印度公司医务工作人员来说，接种牛痘在任何时候、对任何人都是免费施行的。但是无论是为了使接种工作能够得到传播还是使之能够维持下去，让从事这一工作的中国人从中得到荣誉和报酬，并没有什么不好；他们把这一工作在广州全城及四乡广为推行……。对于广州和澳门及其周围地区究竟有多少人可能在接种工作中受益，我无法得出统计数字，不过在我具体提到的这段时期（1805—1816），受益人数肯定是一个很大的数字。"②

1804 年马礼逊自荐为伦敦布道会服务，于 1806 年与其他两人一起获得任命。其他那两人谢绝了派遣，而马礼逊在一位伦敦的中国学生帮助下，借助大英博物馆内的中文手稿，在 1807 年一月启程之前学起了中文。同时他还在伦敦的圣巴索洛缪斯（St. Batholomews）攻读医学课程。他经由美国，于 1807 年 9 月 4 日到达澳门。这次航行历时八个月，中途曾在纽约作短暂停留。③ 马礼逊不能乘坐东印度公司的船只前往中国，因为他们对新教的教会和传教士不友好。因此他必须取道美国。④ 东印度公司肯定从这件事里面发现了敌意；因为两年后，他收到他们发给的薪金，500 英镑作为中文翻译，另外 500 英镑作为中文教师。毕其一生，这份工资一直保持支付。到 1830 年增长了 300 英镑，那是作为高级医师的薪金。委员

---

① 原注：同上，94 页。

② 原注：同上，98 页。

③ 原注：麦都思（Medhurst, W. H.）《中国状态》（State of China），253—255 页。以及马礼逊诞辰百年纪念委员会编印的小册子。

④ 原注：王吉民、伍连德（Wong and Wu）《中国医史》（History of Chinese Medicine），169 页。

会向董事会提出，在他退休的时候给予金额与医生相若的退休金；但是没有获批准。①

1812 年，东印度公司的助理医生李文斯敦（Dr J. Livingstone）被派来跟皮尔逊医生（Dr Pearson）一起工作；1820年，在马礼逊的协助下，在澳门开办了一间为中国人服务的诊所。老谭约瑟（Joseph C. Thomson）医生说，李文斯敦是第一个"有系统地把医疗服务送到中国人够得着的地方"的人。他在 1808 年初次到中国，1815 年任医生。澳门的这个诊所有一个有趣的特点，就是李文斯敦渴望深入研究《中国药典》，猜想它里面含有对医学有普遍价值的知识。"因此他邀请马礼逊跟他合作，因为马礼逊精通中文。诊所里收藏的中医医书达800 卷之多，还有品种齐全的全套中药。聘用了一位受人尊敬的中医师；还有一位卖草药的，不时来讲解他供应的各种药品的性能。马礼逊每天早上要花一两个小时在所里监督和协助李医生工作，这位医生看来是实际上的负责人。李文斯敦和马礼逊的这种努力是非常值得称道的。这不仅因为是第一次在中国南方作出这样的尝试，更因为他们努力跟旧式开业医生携手合作；这一点跟他们继任者的做法是截然相反的。"② 这个诊所一直开到 1825 年。

1814 年，马礼逊给他在中国所收的第一个教徒蔡高施洗礼。关于这个教徒，他写道："当然，他的知识是有限的，但我希望他的信仰是真诚的……。但愿他成为大丰收的最初果实；千百万人中的一个，将要信仰上帝，获得拯救，免受未来的神谴了。"然而这个受洗者只活了四年，他在他的同胞中有

① 原注：马士（Morse, H. B.）《东印度公司对华贸易纪事》（Chronicles of the East India Co.），第四卷，226 页。

② 原注：王吉民，伍连德（Wong and Wu）《中国医史》（History of Chinese Medicine），169、170 页。

过什么影响也不得而知。1818 年，《圣经》中译本完成；1822 年，由东印度公司印制的《华英字典》完成，耗资在 12000 至 15000 英镑之间。马礼逊在他于 1824 年离开中国之前，任命了第一位华人牧师梁发。梁发后来成了博济医院的福音传教士。马礼逊于 1834 年去世，时在伯驾抵达广州之前不久。①

四

郭雷枢（Thomas Richardson Colledge）生于 1797 年 6 月 11 日。父亲托马斯·科利奇（Mr. Thomas Colledge）是北安普顿郡（Nothamptonshire）基尔斯比（Kilsby）教区地方上的头面人物。该地离声誉卓著的拉格比（Rugby）学校仅五英里。郭雷枢在拉格比学校就学三年，十五岁毕业后，在莱塞斯特医院（Leicester Infirmary）见习了五年。这个医院的阿诺德医生（Dr. W. W. Arnold）说到年轻的郭雷枢时，称他是"非常专心的学生"。他后来又师从阿斯特利·库珀爵士（Sir Astley Cooper）②，有报道说他成了他的得意门生之一。他在伦敦的圣托马斯医院（St. Thomas' Hospital）获得深造。

郭雷枢大约在 1819 年初次来到广州。他是因一次偶然事故来到这里的。当时阿斯特利·库珀爵士推荐这个年轻人填补东印度公司一艘商船"哈里斯将军号"（General Harris）上医生职位的空缺，因为原先的随船医生没有来报到。在马德拉斯，郭雷枢几乎淹死。他在一次上岸后回船时，小艇被海浪打

---

① 原注：麦都思（Medhurst, W. H.）《中国状态》（State of China），177—262 页。

② 译注：阿斯特利·库珀爵士（Sir Astley Cooper, 1768—1841），英国当时权威的医学家，在外科学和解剖学方面卓有贡献；曾担任皇家外科学院院长及乔治四世、威廉四世和维多利亚女王的御医。

翻，他死死抓住小艇的龙骨，直到获救。1826 年，他被任命为驻广州商馆的助理医师，薪金约 1000 英镑。①

郭雷枢在广州和澳门都看见有为数众多的盲人，用棍子探着看不见的路，在大街上走来走去。这景象迫使他要尽自己所能，做一些事情来改善这种悲惨的状况。郭雷枢在 1832 年十月写的以下这封信里说，"由于有一宗（给澳门眼科医局的）慈善捐款，从捐款者方面看非常值得推荐，同时也不违背名义上捐款机构的意向"。这段话透露了他工作的消息。②

"1827 年，我刚加入东印度公司研究所的时候，就决定以我的大部分时间，以及医学和教育等技能，更加专注地做好我的专业所规定的任务，去医治我遇到的澳门及其附近许许多多贫穷的中国病人。我打算收治那些患了各种各样疾病仍在劳动的人们，但主要是收治患眼疾的病人（后来变成实际上只收眼疾患者），这是最令劳动阶级痛苦的病，而在他们中间又非常流行。本地的开业医生对这个病完全无能为力，这使他们没有别的希望能得到救治。那一年所需的开支都由我自己的基金提供。我很少得到，或者说完全没有得到过专业上的协助。在 1828 年，许多朋友目睹了我在最初一年里的努力，也了解到我所承担的费用；他们都出手相助，支持我的建议，创办一所更正规的诊所。他们使我拥有了财力可以把一些我认为需要在我这里留医的病人留下来。就这样，这个医院就在我手中诞生了。

"讲到老百姓对医院的完全信任以及医院给他们的好处，最好的证据是……从 1827 年到现在，已经有大约 4000 名贫穷

① 原注：拉格比学校成员编印的《流星报》（The Meteor）1879 年 12 月 2 日登载的讣告。

② 原注：《中国教士医学会会刊》（China Medical Missionary Journal）1888 年 6 月，41 页。

的中国人的各种疾病得到了治疗；许多盲人恢复了视力，更多的人原本将要失明，现在视力已经得救，可以重操他们的职业养家活口，而不再成为家庭的负担了。在最近的三年里，一些比较富有的、属于受尊敬阶级的中国人也加入了对医院赞助者的行列；由于他们对医院的认可和支持，大大扩展了医院的作用。在1830年赞助者的名单中，我们可以看到大行商浩官的名字；这个名字在其他几年的名单上也有出现。名单上也有马礼逊博士、东印度公司，和渣甸、部楼东（Plowden）、拉塞尔（Samuel Russell）等先生。东印度公司曾以赞许之词写到医院的情况，并在医院提出请求时慷慨地供应过药品。"

负责所有英国事务的长官部楼东（W. H. C. Plowden）①，在1832年一次访问了医院之后说："郭雷枢做了一件大好事，他靠志愿捐款，在这个国家建立了第一座救助本地穷人的医院。作为他医术带来的有益效果的目睹者，我非常高兴为他的善行提供证词，他既是一位医生，又是一位慈善家。"②

几年之后，伦敦博爱医学会（Medical Philanthropic Society of London）（该会于1841年成为广州教士医学会的一部分）写了以下这段关于郭雷枢的文字："创办第一家把欧洲医学和外科手术之便利带给中国人的医院（1827年，澳门医院），这个荣誉属于英国驻华商馆的医生郭雷枢。"③

1828年商馆迁往广州，郭雷枢不得不离开澳门前往广州，留下皮尔森（Pearson）继续开展"澳门眼科医局"的工作，

---

① 译注：部楼东（William Henry Chichely Plowden）（1787—1880），英国人，东印度公司委员会委员。1834年1月被英国政府派为驻华商务监督署第二商务监督，协助律劳卑（William John Baron Napier）。

② 原注：《中国教士医学会会刊》（China Medical Missionary Journal）1888年6月，42页。

③ 原注：同上，43页。

直至 1832 年他离开为止。郭雷枢一到广州，就在一位居留广州的美国医生布拉德福德（Bradford）的协助下开办了一个诊所。这个诊所给了中国人许多便利，同时也便利了在广州居留的外国人；后来郭雷枢脱离了这个诊所之后，由东印度公司的助理医师福克斯（Fox）与布拉德福德（Bradford）继续开办。这个诊所一直延续到大约 1834 年。①

郭雷枢医生于 1835 年 2 月负责创立了"英国海员医院协会"（The British Seaman's Hospital Society）。至于他在广州教士医学会所起的作用，将在以后一章里讲到。他在这两个诊所工作的经验，以及他与英国在广州和澳门贸易的长期联系，使他对于年轻的医生伯驾来说特别有帮助；当时伯驾初到广州，开始工作，条件之困难在今天的观察者看来完全是不可克服的。很幸运，这里有一份郭雷枢医生关于传教士（不管是否医学教士）的意见；他的教义在现在 1935 年听起来，依然跟一百年前一样正确合理。

"首先必须使中国人相信你的东西'有用'，然后才谈得到使他们理解基督教义的博大和崇高；再没有一种造福人类的方法比解除人身体的痛苦更能收到直接效果的了。我建议，凡是派遣传教士到这些蒙昧种族去的社团，应该同样也派遣医生到那里去。我希望看到那些有医学专长的人在这项伟大的工作中充当先遣队，通过赢得中国人的信任，使牧师们在向他们弘传我们宗教的伟大真理时不用那么吃力。然后，我还要建议，基督教的所有派别为了同一个伟大目标团结起来，通过派出具有医学专长的优秀人员，改善中国人的世俗社会环境；这些人员应该使自己成为有用的人，赢得老百姓的信任，从而为他们

---

① 原注：王吉民、伍连德（Wong and Wu）《中国医史》（History of Chinese Medicine），173 页。

逐渐接受基督教及其全部纯洁美好的教义铺平道路。照我看来，对于我们向不信教的群众传播救世主的教理，最大的障碍在于我们基督教内部不同派系之间四分五裂的状态。让我们向中国人显示，基督教徒们容或有各自不同的观点，但他们在原则和实践上还是团结一致的，目标都是为了人类的福祉。让我们学会在他们当中创造福祉，展现基于基督教原理的慈善和人性的工作，那么基督教得到弘传推广就是必然的结果。"①

对这一激动人心的呼吁，当下就有伯驾医生牧师于1834年到来，作为响应。

---

① 原注：《中国教士医学会会刊》（China Medical Missionary Journal）1888年6月，45页。

第二章　伯驾——医生兼牧师

　　伯驾（Peter Parker）1804年6月8日出生于马萨诸塞州弗雷明汉，父亲内森（Nathan）和母亲凯瑟琳（Catherine）是镇上三位一体教会的成员。父亲是农民，伯驾是家里唯一的男孩，有三个姐妹，凯瑟琳（Catherine）、哈里特（Harriet）和玛丽亚（Maria）。他生长在一个经济不甚宽裕的基督教家庭，受的是那个时代小孩通常受到的教育。他在生平自述中很少提到他进入阿默斯特学院之前学过一些什么功课，在早年那是一种制度。但是他在日记中经常写到自己灵魂的状况，并且讲到渴望得到"得救的荣光和知识"。

　　直到十四岁为止，他在很大程度上就像一个普通的男孩，对于父母严守安息日的规矩不那么注意，尽管他说他自己"生性沉静，因此有时被认为脾气不好；我想我从来不会像一般的年轻人那样热衷于寻欢作乐。"① 关于他玩耍的伙伴和学校的同窗，没有任何记载；看来在他成长的过程中，并没有多少弗雷明汉的同龄人为伴。然而他跟大姐凯瑟琳之间显然有亲密的联系。

　　渐渐，自己有罪的感觉在他的头脑里产生；从十四五岁开始，他为自己的缺点而困惑和烦恼，好像脖子上系着个磨盘，

---

　　① 原注：斯蒂文斯（George B. Stevens）：《伯驾牧师生平》（Life of Rev. and Hon. Peter Parker, M. D.）。

活得很沉重。他说到他自己："像我现在这样子，上帝是绝对不会接受我的。我得做点什么来使自己有资格得到他的垂顾，以便使我的伙伴们，以及所有认识我的人认为我有理由可以指望得到宽恕和仁慈。我决心检点我的言行。我再也不要做错误的事、说错误的话；决不要说任何跟别人作对的话；如果我不能说一些对人有利的话，我就保持沉默。我要对所有人都和蔼和顺从；要常常诵读《圣经》，要留心记得安息日，保持它的神圣，还要常读宗教的书。"

要说这个小男孩没能够不折不扣地执行这一计划，那一点儿也不会叫人感到惊讶；他被生活道路上缠绕着他的种种失败压迫着，最后他觉得负担实在是重得受不了了，就告诉了他的父母。他的母亲"指点我去找罪人们的救主，指导我怎样到神那儿去，像一个可怜的、卑微的生灵；像一个空的容器，渴望盛满神的恩惠、被赋予神的公正。她一再告诉我神的许诺。我在这样情境下，听了这样的教导，去上床就寝。假如说我有史以来仅仅有一次是真诚向神祈祷的话，我会认为那就是我在这一次所作的祈祷。我的泪水把枕头都湿透了，还是不断苦苦地挣扎着祈祷，直到精疲力竭……我沉沉睡去，失去一切感觉，直到第二天早上醒来，我最初的感觉就是跟神离得很近很近。我觉得我没有错；我的罪孽已经被饶恕，我的苦恼也无影无踪了。"

1820 年 4 月 15 日，他在 15 岁 10 个月的时候正式加入了教会。同一天，他在家里建立了祭拜仪式。在这一天之后不久，他在日记里写道："在我看来，如果不是直接意在弘扬神的荣光，一切人类的追求都是没有价值的。我把现世的荣誉和财富都看作是虚荣。我认为，要竭尽全力为上帝服务，就必须直接地、专一地、完全地向他奉献出所有的时间和才能、财产和影响力，献出全部头脑和灵魂的力量。

"我的思路首先指向异教徒。我想我也许能以一个教师或福音传教士的能力为印度人做点什么。考虑到我父亲的环境，我不敢想象有可能受大学教育，尽管我非常向往。有一次我偶然跟一位教会（W. P. 堂）中的兄弟交谈，提及我上大学的愿望。他又把这事跟另一位朋友谈了，而那位朋友很快就找我谈起这个问题，并且为我指点办法，他认为我有可能达到我的目标。"

伯驾克服了许多障碍，才最终达到了这一向往的目标。他的父亲不但无力供他上大学，而且还要靠他的工资来帮补家用。伯驾有几个冬天在学校教过书，拿到工资后立即就交给他的父亲。然而在1825～1826年之间的这个冬天，订立了一个协议，由一位女婿来照顾两老；他们的房产被授予这位女婿，而伯驾在此之后分担的份额为115美元。1826年3月，他进了伦森学校（Wrentham Academy），在那里他得到一份奖金；在学期末五月份的时候，获得了一份证书。一年之后，他渴求已久的梦想终于实现。"我通过了考试，在1827年9月19日被接纳进入（阿默斯特）（Amherst）学院。"

第二年8月，在阿默斯特学院的假期，他花了许多时间来研究传教问题；阅读了凡是他能找到的有关传教事业的资料。最后他征询了他的朋友戴维·凯洛格（David Kellogg）的意见。伯驾在他的日记里写下了这位朋友的回答："他说无论是在国内还是国外，都有许多事情要做。至于是否从事传教生活，你自己作出的判断要比一千个人为你作的判断更强。对自己的目标矢志不移并且坚持不懈努力的人，在神的保佑下，能够完成自己的目标。"

在阿默斯特学习了三年之后，他转学到了耶鲁；因为他觉得这所大学能使他更好地做好准备去从事他心中越来越向往去做的事。进入这所大学第一个星期的周末，他在日记里写道：

"兴趣盎然和激动人心的一个星期过去了，我越来越满意地觉得我转学是转对了。我想我将会发现耶鲁就是当初我还没有进大学的时候想像中的大学的模样。看来我现在正在为良好的教育奠定着基础，并且希望马上能在培养知识结构方面取得一些持续的进步。"又过了一个星期之后，他抽时间出席了"华北外国传教士协会"的年会。对此他记录道："如果我不是上当受骗的话，再没有一个问题像异教徒们的境况那样吸引着我的整个灵魂的了。莫非教会的伟大主宰确实有意要我从事这一仁爱的事业？噢，也许这个问题的解决完全是根据神的意志，也许给予我的全部教育都是为了达到让我承担重任的目的！"

在耶鲁读高年级的这一年充满了各种活动。在学习之余，他承担了在他的房东霍奇基斯小姐（Miss Sarah Hotchkiss）管理的一间学校协助教学，访问了许多纽黑文地方的贫穷家庭，努力给他们带去精神上的帮助。他还参加各种各样的宗教集会。整个这一期间，尽管数不清的任务占去了他的全部思想和注意力，异教徒们的状况在他头脑里占据着首要地位。在1831年夏天，假期快要结束的时候，他在日记里记下了他当时做过的关于这个问题的最严肃的思考——

"我的义务和特权真的是成为一个外国传教士么？现在，在回答这个问题的时候，我是独立自主地这样做，不受那些我征询意见的人影响，因为我还没有收到他们的回信；当然在我收到他们的回信，了解了他们的意见时，我的决定还可以修改。"然后他列举了四个问题，作了非常详细的回答。在对第一个问题"我的个人条件如何？"的回答中，他认识到，他自己不是一个很聪明的学生，但是他非常喜爱学习，而且他觉得自己的性格中没有妒忌心，对伤害过自己的人也没有报复心理。"我对人与人之间非常普遍存在的等级与地位的差别一无所知。我认为，贫穷的人们，无知而卑贱的人们，他们的灵魂对于所有者自己来说，是跟那些有学问有钱的人们的灵魂同样宝贵的。在我看来，上帝是用同一种血液来创造所有民族的，这是一个永恒的真理。哪怕最贫贱的乞丐，也是我的兄弟；神给予他和我一样的恩惠，谁也不能置身其外；同样，无论他还是我，都有上天堂的资格。"

他在这次省视自己个人品质的时候，对于自己的身体健康状况，觉得还算令人满意。他此前的学业成绩并不辉煌，但是他知道他精通了自己被赋予使命要去做的事情；同时他喜爱教学。"研究到这一部分，我是很不情愿的。我觉得我没有习惯性地或者心甘情愿地在神所禁止的任何事情上放纵地生活。我对于世间的友谊、荣誉和财富无动于衷。我不知道有任何偶像是我想要崇拜的。"要面对的最难过的事情是跟母亲和姐姐凯瑟琳的分离。他的父亲已经在他就读于伦森学校的时候去世。不过即使想到这些也没能阻止他。

他选择到国外而不是在国内传教，有两个理由：一是外国的环境更加悲惨，二是愿意到美洲印第安人中去传教的人比愿意到国外去传教的人多。很清楚，在"国内"传教，就是在美洲印第安人中工作；而到国外，指的是去印度、非洲和希腊。并没有提到中国。

在这场盘问的最后，他问自己，他的动机是什么。打从他还是一个小孩的时候，就懂得了基督对他的爱；他那时就问自己，我能够做些什么来报答基督呢？"就在那时候（当他开始觉得自己应该从事牧师职务的时候）由于那些考虑，我的注意力第一次被吸引到异教徒们的状态上来，产生了一种愿望，要去告诉他们，让他们知道仁慈的救主。我要说我的动机是纯洁和无私的，因为我那时对于野心和世俗的盘算这些东西比现在更加无知；当时太年轻了，很多东西都不懂。就这样，我一心敬畏上帝，以一个有切身关系的人所能做到的、尽量不偏不倚的态度，来仔细考虑这个问题。但愿上帝保佑，但愿我能够仔细地重新考虑，明白要付出的代价。虽然在前进的路上还有一些障碍，但优势已经是在我去国外传教这一方面；除非有天意的阻拦。"

1831 年夏天，他记录说正在学习解剖学、化学、植物学、生理学、天文学、哲学和神学；但到那时为止，还没有提到要行医。在九月的时候，毕业典礼前不久，他谈论过有可能以传教士的身份随同古德里奇（Goodrich）教授到希腊或中国去。这位教授告诉伯驾，据他所知完全没有理由认为伯驾不够资格到这两个国家去，还说他会尽力帮助伯驾接受免费的医学培训。伯驾在毕业典礼之后回到家里，立即就向母亲、姐妹和朋友们公开宣布自己将要到外国去从事传教工作。"（我）很高兴看到他们都欣然赞同我的愿望。他们觉得我们生活在世上只不过是一段短暂的时间，而我们的分离，不管多么遥远，也将会是非常短暂的。我的母亲和凯瑟琳姐姐在听到我说出我的愿望时都哭了。但是我相信她们流泪并不是由于悲伤，而是环境气氛使然。"

他花了一些时间思考决定是继续留在耶鲁修习神学还是转到安多弗神学院（Andover Seminary）；但是他是在回到耶鲁之后才做出了决定，并于 10 月 19 日重新来到纽黑文。

在告知家人和朋友他要当一名传教士之后，他就写了信给美国公理会（the American Board of Commissioners for Foreign Missions）。该会成立于 1810 年，在 1833 年派出了第一位到中国的美国传教士裨治文；这位传教士后来成了伯驾的挚友之一。

"做一名海外传教士究竟是不是一项义务和特权，这是我心中长久以来深感兴趣的问题。要解决这样一个实实在在影响到我生存状态所有方面，而且还可能影响到许多其他人命运的问题，我不仅求助于朋友们和恩人们的祈祷和忠告，而且自己阅读、斋戒、祈祷，全心全意敬畏上帝，为自己探寻这个问题。我的注意力特别受到中国和士麦那（Smyrna）① 的吸引，这两个地方对传教士的工作有着奇异的吸引力。（古德里奇教授）认为，一个人在决定了选择传教生活之后，最好尽快选定工作的地区，因为这样可以使他在读书、研究和教育等各方面做好相应的调整。目前我自己偏向于去士麦那，那也是古德里奇教授的计划；不过我准备做进一步的考虑，也许我会看到选择中国的理由。无论选择哪一个，我都准备在纽黑文度过两年。”

他收到的给这封信的回信决定了他未来毕生的命运。回信告诉他，他将会发现中国是一个令他满意的工作地方，“那里很需要像你这样一个人，我相信上帝是很高兴让你到那里去的。”渐渐地，伯驾的路线图清晰起来了；最初是他得到了机会上大学，然后他渐渐作出决定要当一名传教士，并集中力量为这一目标而努力，最后为选定的工作地区做好准备。

他第一年的进修课程非常繁重，超过了他能够承受的分量；尽管如此，他还是在本科生中组成了一个“海外传教会”（Society for Foreign Missions），不断引导他的朋友，包括同学和导师，做出与他自己同样的决定。他花了许多时间阅读所有能找到的关于中国的材料。对于他学习医学的记载非常的少，所以我们不能肯定他研究的范围究竟有多大。他有许多时间是花在研究希伯来语、希腊语和神学上，同时继续在霍奇基斯小姐的学校里帮忙。他工作非常非常紧张，简直被繁重的任务压倒了：“有些时候我几乎要在沉重责任的压力下沉没了，那都

---

① 译注：士麦那（Smyrna），古地名，在今土耳其西部港市伊兹密尔。

是我选择的生活道路所必须的。一个去中国的传教士必须具有那么多的、那么了不起的本领。扎实的神学、完善的教育，还要有实际的医药和外科手术知识。"不过他还是在大学毕业后不到三年的时间里就做好了出发的准备。假如当初他必须花四年时间在医学院攻读，再花两年时间在医院里当实习医师，那么他的"日记"又会是一个怎样的开头呢？

从他后来跟旗昌洋行（Russel and Co.）的亲密关系来看，他在 1833 年 4 月访问康涅狄格州的米德尔敦（Middletown）是一个很有意思的事件；他此行表达了对海外传教事业的拥护，尽管他到这个城镇的主要使命是"去会见在广州度过了十三年的拉塞尔先生（Esq. Samuel Russel）和跟他一起回来的一位中国青年，向他们两位了解从书本和通信中无法获知的有关中国的事实和信息。在这方面我不虚此行。我几乎好像到了中国，使我对于前往那个国家的传教士应该具有什么理想品质的看法得到切实的修正。"当初对中国了解的信息是如此之少，竟然就作出了对他的安排，现在看来是难以想象的。所有我们今天用作资料来源的任何一本书，都是在他到达广州之后才写出来的。他对拉塞尔的访问是一个重大的历史时刻。

1833 年 8 月 7 日，他获得了讲道的执照，从纽黑文县西区协会开始，从这时候起，他每个星期日都讲道两到三场。九月，他出席了在费城召开的美国公理会年会，并被给予机会留在费城上一些医学课。在日记里他写出了他赞成和反对这一课程的理由；在反对的理由中给人印象最深刻的一项是：太贵了。这一点决定了他最后的取舍，他在十月份回到了纽黑文。回来后他就得了一场重病，不过在十二月他又为传教的工作出发到费城、威尔明顿和纽约去了。正是在这次到纽约的时候，他遇到了一个对他一生有重大影响，甚至超过拉塞尔先生的人。

"我在 12 月 30 日来到纽约,逗留到 1 月 1 日。在这短暂访问期间,我结识了'马礼逊号'(the 'Morison')的船主奥立芬(D. W. C. Olyphant)先生。他准备让他的两位家人乘坐'马礼逊号'去中国,在那里住几年。他慷慨地提议我跟他同行(免费),此外还提出了种种亲切的建议。感谢上帝给我一个这样好的朋友。"

1834 年 3 月 8 日,他写信给姐姐凯瑟琳说:"星期四我接受了医学考试委员会(Board of Medical Examiners)的审查。这个委员会现在设在纽黑文。我通过了医药和外科手术各个部分的考试,他们已经授予我医学博士的学位。"4 月 13 日他写信给他的姐妹哈里特说:"你要跟你唯一的兄弟分别,是为了耶稣基督的缘故,是为了他能够把救世主的爱的消息带给千百万中国人。我相信,尽管我们的离别是痛苦的,但你要赞美上帝,因为你也许把你唯一的兄弟完全献给了我们崇拜的救赎者的事业。但愿我们永远不会后悔今天的离别。噢,哈里特,我越来越感到我对神的支持的无限需要!除非我能够依靠一只全能的臂膀,除非我能求助于我的救主,我知道,我明白,我一定会沉沦;但是有了它们,我就绝不会沉没。船已经在昨天到达纽约港,我就要乘坐这艘船到那个国度去,也许永远不再归来。有些时候,我感觉被压倒了,想到要离开亲爱的朋友们,要舍弃基督徒的特权。"

这一年的 5 月 10 日,伯驾在费城获得任命。这是他一生中一个重大的日子,使他一再地祈祷和省视自己的内心:"我为这个时刻和随之而来的环境赞美上帝。噢,我是多么不相称!仪式结束的时候,我觉得我真的想卧倒在造物主脚下的尘埃中。我何德何能,竟被赋予如此神圣的工作!"

6 月 1 日,他在纽约布利克街长老会教堂召开的一个会上公开宣布了献身于上帝,担任派往中国的传教士。当时向他宣读了一份提出忠告和鼓励的文件，随即他自己也宣读了一个文件，表示他很高兴眼前面对的机会，希望能圆满完成自己的多项任务。前面一份文件中有一番话特别有意思："你掌握了内外科的医学知识，有机会的时候可以运用它们去为那里的人民解除肉体的痛苦。你也会同样准备好在可能的时候用我们的艺术和科学去帮助他们。但是你千万不要忘记，这些东西都只不过是对于福音的陪衬。一个医生或科学家的身份，尽管受人尊敬，或者在向中国传教中很有用——但是你千万不要让它代替或者干扰了你作为一个宗教教师的身份。"

"我可以把一生用来帮助千百万中国人获得他们的肉体需要，"伯驾说，"——对于解除人们肉体痛苦后得到的精神满足我也会给予正当的评价。但是千年之后，他们在世间肉体上承受的痛苦几乎不会留下什么后果，但是跟灵魂有关的那些痛苦却具有永恒的重要性。中国很有资格提出各种要求。她有思想，她有财富，她有文化，她有几万万不朽的灵魂！这个工作是伟大的；我们对神的忠诚一定要与之相适应；我们的努力也是如此；但是让我们记住：'我的上帝是富有的'。美国一定会在这件工作中做很多事情。我作为耶稣基督的传教士前往那里，是最大的荣誉。是的，我为自己是这个曾经被藐视的拿撒勒人的追随者而感到荣耀；不过我还是可以说，我很高兴从美国发出招呼！"

1834 年 1 月 4 日，伯驾和奥立芬一起登上了"马礼逊号"，取道好望角前往中国。他们从纽约出发，经过 143 天航行，到达澳门外海碇泊。航程中的时间，伯驾用来继续学习医学以及尽可能向陪伴他的中国小男孩学习中文。这个小男孩很可能就是他在拉塞尔家里见到的那一位。每逢星期天只要天气允许，他都做礼拜。很多时候他也被找去给人治病。

10 月 26 日午夜，他踏上广州的江岸，立即被带到"圣山一角"，就是奥立芬先生的家中。在那里，他第一次会见了裨治文牧师以及后来接替裨治文担任《中国丛报》编辑并且著有关于中国的重要著作《中国总论》（The Middle Kingdom）的卫三畏（S. Wells Williams）和马礼逊的儿子马儒翰（J. R. Morrison）。伯驾在广州逗留了六个星期，但因为身体不适，不得不前往澳门，又于大约 12 月 20 日从澳门转赴新加坡；在新加坡他把时间都投入到学习中文，有机会时也帮人治治病。在马六甲，耶稣教会的传教工作早在 1815 年就开始了；1818 年通过马礼逊和米怜（William Milne）的努力，英华书院（Anglo-Chinese College）奠基；经费是由马礼逊和东印度公司提供的。在新加坡，殖民地政府给予许多照顾，1819 年由一位米尔顿先生（Mr. Milton）创办了传教会。1831 年，雅裨理（David Abeel）抵达新加坡；他曾经以美国海员之友协会（American Seaman's Friend Society）成员的身份伴随裨治文到过广州。但雅裨理在新加坡只逗留了很短时间。不过，1833 年特蕾西（Ira Tracey）以美国公理会名义来华，支援了新加坡的传教会。①

伯驾于十二月底抵达新加坡，开办了一个小小的诊所。不过在他的日记里直到 1835 年 1 月 24 日的条目下才见到有关这方面的记叙，说他在中国人中间的工作很忙，连写日记的时间都没有。这里说的工作，应该是指医疗工作；因为他在 2 月 22 日写道："照常给人看病。"在这天的日记里他继续写道："说到我与中国人的交往和我在他们中间行医的情况，都远远超出了预想的范围；但是在语言方面，如果不算口语的话，在两个月的学习到期之前，离我希望达到的目标还差得很远

---

① 原注：麦都思（Medhurst, W. H.）《中国状态》（State of China），306 等页。

呢。"两个星期后，他苦恼地认识到，他在病人中间的工作占用了太多时间，使他的语言学习受到影响。他在 3 月 22 日写给他的姐妹哈里特的信里说："我现在能够说和写一些中文了。已经有成百人，我为他们成功地治好了肉体的疾病，现在都回到四面八方的中国人的船艇和农舍中去了；我总算可以腾出手来给你写写信，谈谈生活。"

四月底，他离开新加坡前往马六甲，在那里逗留了一段时间；航程中遇到海盗袭击但幸运地逃脱。但是到六月中，他又重回新加坡，为自己"灵性的衰落"感到苦恼。由于医疗实践的增多和努力学习语言，他再也没有时间准备星期天的讲道。然而最后他终于积劳成疾，不得不离开新加坡回到澳门，在那里逗留了大约一个月，于 1835 年 9 月 8 日回到广州。

第三章　博济医院

"由于本地当局日益严重的敌视态度，广州传教会的活动受到比以往更多的钳制和束缚，情况之复杂难以估量。伯驾医生于1834年从美国到来，给传教会这股力量里增添了一位具有不寻常活力和能力的传教士；由于他的医学修养，他能够给传教会引进一个起着极其重要作用的新的因素，在外国人和中国人之间消除相互的误解。这就是在广州建立一家医院，免费给当地人治病。当今在东方的传教工作中，没有哪一个分支机构能比这个医疗机构名气更大或者取得更全面成功的了。它直接向所有各阶级的人们传布福音，其作用之大，难以估计。但是在当时，这种试验被在华的外国人社会认为是碰巧取得的成功；而地方当局则投以疑忌的眼光。"①

有一件事是幸运的，就是在医院开办之初的日子里，有一位目击者看到了伯驾在中国人中间付出的辛勤劳动，而且这位目击者对自己的所见产生了深刻的印象，认为值得给以详细的描述；这些描述后来就收进了一部三卷的中国历史书《"番鬼"在中国》（The Fan-qui of China）中。这部分记叙文字的前面四分之一篇幅由伯驾的报告组成，它使得一百年前的博济医院成为跟今天一样的一个真实存在的地方。

---

① 原注：卫三畏（Williams, S. Wells）：《生平与书简》（Life and Letters），76～77页。

　　"博济医院开办于1835年，目的是为了治疗各种眼疾；但是由于有如此多的中国人来求治其他疾病，现在这里什么病都看。创建这个值得称赞的机构，应归功于一个美国教士协会；他们提供了医院开办的原始设备，派出了主持这个医疗部门的人（伯驾医生）。从那个时期开始，广泛的赞助源源而来，医院的良好效果藉此得到扩展。

　　"依我看，对于现在到中国来的客人而言，最有趣的莫过于来考察一下广州的这家中国医院了。通过它，你可以明确许多掩藏在幽暗中的事情。内外科医学在这个国家的现实情况、中国人常患的疾病和常遇到的伤害事故，这些都是能够获得的最显而易见的信息；但是还有一些信息并非那么明显，不是一次匆忙的视察就能看清楚的。在这里，人的素质和修养比在任何别的地方都更加充分地公开，这是由病人和医生之间存在的亲密关系所决定的。大部分情况下，人们不再有所保留；一个人的真情实性，包括亮点和暗点、美好和缺陷，都会暴露无遗。经过顶住政府的明确反对，克服一切艰难险阻宣传基督教的教义，宗教的地位也是在这里才终于得到确认。我在中国的时候经常到那里去，非常高兴能在伯驾医生，这位传教士兼外科医生，要做外科手术时，帮一点力所能及的小忙。

　　"医院坐落在面向珠江的一大片外国商馆之中。门口开在新豆栏街（Hog Lane）。经过这条拥挤而肮脏的大街，走进门来，是一个大厅，铺着石头地面，两侧各有几个通内部的门。在广州，外国人只能在很狭窄的限定范围内活动，想要找到一块土地来造一座新的医院大楼是不可能的；所以这个医院只能是那么一座房子，它构成这众多的'行'当中的一个'行'的一部分。

　　"除了底层之外，只有二楼和三楼两层，每层最多只有三四个房间。二楼是接待室，大小还可以，家具布置也不错。四周的墙上挂着许多油画或水彩画的人像，都是一些曾在这里求医的最值得称道的病人，画出了他们在这里做手术前和做手术后的外貌。

"有两个较小的房间跟这个大房间相通。其中一间用作诊察室，给病人做检查用的；另一间则布置成药房，配制和管理所需的各种药物。医院里聘用了两三个本地医生，其中一个担任药剂师之职。所有药品全归他管理，当然这是对他很大的信任。我在那里见到了这个年轻人，看上去很聪明，能够成为一个很好的助手；他对于做什么手术时要用到什么器具等等，了如指掌。然而，这些本地人身上有时候也会发生许多麻烦和不便之处；因为他们的诚实并非总是可靠的。聘用一位助理外科医生的费用太大，目前医院负担不起。再上去，三楼是做外科手术的房间。还有两三个房间设有留院病人的病床。

"这个为病人带来这么多便利的小机构，正如我前边说过，是由牧师伯驾医生主办的；按出生地来说他是美国人。然而现在他可能被认为是一个自愿归化的中国人了，因为他现在已经完全献身于为他们服务的事业。向天朝引进任何新的宗教现在是被严格禁止的；触犯者会受到严厉的惩罚。任何人如果被发现在宣传耶稣教的教义，即使在广州，也会被立即驱逐出这个国家。在这样不利的环境下，必须做到极其谨慎和保密；很明显，美国传教会采取了非常明智的方法来达到他们的目标。他们不是公开漠视或反对这个国家的法律以致加深中国人对'番鬼'已有的憎恨和偏见，而是首先通过自己无私的表现和高超的知识确保在老百姓中留下良好的印象，然后在人们心理上做好了准备的时候，才逐渐地披露终极的意图。这就是耶稣教教士采取的方针，在他们手里事实证明是运用得非常成功的。

"美国传教会选择的这个传教士，他受过的教育，目的是要把他培养成外科医生和神。身怀这双重能力，他离开祖国，告别家人和朋友，明知再也不能见到他们。他的服务是免费的，充分显示出无私的特点，既不领取任何薪水，也不收受病人的任何费用。然而有些比较富裕的中国人，在受惠于他的医术之后，坚持要送上一些小礼物或者别的东西。在这样的情况下，这礼物就被转为为医院所用。很自然，应该说，传教会的成功，既要靠其赖以建立的制度，也要靠任用得人，靠管理者个人的才智和品格的端正。这是千真万确的；我们不得不承认这个传教会在人才选上表现出高超的判断力。伯驾医生年纪在四十岁上下，是一个很好的外科医生，显然拥有他那份难办的职务所需要的一切资质。"其实，在这些文字写出来的时候，伯驾医生的年龄大约是 33 岁。

"医院开张以后有好一段时间，一直没有任何有身份的妇女前来求医。甚至直到现在，妇女来看病的时候还很不好意思讲出自己的病情。有些妇女还担心被自己的女性朋友知道自己曾经跟陌生的男人说话，要让他们保守秘密，否则就认为会影响自己的名声。中国社会有严厉的规则，像这样的交往是被禁止的。在这样的环境之下，我们竟然能见到有妇女到这医院来求医，看来是一件了不起的事情；我们发觉一个极大的障碍已经被排除了，医院为整个系统的成功起着开路先锋的作用。

"医院的名声很可能将沿着交通的主渠道帝国大运河而传播出去。现在它的名声已经传到古代的首都南京。我们希望这名声最终能扩展到北京，也许有一天，那些满洲大官们，或者甚至皇帝本人，会被列入求医者的名单；那样的话，这个医院将被证实是合适的方法，可以把我们跟天朝帝国的关系置于一个与现在很不相同的基础之上。

"为数众多的各个层次的中国人到过这个医院，来看看它到底是个怎样的地方。自从开业以来，已经有七八千人在不同的时间来过医院。这肯定大有好处，因为这些人回到他们居住的地方后，都会把他们在这里见到的情况告诉患病的亲友。我在广州那时候，已经有超过两千人在这里得到过医治，大多数治好了病。

"为了避免中国法律的追究，在做任何有可能由于某些预料不到的情况而导致病人死亡的重大外科手术之前，医生会要求病人的亲属签订一个协议，在万一发生这样不幸结果时，免除医生的责任。人们对医生心存感激，对这种做法毫无异议，现在都已成为例行之举；也完全没有理由相信人们会以怨报德地对待外国人好意的努力。"①

"地方当局对它（指这所医院）不加反对；政府到现在为止也还完全没有表现出对它有什么妒忌心理；而是任由人们从全国各地聚集到这里来求医生为他们治病。当医院在老百姓中明显造成对外国人有利的印象时，政府的注意力就会被引导到这里来；这只是个迟早的问题。然而如果当局对它背后的传教会的目的产生怀疑，一切都会被彻底推翻。一个医者，在病人遭受疾病痛苦煎熬的时刻给予关注，毫无疑问是拥有最佳的机会使病人对宗教和道德的真理留下深刻的印象。但是在中国，这样做必须十分小心谨慎；如果被发现的话，整个医院也许就会被捣毁，传教士医生就会被责令离开这个国家。②

"受到在新加坡为当地中国人开办诊所成功的鼓舞……我一回到中国就决定开办一个类似的机构（在广州）。

"过了一段时间，以每年500元的租金向公行的高级成员浩官（Howqua）（即伍怡和又名伍东源）租下了新豆栏街上

---

① 原注：唐宁（C. T. Downing）《"番鬼"在中国》（Fan-qui in China），第二卷，178 等页。

② 原注：唐宁（C. T. Downing）《"番鬼"在中国》（Fan-qui in China），第三卷，69 页。

的丰泰行7号。"

房子很幽静,而且直接从街上进出,病人来来去去不必经过外国人的行,不会打扰他们,也不会被人看到来往于外国人的地方因而惊动当地人的关注;因此,这个地方用于这一目的是最为合适的了。此外,二楼有一个大房间,可以舒服地坐得下两百人等候处方;整个房屋可以让至少四十病人临时住宿。由于广州人口稠密,也许仅仅只要一种病的病人来看病,就已经达到医院诊治和留宿的能力限度了;然而还是设计了遇到有特殊研究价值的病症时,接纳额外病人的能力。

"选择眼科疾病是因为这类疾病在中国极为普遍,而本地的开业医生对这类病又最无能为力,而一旦治愈这类的病,能够跟治好任何别的疾病得到一样的好评。预期只要一种病的病人就能够满足一个医生的工作量,这一点很快就被证实;还有为数众多的病人被打发走,因为当时实在容纳不下了。从报告中可以见到,一个有特殊研究价值的病例(一个人没有外耳)把我的注意力引向了耳朵。这件事也可以解释我为什么悄悄同意看一些其他器官的疾病。也曾有哑巴来求医的。

"医院的规则不多,也很简单。门房那里备有一些用中英文标明号数的竹牌。一枚竹牌就是一张通行证,可以上到二楼的房间,病人在那里按照先来后到的次序看病。每位初诊病人的姓名、病症、编号(从医院开办起计算)、就诊时间等等,都记录在案。每位病人都发有一张记录着这些资料的卡片,由病人保存,直到不再来医院看病为止。持有这种卡片的人可以随时在门房取得一枚竹牌。药方写在一张纸条上,按编号入档;病人下一次来看病的时候,出示他的卡片,就可以找到记录,知道上一次诊治的情况,增添上新的治疗意见。用这样的方法,每天给大约两百个病人开出处方。每个星期的星期四是专门留出来做白内障、眼睑内翻、翼状胬肉等病症的外科手术。

"收治住院的女病人是预料到会有困难的，因为妇女进入外国人的商馆被认为是违法的；但实际上没有想象的那么困难。那些有病需要住院治疗的女人，都有对她们负责的亲属照料——妻子有丈夫照料，母亲有儿子照料，女儿有兄弟照料；而且看到那种亲人间尽职尽责、日夜警醒的精心照料，确实可喜。富裕一点的病人，有两三个或三四个人服侍，自己准备饮食；那些没有能力支付费用的病人则可以免费住院。开始时，每天都接收病人住院，后来需要住院的病人太多，只好在每周指定的日子收治。从 11 月 4 日到 2 月 4 日，除去有几位只求一份药方的不算之外，病人的总数为 925 名；其中男性 655 名，女性 270 名。"

二

医生不向病人收取任何费用，病人有礼物送给医生，也会由医生立即转赠给医院。第一个季度的费用为 545.84 元。《中国丛报》的编者写道："他本人〔即《中国丛报》总主笔裨治文（E. C. Bridgman）——译者〕和伯驾医生以及在澳门的郭雷枢医生都会感激地接受捐款。按照设计，医院要永久办下去，而且随着岁月增长，作用将越来越大。"中国官吏和行商们对这医院总觉得将信将疑，他们难以理解这样一个机构，无偿地投入这么多的时间和劳动，难道就没有一点隐藏的邪恶动机？因此他们雇用了一名通译员来监视医院的运作。然而此人虽然身为暗探，却极为合作极为有用；而一旦医生治好了病人，神奇医术的各种报道广为传播，怀疑也就渐渐消解了。

医院开张之初，第一天一个来看病的病人都没有。第二天只有一个女人冒险试探着来请教医生。但是只过了很短一段时间，来看病的人就变得那样多，以致不得不打发人离开了。每逢周四专用来做外科手术的时候，考克斯（Cox）医生和渣甸医生就来给伯驾医生当助手。还有两位别的医生也在有空时来帮忙。考克斯医生"从医院开办以来，每逢做外科手术的日子都来给我以全面的帮助，他对此表现出爱心和强烈的兴趣。"在第一个季度，还有一位来自马六甲、在英华书院受过教育的中国人受聘为伯驾医生的助手。

《中国丛报》有一篇社论说："不久前我们从一份官方的记录确认，这个城市及其四周共有4750个盲人。据我们估计，这个数字包括了患眼疾的人数的一半。"怪不得涌向医院求医的人数要超过伯驾医生的想象了。他说他在一个下午给八个病人除去了白内障；其中五人立即恢复了视力，其余三人的视力随后也逐渐恢复。不是每个手术都这样成功，但即使视力不能完全恢复，许多人还是恢复了部分视力，这样他们已经非常感激了。这里摘录了许多感激的病人中的一个例子——

"在所有病例中最有意思的是本地知府的私人秘书马师爷（Maszeyay）；他患了白内障，经过手术视力完全恢复。出院的时候，他请求允许他派一名画师去画下伯驾医生的肖像，以便他'日日礼拜于前'。然后他写了一篇颂词，在一个小小的仪式上郑重地献给伯驾医生：'乙未（Yihwe）年①九月，伯驾医生渡海来到广州，在此开办医院，发挥医学奇才，无偿地为人治病。每日有数以百计的病人从他手中得到解救。不吝资费，不辞辛劳；从早到晚以一片慈悲之心面对受苦受难的患者。其时我左目丧失视力已经七年，右眼随后失明也已三年多。一切治疗方法都不奏效，没有一个医生能解除我的痛苦。上述这年十一月，吾友穆其绍（Muh Keaeshaou）介绍我认识伯驾

---

① 译注：即1835年。

医生，由他指引，我住进了他的医院。我的病房在三楼，伯驾医生早晚都来看视。他最初给我服用一些药粉，药效持续三天。然后他用一根银针给我的眼睛做手术，手术完后用一块布蒙住我的眼睛。五天后，当这块布被除去，几道光线便透了进来。十天之后，我已能清楚地分辨一切。然后他又给我的右眼做同样的手术。我和他相处将近一个月，后来年关将近，我因事忙，不得不离开。临走时，我想向他表示谢意；但是他断然拒绝，说：回去感谢上天吧；我哪有什么功劳？他就是这样毫不夸耀自己。我们就拿他的品格跟许多名医比较一下吧，那些人常常索取重酬，为人治病往往迁延累月，最后并不见效！'"①

写入医院报告的第一个病例是那个没有外耳的男人，虽然他肯定不是第一个来医院看病的人。他完全没有通向内耳的开口；只有当别人很大声对他讲话，或者他自己张着嘴巴的时候，才能听到东西。伯驾医生猜测他的内耳是完好的。他一再使用烧灼法，穿透了两层软骨组织；他认为那就是他的外耳，它向内翻卷，覆盖了自己。他为这耳朵做了一个人工的开口，很快，这个人就连最小声的悄悄话都听得清了。此人的家属对治疗结果非常满意，其中有些也开始到医院来看病了。

第31号病例记载在11月9日这一天，也就是医院开张后五天。那是一位50岁的妇女，患的是慢性虹膜炎。她仅仅能够感觉到太阳的光。伯驾医生觉得她的病恐怕没什么办法。他早期给她的治疗是"间隔使用汞丸；双眼每日用颠茄制剂，随后使用甘汞与鸦片合剂"。但是她的病情不见有什么好转，因而很泄气，不理解为什么别人都能很快恢复视力，唯独自己

---

① 原注：唐宁（C. T. Downing）《"番鬼"在中国》（Fan-qui in China），195~197页。

不能。当医生给他解释说她的病情比别人严重之后，她同意延长住院的时间。到了19号，就是她入院仅十天后，她说她的视力有了进步。到28号，她能够分辨颜色了。她病情的好转是由于在手臂上开刀放了血。到1月2号，她能够数出你伸在她面前的手指头了。

12月27日，医院来了一个非常难治的病例。那是一个十三岁的女孩，她长了一个肉瘤，"从右边的太阳穴凸出，向下延伸到面颊，直到嘴巴。这使她的面部完全变了形，很难看"。他说那女孩看上去好像是长了两个头。这是他遇到的第一个需要做外科手术的病人。尽管他从一开始就相信他能够做这手术，而且不会对孩子的生命造成什么危险；他还是经过了一段长时间才承担起这样一个重大的手术。这个肿瘤在许多从小孩身上摘除的肿瘤中是最大的一个。她在1月19日被接受入院，经过一段时间的观察和护理，健康状况也有所进步。医院先让孩子的父母签订了一份书面声明，表示他们希望孩子接受手术，如果病人在手术中死亡，将不会追究医生的责任，并且做好在此情况下后事的准备。然后，伯驾医生只花了八分钟就摘掉了这个肿瘤，同时还摘除了眉毛下方一个较小的肿瘤。肿瘤重一又四分之一磅，基部周长十六又四分之三英寸；切割的伤口从头顶到面颊，长十英寸。十八天之后，她完全康复，出院了。

这是至今可以确定的博济医院所做的除了眼和耳之外的第一例外科手术。当然，既没有用乙醚，也没有用氯仿；病人被蒙上眼睛，手脚固定在桌上，就这么忍受了这一刀。手术前十五分钟使用了鸦片麻醉剂，但是那对解痛不会有太大的作用。医院早年的这些报告中，一再讲到中国人在耐受手术过程中可以一动不动、一声不发那种惊人的坚强意志。

第898号病例，2月2日，是一名21岁的妇人，患腹部积水。伯驾医生在考克斯（Cox）医生的协助下，为她排除了三个加仑，就是几乎一品脱，的积液。在手术前，医生征询了病人丈夫的意见，告诉他可能发生的后果。但是他不满意，一定要医生保证手术成功。医生不愿意保证；幸亏病人自己坚持要手术，否则她丈夫就带着她走了。看到妻子经过手术后状态的好转，他对"洋医生"的感觉也大有改变。

关于医院早期的传说中还有这么一个找不到确切记录的故事。说的是一个男人，他的手臂需要立即截除。奈伊（Gideon Nye）先生在医院创立 50 周年庆典上讲话时讲到这个故事。他可能是自己亲眼目睹了这个故事，也可能是听亲眼目睹的人讲过这个故事。说的是一个病人眼看就要死亡，只有截掉手臂才能保住他的性命。医生向他解释了这一点，但这个人拒绝做手术；而如果手术违反病人自己的意愿，那是不能进行的。但是如果任由这个病人死去，对医院将来开展工作会非常不利。于是医院找来渣甸医生商量，马上答应给病人 50 元钱——如果他同意让医生割掉他的手臂的话。病人改变了主意，手臂割掉了，那人的命也保住了。伯驾在 1836 年 11 月 11 日记载了一例截肢手术，手术延续时间一分钟。但是伯驾在报告中没有提到渣甸提供赔偿金的事，只是说："该病人，就我所知而言，是第一个自愿接受截肢手术的中国人。"不知道这是不是就是那个人；抑或这 50 元钱只不过是一个传说，起因于渣甸医生对这个新医院一贯的慷慨行为？

从 1836 年 2 月 4 日到 5 月 4 日的第二季度，对于伯驾医生来说困难得多。因为他没有了中国助手的帮助，而工作又在不断扩展。他说到聘请来代替中国助手的欧洲人去了英国，而此人一去便杳无音信。从伯驾的记载中可以清楚看出他当时需要帮助；他写道："尽管医院接收的新病人有所减少，但是工作比第一季度更加艰苦了。"这里说的病人减少可能是由于他不得不拒收更多的病人，而不是来看病的人减少。"如果能够保证有几个受过良好教育的，渴望成为医道大师，愿意接受全面培训的本地年轻人，稳定地为医院服务，就能使这个机构的工作效率大大提高；而这对于这些年轻人的裨益，则是显而易见的。"可能由于病人人数的减少，这个季度的费用略有减少，为411.92元。

然而，他还是为医院的一些实实在在的成功感到欢欣鼓舞。他注意到医院已经吸引了那些到过医院来看病的各种政府官员的注意。他们对医院为他们解除了痛苦非常感激，在他们的影响下，带动了更多的人到医院来求医；伯驾知道，这使医院的声誉得到了增长。他非常注意把一切的成功都归功于上帝，而不是归功于自己。每逢有人向"洋医生"表示感谢时，他总是向他们解释，那都是神给与的帮助，而他自己只不过是一件谦恭而卑微的工具而已。他在这些报告中很少讲到他作为布道师的任务；但是他可能是在星期日每周布道一次，如果不是两三次的话。除了星期日之外他每天做医务工作，写医院的报告，跟国内通信，记帐，并且很可能还继续研究语言。

第二季度结束时，房屋有很多地方需要修茸。5月4日，医院维修，需要停业几个星期；在此期间伯驾医生去了澳门。他在医学界成功的声誉已经传到澳门。听说伯驾医生要来澳门，一个头顶上长了溃烂肿瘤的人听了广州朋友的话，恳求伯驾到澳门后马上来看他。伯驾医生去了，并且在郭雷枢医生的协助下割除了他的肿瘤；郭雷枢医生在伯驾医生五月底离开澳门后，还负责照顾这个病人。医院在6月8日重新开张。在第三个季度，伯驾医生再次不得不独力无援地工作。一个很受信任的仆人原来是个不诚实的人，一些日常要用的仪器被偷走了。这些麻烦使夏天更加酷热难耐，困难几乎无法克服。这个季度的支出是328.50元，不过实际的时间要比另两个季度少了六个星期。

7月21日，伯驾为那个在去年十二月曾经来求医的小女孩又从脸上割去了一个肿瘤。她有一次在河边走路的时候，偶然被一根竹竿刺中右边的太阳穴，恰恰是割掉了第一个肿瘤的那个地方。发生这事之后一个月她都没有到医院来，而接着是那个季度结束后医院要关门修房子，不能给她诊治。从她被竹竿刺中到她来医院就医这段时间内，长出了一个新的肿瘤；到七月份再次动手术前，她的病情已经很严重了。不过，这次手术很成功，她恢复了健康。

在8月4日至11月4日这一季度的医院报告中，提供了第一年度全年的病人数字为2152人。而来过医院，亲眼见过手术的进行，看到治病效果的人数，则可能达六七千人之多。据伯驾说，这些人是来自全帝国各地；如果真是那样，医院和美国医生的名气在一年之内也传播得够快的了。

在第一季度，诊治的病例中，仅眼病就有47种不同的疾病；此外还有23种各种各样的疾病。最后一个季度诊治病症的种类就更多了。第三季度收治了一名患尿结石的病人。这是无数得以解除这种痛苦疾病的人当中的第一个；博济医院可以说已经成为医治这种病的专门医院了。最后一个季度中，这种病有3例，结石都被除去。全年收治了5名患乳癌的妇女，但是没有关于她们病况的描述。没有提到一例死亡的情况。不知道是实际上没有，还是觉得不说为佳。

在第一年度的医院报告结尾，伯驾表示感谢"在中国的朋友和捐助人主动的慷慨捐赠，总额达1800元"。然而，对于"在欧洲和美国的善长仁翁们，我们必须找寻适合的专业人士。对于所有目睹过病人拥挤状况的人来说，更多更好的设备是迫切需要的。来医院的最高等级人士毫无疑问比应有的少得多；如果有合适的房间接收他们，使他们不必在众人的眼光盯视下抛头露面，就会有更多的高尚阶级人士来就诊。而且医院的各个病区病人也常常挤得太满，超过了住院者健康和舒适所能允许的程度。这些事实并非以抱怨的方式提出来，只是反映事情的真实状况而已。"

"此刻我们应该为我们能够使用那些手段而感谢上帝，它们本身是极其合乎人们需要的；这些手段起了主要的作用，使人们做好了准备去接受上帝给人类的最有价值的礼物——福音；这福音现在终于要将这个独特的、人口众多的帝国中无数的众生引领进救世主的羊栏了。"

三

在1837年春天，来看病的人有时达到一天两三百人。有一次一天内有多达六百个病人，和他们的亲友一起来。伯驾医生表示自己一个人不可能为所有来求医的新病人和已经住进医院的老病人诊治。许多病人被拒收，特别是那些更需要内科治疗而不是需要外科手术的病人。"每一个月的情况都确实地说明，迅速组建教士医学会（Medical Missionary Society）是合乎时宜的；通过教士医学会及其在这里和在欧洲的朋友发挥的作用，才有可能满足这种需要。"

这时候进入医院的患白内障的病人比以往更多了。对于能够得到的治疗，人们的谢意和信心都增加了。一位八旬老人对医生说："我胡子这么长了，为官四十年，走遍了全国各个省份，没见过有人能做你这个手术的；而且你还不收报酬。"

伯驾医生提到一种治疗倒睫，就是睫毛内翻，的新方法，使用郭雷枢医生发明的一些镊子来进行。这些镊子是用一些弯曲的金属片制作的，弯度跟眼球的凸面一致。

1837年6月，伯驾医生乘坐他来中国时乘坐过的奥立芬先生（Mr. Olyphant）的"马礼逊号"前往日本。他此行的目的是把六个沉船的日本水手送回他们自己的国家，同时为了"让上帝的荣光拯救三千五百万灵魂"。同行的有奥立芬先生的合伙人金查理（Mr. C. W. King）夫妇和卫三畏（S. Wells Williams）先生。中途加入的还有荷兰传教会的郭实腊（Karl Augustus Gützlaff），他后来接替马礼逊成为驻广州和澳门的英国官方的中文秘书，这时他已经作过几次沿海岸北上的旅行了。

这次航行的终极目的没有达到；"马礼逊号几次试图靠岸都没有成功，被迫离开日本；那几个日本水手也被拒绝留在他们自己的国家。这次航行花费了 2000 元，没有得到任何回报。不过，有两名水手留在了郭实腊手下，另外两名留在了卫三畏先生的澳门印刷所里；所以这两位传教士就有机会学到了一些日语知识。伯驾医生离开期间，考克斯（Cox）医生和安德森（Anderson）医生同意照看已经入院的病人，不过很明显医院一直关闭到八月底伯驾医生回来；回到广州后他本想立即恢复工作，但由于他病了，所以医院实际上到 10 月 1 日才重新开张。

他去日本之前不久，医院里来了一名患乳癌的妇女，患这个病已经有六年了。6 月 21 日为她割掉了乳房。在中国，给中国妇女作这样的手术，这是第一例。当然，手术是在完全没有使用麻醉剂的情况下做的，不过伯驾医生说这位妇女以极大的毅力忍受了下来。她在 8 月 1 日出院，10 月曾到医院复诊，健康状况良好。11 月 1 日，另一名患同样病症的妇女也做了手术，同样得到康复，于四个星期后出院。

首次提到病人死亡的，是一例癫痫病人，1837 年年尾的时候，他被发现倒在街头奄奄一息。他的癫痫病发作了三个钟头，好几百人见到他倒在那里，但是没有人管，直到有人把情况告诉了伯驾医生为止。在把这个人接到医院来之前就要做好万一他死亡的话运走尸体的安排。他在医院住了五天，最后一次病状复发就突然死亡。这件事没有遇到什么麻烦，因为他的亲戚朋友都感谢医院给他的照顾。在这件事之后不久，有一个病得很重的妇女被送到医生这里来。虽然她的病情在十天里有所好转，但是一天清晨她突然死在她母亲的怀里，她母亲还以为他睡着了。当伯驾医生告诉她，她的女儿已经死了，她很镇定地说："这是她命中注定的。"

医院第二年度结束的时候，新成立的教士医学会拥有的基金已达 5230 元。医院的工作进行得相当顺利。考克斯医生和安德森医生仍然在做外科手术的日子来帮忙。渣甸医生虽然已不再负责具体工作，但是仍然为医院贡献许多时间。此外，中国人对医院工作的兴趣也在增加。资深行商浩官，医院的房东，拿出 300 元给医院作经营费用。

最后还有一件事，伯驾医生终于遂其所愿。"我很高兴告诉你们，三位很有培养前途的（中国）青年，一个十六岁，一个十七岁，一个十九岁，现在已经与医院建立了联系。他们的英语已经达到相当不错的水平，在配制药品和处理药方方面是得力的帮手。年龄最大的一个，是个积极而有责任感的青年，他除了受到培训之外，每月还可以领到 5 元的工资。一些眼科的小手术，譬如睑内翻和翼状胬肉等，他都已经做得干净利落。他服务已经一年多了。第二个青年的中文程度比其余两人高得多。他原打算学文学的，后来他父亲去世，使他没有能力再继续求学。他受到马礼逊教育协会（Morrison Education Society）的部分支持，该社成立于 1836 年，专为中国青年提供机会，通过西方知识的媒介学习英语和基督教教义。"第三个青年有很高的天分，由他父亲全力支持，至少要留在医院五年。"这三个男孩就是博济医院的第一个医学班全部学生。

伯驾说这三个学生中最年长的一个已经在他那里一年多，但是并没有提到他是在什么时候来的。他的名字叫关亚杜（Kwan Ato）①②，是画家林官（Lamqua）的侄儿，而林官则是画家钱纳利（Chinnary）的学生。前边提到过，医院接待室的墙上挂有一些病人的肖像作为装饰。画这些肖像的画家不是别人，正是林官。"医院里做的手术有研究价值，他的画也同样画得很成功；而且他自始至终总是说，既然'开刀'都不收钱，那他画画当然也不能要钱了。"然而这位画家的技艺却受到爱挑剔的唐宁先生（Mr. Downing）的质疑。"不知是不是由于绘制这些作品的本地画师技术上的问题——他们都在他们店门上标榜自己是'漂亮面孔画家'——这一点我不敢充内行来加以判断。但是确实他画的这些男人和女人，无论手术前还是手术后，很多都是那么漂亮，尽管有着后来割掉的巨大肿瘤和难看的疤痕。"③ 林官应该是立体派艺术之父。这些油画现在为伦敦的盖伊氏医院（Guy's Hospital）和美国的耶鲁大学拥有。

这些画好还是不好并不是最重要，最重要的是这位画家把他的侄儿送到了医院里。这男孩双手非常灵巧，渐渐成为一个极好的外科医生。到 1847 年，他已经做过好几例很难的手术，并且承担着医院大部分的眼科手术。后来他更承担起绝大部分的小手术和相当多的重大手术。他在 1839 年医院关闭的时候离开了，但是在 1842 年再回来，直到 1856 年医院再次关闭时才又离开。在第二次战争期间，他在中国军队里担任军医，开

①　译注：即关韬；外国人译音有时讹作关亚杜。

②　原注：王吉民、伍连德（Wong and Wu）《中国医史》（History of Chinese Medicine），179 页。

③　原注：唐宁（C. T. Downing）《"番鬼"在中国》（Fan-qui in China），第二卷，181 页。

设了一所军医院。他由于医术，被皇帝授予水晶顶戴和五品官衔。1860年他回到医院担任嘉约翰医生（Dr. Kerr）的助手，在1860年代后期退休，进入私人开业。他死于1874年。他去世的时候，中国第一个取得外国大学——爱丁堡大学——毕业文凭的医生黄宽（Wong Fun）（即黄杰臣，又名黄绰卿）在教士医学会的年会上提议，"学会的记录中应该记下关韬作为博济医院助理医师的有益而成功的工作，以及他作为一个医生把西方医疗技术用于自己同胞的实践。"很幸运，这位杰出人物的形象在他叔叔所画的一幅肖像画中保存了下来；画里他正在给一位病人做眼部手术，伯驾医生就坐在旁边。这幅画向来被认为是画家最好的一幅肖像画，无论是作为人像还是作为艺术作品。

1838年上半年的六个月，来求医的病人空前增多。有的病人甚至在伯驾医生到医院或回家的路上截住他，恳求他给他们治病。有些病人在被告知医院没有空位时，还跟着伯驾医生到他的住处去。

一位地方官由于常常在昏暗的灯光下阅读公文到深夜，双目失明，在医院医治了四个月，最后还做了手术，但并没有效果；最后他只好流着泪出院了。后来他给伯驾医生写来一封感谢信，表扬他"每日医治数百人，态度慈和，历久而无倦意。我双目虽未能复明，然而受到医生的悉心照料，离开时同样有依依不舍之情。对他的感激确实是难以忘怀。"

1836年11月，一个居住在广州的年轻人被送到医院来，他患有先天性的肿瘤。1838年3月，伯驾医生听说他在家中发高烧死亡。这个病例引起了在广州的所有外国医生的兴趣。伯驾医生也很感兴趣，他请求死者的父亲和哥哥允许他作尸体解剖。他们倾向于同意他的请求，但说要征求两位寡妇和死者母亲的同意。结果她们不同意，说她们"怕见血，又怕手术会令死者疼痛"。伯驾医生回到家里，叫一个朋友效仿渣甸医生的故伎，向这家人提出，如果他们允许做尸体解剖就立即付给他们50元。但是即使在这样的条件下他们也没有同意。

伯驾医生在1838年末为一名患乳癌的妇女割掉了乳房，但这个女人死了。她的丈夫尽管有丧妻之痛，仍然很感谢医生的关心。同一个时候，有人带来另一名妇女，右臂必须截肢。经过长时间的商量，夫妻俩都同意做这个手术，但到了预定作截肢手术这一天早晨，她说她只有在医生付给她200元的条件下才同意做手术。拖延了很久之后才发现原来是女人的母亲怕医生为了研究而残害她的女儿，所以想出这个招数来加以阻挠。后来女人的丈夫来了，恳求医生原谅造成的所有麻烦，女人的手臂就截掉了。她不仅治好了伤，整个健康状况都有所改善，在一月份回家了。

第四章　广州教士医学会

事实很快就表明，靠单独一个人代表一个在美国那样遥远的传教会来管理这家医院是行不通的；因此在 1836 年，郭雷枢医生、裨治文牧师和伯驾医生经过共同商量，决定建立一个学会，其具体作用便是专门来照管博济医院。

"我们创建学会的宗旨是：

"第一，为那些要以传教医师身份到中国来的人们，一旦抵达这个国家，立即能够在此找到可以向之求助和获取信息的人。

"第二，通过这个学会使他们的服务能够得到运用，同时可以安排他们学习语言，以便他们将来能够在这个国家中外国人迄今未能自由到达的各个地区行医。

"第三，我们不准备任命个人的工作，而是接收并协助英国和美国为此目的组成的各个协会派出的医务人员。由于我们对情况的特殊性很熟悉，我们特别要求注意选择具有合适素质的人选。

"第四，因此我们准备接受任何为帮助达到此目标而捐赠的款项，而且直到学会组成之前，在使用时得采取认为方便的方式，以免使从事这一事业的人的努力受到阻滞。

"凡个人一次认捐五十元或以上者，可成为终身会员；每年捐赠十五元者，认捐期间可成为会员。

"为确保既定宗旨得以贯彻，加入本会者不得接受任何金钱的报酬。整个工作应该完全是、并且明显是非营利性的慈善事业。主持各个机构的人不仅必须精通各自的专业，而且在对待各阶级人士的态度方面须能赢得好感；但他们又必须是一些有识之士——完全沉浸于真正虔诚的信仰精神，准备受苦受难，牺牲个人的舒适；这样他们就能够弘扬主的福音，齐心协力把它介绍给这个神秘的、崇拜偶像的帝国里千百万人民；他们甘愿承受失去一切，而得到在人间为基督行善的人们所独有的快乐。除了已经成立的眼科医局（博济医院早期的名字）之外，同样需要的还有一些其他部门，而每一个部门都需要占用一个医务人员的全部时间和才能。可以列举出来的这些部门有：外科、耳科、皮肤科（要特别注意麻风病的治疗）和儿科。

"考虑到这几个部门应该在一旦天时容许并且人力物力具备的时候马上建立，我们还要建议各个协会，在派出医务人员的时候，不要忽略了鼓励一些虔诚的、有良好意愿的年轻人与派出的医务人员结伴，希望这些青年以后能够担任外科手术中的助手和药剂师，并且成为管理医院内部事务的有用之才。

"在结束我们的建议之前，还有一个想法尽管不适宜在这里展开详谈，但不可不提一下。想一想这个帝国的情况，是令人动容的；它拥有三亿六千万人口，而在这里真正的科学之光几乎不为人知，基督教在这里也几乎还没有放出一线微光；在这里关于物质和精神的理论，关于创世和神意的理论都可悲地空缺——看到这里的广大众生遭受着各种疾病之苦，令人深有感触，而慈善之手可以解救他们。

"在知识和道德的世界革命化的大冲突中，我们不能低估任何一种武器的用处。那么，作为唤醒沉睡的中国思想的一种手段，我们怎么能不高度评价医学真理并且带着良好的希望去介绍它，使之成为宗教真理的使女呢？如果我们能引发人们去探寻某一学科的真理，这难道不就是一大收获吗？而我们有很好的理由期待对医学真理的探寻将触发其他的变化，因为，尽管中国的全部制度都是那么排外，但是它排除不了疾病，也不可能把它的人民拘禁起来，不让他们去治病。这难道不是上天为我们和中国的人民指出的一条道路吗：我们可以通过这个门口传递医药，去减轻或消除由罪孽带来的不幸；从而也可以通过这个门口去介绍疗救罪孽本身的良药。

"尽管医学真理不能给病痛的患者恢复神的恩宠，但也许探寻医学真理的精神一旦被唤醒就不会再睡去，直至探寻到真理的源头；而为人们带来健康祝福的人，将被证实是上帝指派给他的绵羊的慈悲天使。"

"在完成这一伟大工作的过程中我们万分信赖那些虔诚的慈善家，而当这个巨大帝国的亿万人民一旦能够感受到真正宗教与文明的影响，当基督教的光明一旦取代了异教的阴云时，以赛亚①的预言将在它的精神意义上得到完成：'瞎子的眼睛将会睁开，聋子的耳朵将能够听见，瘸子将能像公鹿一样跳跃，哑子的舌头将能够唱歌。'"

但是，当时广州还没有为这样一个组织做好准备，下一次会议直到1838年2月21日才得以召开，是由郭雷枢、裨治文和伯驾召集，在广州总商会的一些房间里举行的。令人遗憾的是，郭雷枢未能出席，它的位置由英国圣书公会（British and

---

① 译注：以赛亚（Isaiah），基督教的先知之一，《圣经·以赛亚书》的执笔者，约生活于公元前700年前后。《以赛亚书》有很多关于弥赛亚和福音的预言。

Foreign Bible Society）的代表李太郭先生（Mr. G. Tradescent Lay）① 取代，他在 1836～1839 年间在中国，对教士医学会非常感兴趣。

伯驾医生提出由渣甸医生担任主席，他欣然接受，并且解释这样一次聚会的目的，是为了组建一个"按照一段时间以来经过深思熟虑策划的"教士医学会，从而使现已作出的在中国人中推广合理的医学的努力能持久进行下去。这样一个学会的真正目的，将是鼓励医疗专业的人士到这儿来，在中国人中间免费行医，而医学会并不向他们提供财政支持和薪酬。

学会的管理人员包括会长、副会长、记录秘书、通信秘书、出纳员和审计员，每年投票选举，以组成管理委员会，管理医学会的业务。首届的这些人员是：

会长——郭雷枢

副会长——伯驾、裨治文

记录秘书——安德森（A. Anderson）

通信秘书——金查理（C. W. King）

出纳员——阿切尔（Joseph Archer）

审计员——格林（J. C. Green）

同时还设立了一个理事会：郭雷枢、阿切尔和格林。

原来建议每年捐款 15 元者可成为年度会员，这一条现在

---

① 译注：李太郭（George Tradescant Lay）（？—1845），英国人，中国海关第一任总税务司李泰国之父。1825 年初次来华，1836 年以英国圣书公会代理人身份再次来华，不久进入领事界，1843 年被派为英国驻广州首任领事，后调任福州和厦门领事，卒于任上。著有《实际的中国人》（The Chinese as They Are：Their Moral，Social and Literary Character）一书。

保存。一次捐赠 100 元者可成为终身会员；而捐赠 500 元者则可成为终身董事。当时有 6 位终身董事：颠地（Lancelot Dent）、英格利斯（Robert Inglis）、渣甸、马地臣（J. Matheson）、佩斯顿吉（Framjee Pestonjee）、和怀特曼（J. C. Whiteman）。终身会员有 42 位，其中有：安德森、阿切尔、郭雷枢、义律（Captain Elliot）、格林、三孖地臣（A. Matheson）、马儒翰（J. R. Morrison）、奥立芬（D. W. C. Olyphant）和浩官。按年度捐款的会员共有 9 位；这里面有 3 位是妇女，其中一位是郭雷枢夫人。而义律除了终身会员的 100 元之外，还捐赠一份按年度的捐款。

海外的代理人共有 9 个：美国的波士顿、纽约、费城、巴尔迪莫和华盛顿各一个，英国的伦敦有两个，爱丁堡一个，格拉斯哥一个。每年的九月召开会议，选举官员和处理业务；但特别会议只要有管理委员会（由官员组成）或学会的五位会员提出要求即可召开。学会将设立一个图书馆和一个解剖博物馆，存放自然的和病态的解剖标本以及描绘突出病症的图画；这两个机构都在委员会的控制之下。学会的任何房舍和财产都由理事会掌管，理事会由会长、出纳员和审计员组成。学会所辖的各个医院必须做好记录，要"以端正清晰的字体记下"所有重要的医学和外科手术病例的报告。

所有"欲得到本学会任命的候选人，必须持有经派出他们的协会认可的、令人满意的医学学历证明，并且由宗教人士出具推荐书，证实他们的虔诚谨慎以及端正的道德与宗教品质。本学会对任命的个人并不行使控制权，亦不会干扰或限制原派出他们的协会可能对他们作出的指示。然而，本会希望有关人员严格遵守医院管理的一般规则，并且努力学习一种中国方言。本会保留在管理委员会认为某个个人违反了本会规则或因其他原因触犯本会时，收回对该个人的任命。"

在医学会实际组成之前，收到给医院的捐款金额已达 2,801.50 元；到 1838 年 5 月更达到 9,936.75 元；其中 8,168.19 元已经支用。

二

医学会的第二次公开会议于 1838 年 4 月 24 日在同一地点召开，由副会长伯驾牧师主持。会议提议确认管理委员会对官员名单的临时修改，获得赞同。这些修改是：增选英格利斯和安德森为副会长；马儒翰为记录秘书。该委员会还事先安排了医学会的三位创始者郭雷枢、裨治文和伯驾"起草一份关于医学会宗旨和展望的总发言，供出版之用，提交大会通过"。发言稿写出来了，由三人签名，但没有记录表明他们当中是谁在会上演讲的。

"1836 年 10 月，经过我们的深思熟虑，同时在一些与我们持有相同观点的人们鼓励之下，我们起草和发表了一些关于向中国人提供物质援助的建议。当时怀有的希望现在已经实现；第一个公开行动——组织一个新的机构——已经完成。本医学会的宗旨，正如建会之初通过的各项决议所说，是鼓励在中国人中间开展医疗工作。尽管处于改善之中，而且被诸多社会进步所环绕，然而中国人仍旧缺医少药；当他们有可能得益于外国人精良的技术时，他们就以自己的行动承认了这一点。中国人尽管有各种各样的排外政策，却蜂拥而来到各个眼科医局，以无限的信任接受手术和医药治疗，依靠医生的本领恢复视力，重获健康，并因而表现出种种极其真诚的尊敬和感激之情。

"我希望我们的努力能够摧垮偏见和长期养成的国别感所造成的墙壁，教育中国人，使他们知道那些常常被他们藐视的人既有能力也愿意成为他们的恩人。他们对传播福音的教师关闭大门；他们觉得我们的书常常是用一些他们觉得费解的成语写成；他们对商业设下各种严格的限制，使之不能在他们当中唤醒那种对科学的热爱、那种发明的精神和那种思想上的自由——这些都是商业发展所必然会促进和造成的，如果不受到限制和干扰的话。在为他们做好事的方法上，我们只有很少的机会，而其中实行医疗服务占有突出的地位。

"迄今为止这样做已经得到并将继续得到良好的效果。这是一个为适应中国情况而特设的慈善部门。一般的传递信息模式不能吸引中国人的关注。因此他们无根据的畏惧和对我们的怀疑一直没有改变。如果我们能解除那些畏惧，使他们知道西方国家的真实性质和意图，许多人都相信中国人会对我们采取比较友好的政策。而我们现在所关注的这个慈善部门，动机的纯洁性和非营利性，比任何其他部门都表现得更为清楚。他们完全展示自己的真实面貌；他们吸引着注视的眼光，激起千万人的感谢和赞扬。

"'治病救人'是我们的信条——是我们行动遵循的指令，我们瞄准的目标；我们希望在神的保佑下通过科学实践的方法去完成它。我们称自己的学会是'教士学会'，因为我们相信它将推动传教事业，同时因为我们希望加入我们机构的人除了有必需的技术和经验之外，还要有一个传教士通常应该具备的自我牺牲精神和高尚的道德品质。对于各地的代理人——我们的宗旨是要通过他们加以实施的——我们有赖英国和美国各个传教委员会的协助。

"我们想提一下在中国发展医疗事业对医学本身可能带来的好处。不同的国家在某些疾病的流行和对某些疾病有部分或全部免疫力这方面，情况是不同的；其差异之大并不亚于国家之间土壤与物产的差异。通过这样一种考虑所能得到的好处，已经在所有的时期和所有的地区得到承认。要获得这种好处，需要医学会所联系的所有医院都要设一个记录本，其中每一个重要病例都要立一个条款，不仅记下病症和采用的治疗方法，还要记下病人的省份和由个人生活历史形成的习惯及其他细节。这样的记录本最终将成为有指导意义的珍贵文献，譬如说将使我们能够直窥中国社会和家庭生活的最深处，而这些我们现在只能从书本上看到。

"另一个好处是可以让中国的年轻人在一些属于医学的分支科学机构受到教育。受过这样指导的青年将逐渐散布到全国各地。他们成功的行动会给他们带来尊敬，当然也就会增加给他们传授技艺者的信誉。医学会提倡学习汉语，因为通过翻译询问病人的病情是个迂远间接的过程，而且很不可靠。掌握了中文还可以开启另一道探索之门，就是可以研究中药房里使用的各种物质和配制它们的奇异方式。由于健康和疾病的往复运动在不同的国家是各不相同的，所以上天在疾病的分布上展现出相应的多样性。

"一直以来有人提出异议，认为一个传教士去照料病人是不务正业。这一异议可以很简短地加以回答，只要提一下救世主和他的使徒的做法就可以了；他们教给了人类关于他们永恒利益的东西，与此同时对他们身体所受的痛苦也并不是无动于衷。救世主以神力所做的事，还有圣徒们以不可思议的禀赋所做的事，今天没有人能夸口办得到。但我们受到命令和鼓励要运用像知识这样的手段去仿效他们，使真正的仁爱得以行使。这个设在中国的教士医学会的一个特色是，它把自己提供给所有人去考虑。学科学的、有爱心的人士，特别是希望直接施惠于人的，对这里会感兴趣。

"世界是一个整体，当人类有一天必然会发展到完美状态时，联合一体的原则和伙伴之情将会发挥越来越多的影响。像培根，牛顿，富兰克林这样的天才，不应该被独占。这样的人不是仅仅属于生养他们的民族，而是属于整个世界。上天设计出他们，保佑他们，毫无疑问不是仅仅为了一个国家和一个时代，而是为了所有国度，为了千秋万代。那些首先受益的人们，有责任去广泛地推广他们的准则；那些准则曾经革新了欧洲的宗教和科学，那些准则一旦被允许自由地进入，也将会在中国产生相似的结果。

"对于各种寻求合作的传教委员会，我们要尊敬地说：仿效上帝吧，既然你想要把他的福音传遍所有国度。像他那样，不要把打开瞎子的眼睛和聋子的耳朵、治好各种各样的疾病当作不值得你们注意的事情。直到我们被允许不受限制地公开传播福音的真理之前，不要忽略我们已经拥有的实践它的精神的机会。尽力去分派结出的果子，直至受到欢迎去种植结这种果子的树——生命之树。"

应该铭记的是，这篇演讲和这次会议，不仅在博济医院的历史上带来过直接的利益，而且标志着非常重要的一步，其重要性难以估量。这是世界上第一个教士医学会；所有其他的教士医学会都是从它身上获得启发和动力。从1838年诞生起，到1930年博济医院归入岭南大学董事会领导之前，教士医学会一直是博济医院的领导集体。

第五章　访问美国和欧洲

1839 年的开头大致如常。工作人员的名单稍有变动。管理委员会感谢渣甸医生献出"珍贵的医学藏书，后来郭雷枢先生也献出了他的所有；李太郭（Lay）先生献出若干医学书籍及药品；马萨诸塞州波士顿的杰克逊（James Jackson）医生和伦敦书商理查森（Richardson）先生也献出了几本医学书籍"。这个图书馆拥有 199 卷书籍；其中原属郭雷枢先生的 18 本，是关于眼科疾病的。

雅裨理（David Abeel）[①] 在刚刚回到广州的时候，就在 1839 年 2 月的日记中写到，跟他在 1830 年居留广州的时候相比，传教工作在这个国家的影响和作用都有了许多可喜的增长迹象，而其中没有什么比伯驾医生的医院所作的那些手术更令他欣喜和感动的了。"我一到广州就养成了一个习惯，每天都要到伯驾医生的医院去，在那个有意思的地方度过一个钟头。看到来求医的拥挤人群我感到很惊奇。社会各阶级的人们，甚至国家在这个地区的最高级官员，都来寻求和获得传教士的医疗救助。这件事的影响肯定是非常有益的，而且影响肯定非常

---

① 译注：雅裨理（David Abeel）（1804—1846），美国传教士。1830 年受美国归正教会（American Dutch Reformed Church）派遣，与裨治文一起来华。1842 年厦门开为商埠后即赴该地传教。著有《1830—1833 年居留中国和邻近国家日记》（Journal of Residence in China and the Neighboring Countries from 1830—1833）。

广泛。同时它提供了私下谈论基督教真理的机会。那些对于在不信教的人当中开展医疗服务的做法提出质疑的人，如果能够在这个医院里待上一天的话，他们一定会为一扇通往这个戒备森严的帝国的门户如此宽敞地开启而深感上帝的慈悲。"

在 3 月 23 日，所有在广州的外国人都被剥夺了仆人和人身自由。伯驾在 25 日给他姐妹的信里，写到他们成了"自己的仆人、点灯人和厨师等等"。5 月 4 日他再次写到，他们成了被关在自己家中的囚犯达六个星期之久。在这一段时间，尽管医院不得不关闭，住院的病人被遣散；但负责守护商馆一带的官员可以到伯驾医生的家里去求医。由于这些看病的人数量增多，他家里又没有足够的地方，所以就搬到广州诊所的房舍里去住了；由于整个英国社区的撤退，那地方当时空置着。他从 1839 年 8 月到 1840 年 6 月 17 日住在那里，其间为 9000 人看过病。①

自从 1834 年东印度公司停止对贸易的垄断，律劳卑（Napier）勋爵被任命为英国驻广州商务总监督，麻烦就一直笼罩在中英关系的地平线上。中国人拒绝接受律劳卑，停止了全部对英贸易，他只好退回澳门。②"这事无助于增进两国之间的感情，中国下了决心要阻止鸦片贸易。所谓鸦片战争，实际上是为了解决 150 年来的积怨而打的。（英国人）没有对（中华）帝国政府把鸦片作为违禁品的法令提出抗议；但是当中国人把女王当作中国的藩属那样向她发布命令，并且粗暴地对

---

① 原注：王吉民、伍连德（Wong and Wu）《中国医史》（History of Chinese Medicine），185 页。

② 原注：德涅特（Tyler Dennett）《美国人在东亚》（Americans in Eastern Asia），92 页。

待她的臣民时，问题就进入了另一种局面。"① 一百年来占上风的观点认为，这可以说是"两个国家中哪一个认为对方更像野蛮人"的问题。

律劳卑的继任人义律在1839年同意将英国人所拥有的在中国的鸦片全部交给中国当局。20，283箱鸦片随即于4月3日被交付给钦差大臣林则徐，并立即被销毁。七月，一些美国商人签订了甘结，保证不贩卖鸦片；但是英国人可能以女王受到侮辱为由，拒绝签订这样的甘结。这样，美国人就留下来，除了经营自己的生意之外，还兼管了英国人的生意。但是，到1840年的6月，由于敌对行动加剧，连美国人也被迫离开了广州。由于钦差大臣林则徐对医疗工作持赞成的态度，所以伯驾在整个这段多事的时期都被允许继续为人治病。林则徐的通译官是梁发的儿子梁德，曾受业于裨治文。

1841年11月1日，梁德在澳门为他的父亲写过一封英文信给伦敦的伦敦布道会，在信里他对伯驾医生曾经意欲充当调解人有过有趣的评述："林在这里的时候，我儿子曾经劝他对外国人不要这样粗暴，但他不听。后来，英国的军舰快要来到的时候，伯驾医生请我儿子转告林，他愿意充当调解人。但是当我儿子告诉他的时候，他不高兴。"

1841年3月，英国人重回商馆，并且有一段时间重新开张做生意，但是到了五月，英国人又被命令离开广州。郭雷枢医生拒绝离开，留下来跟几个美国人待在一起，结果被抓起来，跟"马礼逊号"的船员一起被送到地方官那儿，拘押了两天。不过，他被释放了，被允许回到庇护他的商馆。事态继续发展，直到1842年8月南京条约签订。旧的公行体制废除

---

① 原注：柯乐洪（A. R. Colquhoun）《转变中的中国》（China in Transformation），160页。

了，建立了关税和港口的规则。开放了四个新的海港——福州、厦门、宁波和上海。香港被割让给英国。恰恰在这个条约签订之前，第一艘美国战舰"星座号"（Constellation）已经溯珠江而上，到达黄埔，并受到一位中国海军上将的访问。

尽管传教工作在这一时期受到可悲的干扰，西方国家对中国的兴趣却比过去表现得更强烈了。中国已经被放到了大众的眼前。"传教士在英国军队之后接踵而至"，而在美国，中国事务已经引起广泛的兴趣。①

二

伯驾医生于 1840 年 7 月 5 日从澳门乘船前往纽约，漫长的航程沉闷而忧虑，旅客和船员中有很多人，包括船长，都患了病；最后于 12 月 10 日，在离开六年半之后，回到纽约。他从抵达的那一天起，就受到在广州的朋友们——格林（J. C. Green）先生、奥立芬先生和金查理（King）夫妇——的招待。

1841 年 1 月的上半月，他在耶鲁听了一段时间医学课；但不久就去了华盛顿，在那里他被介绍给许多要人，包括韦伯斯特（Daniel Webster）②。他向韦伯斯特详谈了他希望立即向中国派遣美国全权公使的意见。后来，应韦伯斯特的请求，他把自己关心的问题概略地写出。他认为在这个危机时期，美国在中英之间充当中间人的作用非常重要，因为美国是唯一有能力充当这一角色的国家；如果不立即采取某些措施，所有的对外商业贸易都有可能停顿，形势将会到达一个比现在更为恶劣

---

① 原注：赖德烈（Latourette, K.）《早期中美关系史》（Early Relations Between China and U. S. A.）110～125 页。

② 译注：韦伯斯特（Daniel Webster）（1782—1852），美国政治家。曾先后任马萨诸塞州众议员、参议员和两度任美国国务卿。

的关头。"中国皇帝现在七十多岁了，如果有一个接近他自己这样大年纪，也有相当地位的人，万里迢迢来到'内地'，会使他感到强烈的同情和尊重。"

在访问华盛顿期间，他遇到了韦伯斯特（Daniel Webster）可爱的侄女哈里特（Harriet）。他们的友谊很快成熟并深化，于3月28日结成连理。

他回到中国后给教士医学会的报告中，说他曾经在华盛顿向美国国会演说，在亚历山德里亚、普林斯顿、安多沃和邦戈的学术研讨会上，在巴尔的摩和纽黑文的医学院校发表演说。他发表过演说的地方还有费城、纽约、纽黑文、波士顿、纽贝德福德、诺桑普顿和阿姆赫斯特等城市，以及在缅因州的包多因学院（Bowdoin College）、奥古斯塔（Augusta）和哈洛威尔（Hallowell）。

在一个集会上，宾夕法尼亚大学学医学的学生中有许多人对于到中国充当传教医师表示很感兴趣。该市成立了一个协会，希望实行一些计划来给予长期的支持。章程规定每年的年会要有公开的演讲，并同意寄钱给博济医院，此外还要帮助一些中国青年成为医生。作为这些做法的回报，该协会希望广州的团体把那个国家奇特病症的图画和记叙寄给他们在费城的医学院。还建立了一个"妇女中国协会"，第一次年度捐款就达到350元。在纽约也建立了与费城类似的协会，该会的官员通知伯驾医生，它可以期待他们每年提供2000元。

他募集款项是为了两个既定的目标：第一，年度捐款，完全用于维持医院的运作；第二，专门献金，存入永久基金，"以便医学会能保持独立，不受时局变化和偶然事件的影响。"在波士顿，组成了一个四人委员会来与感兴趣的人士商谈，结果收到该市32位不同人士的捐款总额为5 286.32元，用于建立博济医院永久基金。

　　由于他是第一位到中国的传教医师，因而也是第一位回国休假的；他的演讲使听者觉得兴趣盎然。许多听者对东方世界所知甚少，对于他们来说，他打开了一个全新的视野。因为他回国的这段时间，美国人的政治目光都集中注视着中国，所以他造成的反响要比在和平时期回国更大一些。

　　美国人对中国青年的教育非常感兴趣。纽约中国教士医学会在 1842 年 5 月 20 日的会议上决定培训三个中国青年，只要中国方面的医学会在认为方便的时候把他们送来即可。在英国，皇家外科学院（Royal College of Surgeons）的一位成员把这个话题带到了这个团体面前，于是在 1841 年 9 月的一封信中说，院长格思里先生（Mr. Guthrie）希望通知伯驾医生，"可以保证六名或六名以上的中国青年在（伦敦的）各家公共医院免费接受外科医学教育，如果能为他们在那里生活上的照顾和维持做好安排的话。"伯驾不能肯定中国方面的医学会是否认为把中国人送到美国去是他们获得医学培训的最合适的办法。如果在中国有一个医学院，那就不会有什么问题。他在向在中国的医学会报告的时候，向他们保证，如果中国青年能够被派到美国和英国的话，他们对那里的医院和学校来说将会是非常宝贵的，因为他们能够提供有关中国的信息。他确信他们不会受到伤害。"对他们实行最周密的警戒确实是需要的，他们一刻都不能离开一种警惕而关怀的眼光——是的，他们甚至不能被给予对一般人来说是安全的那种程度的自由。如果他们真的被派出，对他们也真的采取了这样充满警惕的照料，他们就能够安全了吗？从我所熟悉的纽约那些愿意承担这一责任人士的情况来看，使我愿意作出肯定的回答。我完全相信，这些年轻人会受到慈父般的关怀，他们的道德和宗教教育也会由那些自愿对他们负责的人士给予最殷勤的关照。"即使在这样的条件下，医学会还是不愿意冒险把中国孩子送去纽约和伦敦。

伯驾说，既然情况如此，注意力就应转向在中国建立一个医学院，来服务于这一目的。他决心要让中国人有机会学习医学。

在美国，有许多人来找他，询问怎样可以成为传教士；但他发现他们当中很少人知道"传教医师"这个词儿的真正含义。有些是想去中国对某个感兴趣的领域继续进行研究和观察；还有些是想出外几年，可能找点刺激，然后回国。真正了解是怎么回事的人，为数甚少。不过他还是找到了几个年轻人愿意从事这样的服务。

1841年4月17日，结婚还不到一个月，伯驾医生就独自乘船前往英国，留下年轻的妻子跟岳母一起在缅因州。他清醒地意识到，他希望只有几个月时间的这次分离，有可能造成不幸的结局；因为横渡大西洋是要冒很大危险的。但是伯驾不是一个逃避责任的人——教士医学会和医院是第一位的。经过略微不到一个月的航行之后，他抵达了英国。

伯驾给予别人的印象，可以从霍兰医生（Dr. Henry Holland）[1] 1841年6月16日在伦敦写给韦伯斯特（Daniel Webster）的信里看到。韦伯斯特给了伯驾一封介绍信，带给这位先生；看来双方都对此感到满意："很高兴收到你的信，使我有机会认识了一位从事非常有趣的工作的杰出人士。我已多次（与伯驾）见面，并按照目前中国事务情况和英国政治的特殊状态下所实际允许的程度，转达了他的意见。现在即使那些对中国非常了解的人，经过深思熟虑，也不敢贸然断言我们在那里的战争将打到什么时候；既然这样，似乎就很难做点什么来转达一个极有价值的和平目标了。最终，我相信，所有这些障碍都将被排除，那时候，希望伯驾医生优秀的个人品质和来自

––––––––––––––––––––

[1] 译注：霍兰爵士（Sir Henry Holland）（1788—1873），英国医生和游记作家。

高瞻远瞩的先见之明，将在他所致力的重大目标上得到广泛的贯彻。我已把他介绍给了萨塞克斯公爵（the Duke of Sussex）[①]和兰斯敦勋爵（Lord Lansdowne），我想这两位都会有兴趣研究他的观点。"

在伦敦期间，他编了一本小册子，名叫《博济医院说明》。里面讲述已经完成的工作和经过，讲到他对医院寄托的希望，还罗列了美国各种组织机构对这个医院的评论。这对他的工作大有帮助。

他去了法国，觐见了国王路易·菲力普（Louis Philippe）。国王对中国的事务表现出浓厚兴趣，希望知道更多有关那个国家与英国关系的现状。他们也谈到了日本，还谈到了英帝国的未来。国王与伯驾晤谈觉得非常满意，告别时双方都有点依依不舍。

伦敦的女士们已经以医学传教的名义，通过伦敦布道会（London Missionary Society）做了努力；已经寄出了一些钱和药品到雒魏林（Lockhart）医生和合信（Hobson）医生那里。由此，伯驾发现他所讲的东西还是有许多人愿意听的。然而，有一个人就是不愿意听。伦敦主教非常有礼貌地告诉他"尽管他证明了他的目标以及达到目标的方法；但是他无法在这样艰难的工作中与那些不信国教的人合作。"但是也有许多人"超越于教派、政党和民族的局限，结成了一个无愧于伦敦和它的高尚品质的联盟。同时也无愧于对中国这样一个民族而进行的人道和慷慨的伟大事业。"也有许多人对此感兴趣是因为郭雷枢医生与医学会的关系，他本人这时在伦敦。有些人以前去过中国，亲眼见过伯驾医生在那里的工作。还有一些了解中

---

① 译注：萨塞克斯公爵（Duke of Sussex），即英国奥古斯塔斯·弗雷德里克王子（Prince Augustus Fredrick）（1773—1843）。

国情况的人，也做了许多工作来推动这一事业。他的工作在此之前也曾引起过英国人的注意，早在 1838 年，一份苏格兰杂志就这样说过：广州眼科医局使人们"注意到那个国家民众的开明和博爱精神"。医院 1838 年 7 月至 10 月的报告说："非常满意地获悉，本医学会的宗旨在英格兰和苏格兰已经备受垂顾。伦敦内科学院（London College of Physicians）院长哈尔福德（Henry Halford）勋爵借展示一些医学成就的机会，提到了本医学会所做的手术，并称赞了它的方针。当时在场者有坎布里奇公爵殿下（H. R. H. the Duke of Cambridge）、坎特伯雷大主教（Archbishop of Canterbury）、惠灵顿公爵（Duke of Wellington）、罗伯特·皮尔爵士（Sir Robert Peel）以及许多教会的、法院的和议院的杰出成员。据报道，与会者非常留心地倾听，演讲引起了普遍的兴趣。引起的后果尚有待观察。"

后果就是在 1840 年，由从中国归来的李太郭策划发表了一份"'中国及远东博爱医学会'（the Medical Philanthropic Society for China and the Far East）发起书"；他显然是在广州的一次公开会议上承诺过这样做的。此举的目的在于"联合英国公众，鼓励在英国建立一个医学会。这个医学会虽然在行动上是独立的，但要与广州已经建立的医学会保持密切的关系，（因为）英国看来特别感到要承担起这一职责。"①

1841 年 7 月 14 日，在伦敦埃克塞克会堂召开了一次公开会议，由前英国驻华商务监督罗宾臣爵士（Sir George Robinson）主持。渣甸医生作为博爱医学会的多种成员身份出席会议。伯驾医生作了有关在广州工作的激动人心的演讲，给予听众深刻的印象，结果使两个团体——博爱医学会和中国教士医学会伦敦分会的策划委员会——达成了联合。伦敦布道会

---

① 原注：《中国丛报》（Chinese Repository）第十卷，21 页。

(The London Missionary Society）也表示愿意继续支持策划委员会。

伯驾访问了剑桥和伯明翰，引起人们的注意，不过伯明翰当时正忙于创建一间学院，所以他没有立即获得帮助。他访问了利物浦①、爱丁堡和格拉斯哥。他在格拉斯哥的时间很短，但是说："它并不会落后于任何别的城市"，尽管事实是它态度谨慎，宁可等待英中贸易的重开。

爱丁堡敞开怀抱欢迎他。"再没有地方对医学会的号召响应更热烈的了。这里召开了一个公开会议，地方上的要人出席，任命了一个得力的委员会来执行会议的各种计划。我离开之后，已经收到消息说那里建立了一个教士医学会来协助广州的医学会工作。在爱丁堡还召开了一个妇女的会议，大家对中国人的宗教信仰问题，特别是对我们在这方面所作的努力，表现出浓厚的兴趣。"该市的会议由普罗沃斯特勋爵（the Lord Provost）主持；杰出的内科医生艾伯克龙比（Abercrombie）被任命为新成立的爱丁堡教士医学会会长。他担任这一职务直到 1845 年去世。"伯驾医生访问爱丁堡，目的在于激起基督教传教会内他专门致力的部门中朋友们的兴趣；艾伯克龙比医生是他为执行自己的计划而求助的第一个朋友。正是通过他们的努力，才创立了那个委员会，并从中产生了这个医学会。从这个时期开始，艾伯克龙比医生不再对委员会日常事务中预期的目标不感兴趣了。"这是他逝世时博济医院报告中的记录。他和哈尔福德（Sir Henry Halford）爵士在同一年去世，这使得教士医学会在同一个时候失去了两个最热心的英国支持者。

伯驾没有访问德国，但是通过几位正在英国访问的德国杰

---

① 原注：那是皮尔逊（Pearson）医生和雒魏林（Lockhart）医生的家乡，因此表现出对他很感兴趣。

出人士，他也引起了他们的兴趣，并且发现这些人士在他们祖国也已经做了一些事情来促进在中国开展医疗工作。

他于 8 月 1 日乘船回到美国，在那里逗留到 1842 年 6 月，才与夫人一起返回中国。在宾夕法尼亚，他花了一些时间在宾夕法尼亚大学听医学课；在华盛顿，他继续努力争取政府派一名美国公使到中国去。但结果什么都没有办成。二月的时候他获得了设在费城的医学院的毕业文凭。同一天，他被选举为内科学院的副教授。五月，华盛顿的美国殖民协会（American Colonization Society）① 接纳他为终身会员。

_____

① 译注：美国殖民协会（The American Colonization Society），成立于 1816 年，主张并实际致力于帮助得到解放的黑奴及其后代重回非洲定居。

第六章　1842—1855

　　在西方的两年间，伯驾过得极其愉快也极其忙碌，但是他却急于想回到他工作的真实现场。1842年6月13日，他和夫人一起从纽约启航，于11月5日抵达广州。伯驾夫人陪同他来到美国商馆，成为在广州居住的第一位白人妇女。许多人聚拢来要看看"外国娘子"；幸而并没有造成什么骚乱。在好几个星期内，她静静地呆在家里，只是在傍晚时分才敢出来在商馆的大院里走动。人们聚集来看她是由于对她的衣服和发式非常感兴趣。他们到达的第二天，浩官派了一名通译来，询问她是仅仅来访问一下还是要住下。他被告知，伯驾夫人是来长住的；后来他才想起，皇帝已经准许外国人携带家眷同住了。浩官的通译使他确信，伯驾夫人不想在公众中抛头露面；这使浩官感到满意。伯驾在11月20日星期天到黄埔布道的时候，夫人也陪同前往，并且在那里停留了了几个星期。

　　然而伯驾却立即返回广州，因为医院于21日在他先前居住的房子里开张了。最初谈到要再次用他的房子来做医院时，浩官不大愿意，因为那里曾经死过一个乞丐，引起当局来调查，造成一些麻烦。他得到保证，以后不会再出现那样的情况，这才同意下来，说租金仍旧免收。"我心里也喜欢这事情，什么时候如果要修理房子，只要给我的管家打个招呼，他会打点一切的了。"这一年晚些时候他病了，来看过医生；但是次年的九月他就去世了，留下数百万元的遗产。他的儿子同样很慷慨，在嘉约翰医生 1855—1856 年的医院报告中，提到 12 月 14 日火灾的事，当时"外国商馆烧毁了。我们在这里做外科手术已经有 21 年。从 1842 年开始，屋主人浩官就慷慨地将房子提供给我们使用，免收租金；而且只要房子是作医院之用，这项优惠就将继续下去。"这场火灾其实是因祸得福，因为商馆的旧房子已经不能适应医院迅速发展的需要了。

从 1835 年到 1839 年这几年间，这个医院给了广州人很好的印象。"自从伯驾医生回国后，医院长时间关闭，但是曾经受惠的当地人并没有忘记它。再没有一个外国人像这家医院的负责人那样，在中国人中间广为人知。他为中国人免费治病的做法，使外国人在这个地区名声上获得了较好的立足点，让中国人看到我们并不是真如他们以为的那样一些魔鬼。"①

伯驾回来后的第一年，医院做了一例接生。不过这纯粹是一个事故。因为那个妇女并不是有意到医院来分娩的，她是因为胸部中了枪伤被送来的，最后死了。关韬已经回来当伯驾的助手，还有显然是英国军舰上的各种医生也来给他帮忙。

首例膀胱结石摘除手术于 1844 年 7 月 17 日施行。这个病人上一年曾来求医，试行过碎石术没有成功。他再次回来，被告知唯一治愈的方法是做外科手术；他最后同意接受治疗。"手术前的几个星期，他不仅在体质上，而且在精神上都在为手术做准备。医院里给了他一些中文的福音书和基督教书籍，期望他能够熟悉这些书的内容，信仰书中所说的上帝。到了要进行手术的时刻，他再次被提醒他的状况和可能的结果。他打断了谈话，说：'我认识您太久了，医生，在这医院里亲眼看见的东西也太多了，根本不需要再说什么来加强我的信心

---

① 原注：卫三畏（Williams, S. Wells）：《生平与书简》（Life and Letters），122 页。

了。'于是就给他施了手术。结石两颗，共重 1 盎斯 1 打兰，以侧面手术取出。一切非常顺利。短短时间内他就解除了疼痛，享受到只有忍受了十年痛苦才能领略的霍然痊愈之乐。带着一种难以用言语表达的真挚感情，他一只手握住医生，另一只手半绕住医生的脖子，好像要拥抱他的样子。"当被告知他所拥有的那些书会告诉他耶稣基督的事迹，讲述基督为世人而牺牲自己，他可以从那些书里面找到真正的教义，他说："那些书是真正的教义。我要倾尽心力去读懂它们，还要在亲友中传阅。"伯驾在 1844 年的医院报告中说："这个病例极为有趣，不仅因为此人性格和蔼可亲，而且因为这可能是古往今来在中国人身上做的第一例膀胱结石摘除手术，而且是一次获得最高等级成功的手术。"

很不幸伯驾没有提及他在宾夕法尼亚大学所听的医学课程。在他回美国之前，肯定有无数患结石的病人到医院来求医，但医院里从未做过这种手术，照这样看来，他很可能在回国的这段时间里专门学习了摘除结石的手术。1845 年治疗的这类病例达 31 个之多，但是到医院来求医的仍以眼疾为最多，仅患慢性结膜炎的就达 1500 例以上。

在首例结石手术之后三年，1847 年，外科手术已"在乙醚的作用下"进行。"听到乙醚这种新用法成功之后（这种用法不久前才被引进到美国），就在中国人能够有的设备条件下加以应用。一位朋友慷慨地提供了设备。接受手术者是一个年龄约 35 岁的中国人，右臂长了一个脂肪瘤。吸入乙醚三分钟之后，虽然他仍能有知觉回答问题，但对整个肿瘤的迅速切除，无论是切入和割除时的用刀，还是缝合时的用针，都没有感觉。出血比预料的要少，血的颜色有明显的改变。病人说，虽然他知道手术在进行，但他几乎感觉不到刀或针的存在。肿瘤在当天下午被切除，大约有一磅重。病人能够在房间里走来走去，好像什么事都没发生过似的。伤口在第一次处理后就愈合了，整个过程中形成的脓液不到一茶匙，一个星期只要贴几条橡皮膏就行了。他不久就出院了。"

第二次试用在七月份，没有成功。病人是一位妇女，她吸入乙醚之后引起强烈呕吐，因而拒绝继续试验，要求不用乙醚，就这样做手术。但是到十月之前，由于教士医学会一位副会长斯普纳（D. N. Spooner）的努力，伯驾收到了"该项技术的发明者杰克逊（C. Jackson）医生从波士顿寄来的设备和足够的乙醚药剂。并附有他的一封信，解释具体操作的方法。"10月4日，伯驾用他的新机器给一个男人做了第一次尝试，该人49岁，长了一个脂肪瘤。这一次成功了，"43秒钟之后，他手臂的肌肉一下子放松了，随之就停止吸入乙醚，他在失去知觉的状态中被放在枱上仰卧着，头部仍然被抬高。他的脉搏加快，眼神呆滞。"手术由关韬执刀，整个过程，包括结扎三条动脉，用了4分钟；病人清醒后，对发生过的事情毫无记忆。当天下午，乙醚又用于一名眼睛障闭多年的病人。第二天他要求再给他用一次这种药，因为他想重温一下这个手术的"美梦"！

医院的名声在继续扩大。1848和1849年的报告说，前钦差大臣耆英回京后，还派人专程到广州来请教医疗问题。而他的继任徐广缙，虽然对外国人抱有成见，但是也"在一个公开场合提及本院，给予赞誉"。还有一个记载，说有个人跋涉了一千多英里来要求做手术。该人来自浙江省，路上走了62天。这一报告第一次收入了描绘年度工作中遇到的一些有趣现象的版画或绘画。

在太平天国叛乱的初期，"满族将军乌兰泰（Ou-lan-tai)① 守卫桂林。他在城墙上作战时，遭遇叛军猛烈攻击，膝部中了一弹。由于认为伤势危急，中医无法应付，所以派出专差到广州向伯驾医生求教……。伯驾表示他极愿意亲自到伤员那里去，取出他身上的弹丸，但是他的提议没有被接受，因为任何外国人都不能进入中国的内地，那样做是违反皇帝的法律的。于是乌兰泰只好动身来广州以便接受伯驾医生的治疗，但是由于他此前接受的治疗太差，伤口产生了坏疽，他死在了途中。"②

1849 年 11 月 24 日，一例结石手术在氯仿麻醉下进行。这是氯仿的首次使用。"我要感谢纽约的谢夫林（H. M. Schiefflin），为我们提供了充足的优质氯仿，并且提供了爱丁堡的辛普森（Simpson）医生关于这种新麻醉剂的小册子。"看来，在此之前医院也有过氯仿，但效果不大好，伯驾医生在病人身上使用时未能产生作用。他们抱怨说那东西像烫人的热水。但是新一批供应的氯仿没有产生这样的效应。他了解使用这种药物可能引起的危险和灾难性后果，所以使用时非常的谨慎。"当存在影响肺、心和脑的诱因时，从不使用它。在我使用这种药的八个或十个病例中，无一引起不利的后果。"

到 1850 年之前，据已知材料，医院共做过两例尸体解剖，其中第一例是获得准许的。第一例的病人是 5 月 18 日死于结石。他入院时处于极度衰弱的状态，已经无法医治。他的亲属在他死后同意解剖；伯驾说，能得到他们的准许解剖尸体

①　译注：乌兰泰（？—1852）满洲正红旗人。索佳氏，字远芳，官广州副都统。1852 年在桂林与太平军战于南门外将军桥，被炮子击中右膝，退至阳朔，二十日后死。

②　原注：加略利（Callery）与伊凡（Yvan）：《中国太平军起义史》（History of the Insurrection in China）132 页。

"可以看作是一项胜利"。第二例是发生在 11 月。病人于 11 月
2 日入院，患有腹股沟疝气，已形成绞阻，自己用中国剃刀切
开了口子以舒缓剧痛。18 个小时之后他被送进医院，但是已
经无法救治。医院没有遇到多少困难就征得同意作尸体解剖。
后来发现他的肠子已经发生了坏疽。

　　这些年来，伯驾医生一直为来医院求医的妇女诊治。但是
数量很少，因为她们除了患眼病、耳病和肿瘤之外，仍然不愿
意找外国医生看病。

　　在这期间，伯驾培养了一些中国助手，但不知道准确的人
数有多少。其中显然有一位总药剂师王瑞（Wang Asui），任职
有 12 年。但是伯驾医生只在 1855 年的医院报告中提到过他一
次，说他在上一年的 5 月去世。雒魏林（Lockhart）医生对这
些学生赞誉有加，"他们当中不止一个人在离开医院后随即成
为私人开业的外科医生，在广东省内一些偏远的地方行医。"①

　　有关这些年来博济医院工作成绩的报告中，如果没有记叙
到对于伯驾来说比解除人的肉体痛苦更重要的事情的话，那么
这个报告就是不完全的；伯驾把解除人们肉体上的痛苦看作是
"服从于既定目标的、间接增进精神上福祉的、与人的不朽存
在并行不悖的事情。我们在为这些（医疗）工作受到认可与
好评而高兴的同时，更深的慰藉在于我们谦卑的希望，希望我
们现在能得到主的嘉许和祝福，而将来能得到他的奖赏；我们
虔诚地渴望看到他的王国在中国建立起来。

　　"在本报告（1845 年）结束之际，我们要探索的是，在怎
样更加有利的条件下，我们才能对这些我们详细讲述的病例的
患者们宣讲福音的真理呢？最近的 8 个安息日，医院里举行了

----

　　① 原注：王吉民、伍连德（Wong and Wu）《中国医史》（History
of Chinese Medicine），200 页。

礼拜仪式。每次来参加的中国人平均超过一百人。在这些仪式中，笔者一直与裨治文牧师医生（Rev. Dr. Brigdman）和鲍尔（Ball）牧师医生（于1838年受美国公理会派遣来华，现负责附属的小教堂、药房和广州东南角上的一间寄宿学校）以及伦敦布道会的华人福音传教士梁发（Liang Afah）① 一起，协同工作。这些礼拜仪式必须充分注意考虑他们的兴趣。当我们把基督教传教会在中国最初遇到的严格限制跟现在的自由作一比较时，深深的温柔的情感就会油然而生。那时，我们不能承认我们传教士的身份和目的，否则就会被逐出这个国家。而中国人则冒着安全受到威胁接受我们的基督教书籍，冒着生命危险拥抱基督教。现在他们可以毫无危险地接受和实行基督的教义而不违背皇帝的法律。"

梁发是在1823年由马礼逊亲手任命的第一位华人传教士，当时34岁。在马礼逊回英国期间，梁发写了"一部中文的小册子，来解释《圣经》中致希伯来人的《使徒书》，以及一篇论述基督教的文章；在文中他指出信仰上帝的必要，向他的同胞介绍为他们译制的《圣经》译本。他还写了一本个人经历的记事，后来出版印行。"② 马礼逊回到中国后，梁发继续充当他的助手。据马礼逊记载，到1832年时，梁发已经印行了自己写的短论9篇，并且为3位改信基督教的人施了洗礼。他花了许多时间四处旅行，到处散发宣传文字，主要是圣经的内容，以及祷告文和颂诗的选集。这样做是犯法的，但是他对自

---

① 梁发（1789—1855），字济南，号澄江，别号学善居士，广东省高明县高明镇（今高明市荷城区）西梁村人，我国第一位基督教传教士。梁发著述丰富，其中《劝世良言》共分九册，多半集《圣经》章节而成，结合中国的人情风俗，阐述基督教的基本教义，抨击儒、佛、道三教。该书对洪秀全有过重要影响。

② 原注：麦都思（Medhurst, W. H.）《中国现状》（State of China），270页。

己大胆的做法可能引起的后果显得无所畏惧。

1834 年马礼逊去世之后，梁发的工作热情更加饱满，不仅做好自己份内的工作，而且承担起敬爱的老师那一份工作。马礼逊去世后一个月，梁发接手了他在诊断厅里惯常的位置，以便向来到广州的识字的传教对象散发宗教书籍。其实他这样做已经不是第一次，但是这一次刚巧跟律劳卑（Napier）勋爵在政治危机的状态下来访碰在一起。律劳卑此前曾经发布过一份中文的文件，用石印印出来，在商馆一带张贴。文件展示了"中英关系的现状"，激怒了两广总督，立即停止了所有对英贸易，并使得所有仆人全部逃离外国商馆。这只是导致鸦片战争的许多环境因素之一。印制这份文件的罪名落到了梁发头上。大家都知道他散发过外国书籍，而当局官员不相信有任何外国人能够书写和印制中文的文件。其实梁发跟律劳卑的文件完全没有关系，但是他和他的同伴都遭到怀疑，不得不离开广州逃往澳门。后来他去了新加坡，继续为那里的华人布道。①正是由于读了他的一篇这种布道的论文，太平军起义的领袖洪秀全才第一次接触到基督教。②

在博济医院，伯驾非常幸运地得到这杰出的第一位华人福音传教士的服务。他在流亡之后回到广州，受雇于伦敦布道会，以便把公馀时间贡献给医院。伯驾说过，"他号召他的听众崇拜和感谢上帝，感谢上帝为他们所做的一切。他以令人愉快的效果娓娓讲述救世主的生平和榜样，一边指点着挂在医院厅堂四周的描绘治愈各种病例的图画和说明，告诉听众，这些手术都是在神的保佑下进行的，是符合他的教诲和榜样的；同

① 原注：麦都思（Medhurst, W. H.）《中国现状》（State of China），271～282 页。

② 原注：香便文（Henry, B. C.）《基督教与中国》（The Cross and the Dragon）182 页。

时向大家宣布对他们关系更加重大的真理，就是他们的灵魂是有病的，这病只有耶稣基督能够医治。"

他是1845年12月29日①来到医院的，不过早在1840年他已经对伯驾医生的工作产生兴趣。伯驾于1841年在向参众两院演讲时说，"梁发经常到医院来，一再表现出想参与（眼科医局）工作的愿望。他常说：'我在街上或村子里遇见乡亲们时，给他们讲耶稣的事情，他们都笑我。他们的心是硬的。但是那些到这里来的人们，他们的病医好了，他们的心是软的。'他这些话可能是有感而发的，因为他自己曾经患病，在医院里得到成功的治疗，而那种病在本地的开业医生手中常常被认为是不治之症。即使我在别的方面都一事无成，间接地使这位上帝的亲爱仆人得以恢复健康，我的传教工作也不算完全白费了。"这事情应该是发生在1839年11月至1840年1月，医院的正常工作停顿期间；梁发当时得到伯驾医生的诊治，并表达了参与医院工作的愿望。"非常凑巧的是，在伦敦，伦敦布道会的社会档案中有一封美魏茶牧师（Rev. W. C. Milne）②1840年7月28日在澳门写的信，信上说：'梁发传教士经常到医院来，不声不响地做好事。他表达了强烈的愿望想参与医院的工作，以便使他有更多的机会应用"基列的药

---

① 原注：麦克纽尔（McNeur, G. H.）：《第一位华人传教师梁发》（China's First Preacher, Liang A-Fa）100页。

② 译注：美魏茶（W. C. Milne）（1815—1863），英国教士，伦敦会传教士米怜之子。曾与裨治文、文惠廉等翻译《圣经·旧约》为汉文。1861年后曾任英国驻北京使馆汉文副使。卒于北京。著有《在华生活》（Life in China）等著作多种。

油"（Gilead's balm）①。'"美魏茶也引述了梁发关于乡亲们的那番话，内容与伯驾引述的完全相同。

到1846年，他不仅在星期日布道，而且星期一也出席。星期一是医院专门接收新病人的日子。"一篇《福音书》，或者一篇基督教的短论文，前面加上祈祷的仪式，再由传教师对祷词加上适当的按语，说明其性质和目的。他把这派送给每一个人，然后让他们进入大厅去挂号，由医生给他们开药方。"梁发这时是47岁，他除了在博济医院和金利埠的工作之外，自己还在家里举行宗教仪式。"一位信基督教的旅行者记述自己参加过这样一个仪式，'他一句中文都不懂，但是仍然能从传教师的声调和动作知道此人很雄辩。'""梁发颇有长者风度。他容貌中透出慈祥，让人一见之下先有好感。"② 1849年6月，梁发辞去了医院的福音传教师职位，因为他无法承受工作上的双重负担。卫三畏接替了他在星期天的工作。1847年为病人开设了每周两次在晚上的仪式，施惠廉牧师（Rev. William Speer）常常与伯驾医生一起出席。梁发于1855年去世，葬于河南岛。他的坟墓后来被找到，并迁葬到岭南大学的校园内③。

他的"一生都用于宣传福音和撰写短论，至少写了17篇。已故马礼逊医生评论这些文章说：'梁先生写文章比他的欧洲同事好得多。'他的文章在建立基督信仰方面论述特别严谨精确，同时声讨偶像崇拜。他亲自为20个人施了洗礼，帮助了3到4人成为福音传教师。

---

① 译注：基列（Gilead）：《圣经》故事中的人名和地名。《圣经》中名叫基列（Gilead）者有3人，其中之一是玛拿西（Manasseh）之子，基列族的始祖。《圣经》中名叫基列（Gilead）的地方有2处，大抵是阿拉伯南部一带山地；其地出产芳香的药油，《旧约·创世纪》第37章有提及。

② 原注：卫三畏（Williams, S. Wells）：《生平与书简》（Life and Letters），65页。

③ 译注：金利埠，在今广州六二三路。

第七章　其他医院以及伯驾的外交生涯

　　教士医学会在广州一直是孤军奋斗，除了在广州的少数几个人之外，没有得到任何方面的帮助。但是当伯驾从西方回来后，医学会获得了新的生命和活力，因为他带回的消息告诉人们，医学会已经引起了一些美英要人的注意，一些分会已经建立起来，它们不仅将捐献出金钱，而且将引起社会对医学会管理下医疗工作开展情况的广泛兴趣。更可喜的是，在中国的服务机会扩大了。医学会已经在展望，有一天将会有许多城市设有他们管理下的医院，而广州只是其中之一。

　　在他回来后于 1843 年 3 月 27 日召开的第一次年度会议上，伯驾提出的主要关心的问题，是上文提到过的派遣中国年轻人出国接受医学教育的问题。他的意见获得同意，但是尽管可以感觉到马礼逊教育协会能提供合适的人选，教士医学会还没有为这一行动做好准备；因此，伯驾的这个伟大理想并没有取得太多的进展。

　　郭雷枢医生虽然一直是医学会的荣誉会长，直到他 1879 年去世为止，但是他再也没有回到中国。伯驾担任会长，每次年会都由他主持。早在 1842 年，旗昌洋行（Russell and Co.）的两名成员就是医学会的出纳员；到 1848 年，洋行以企业的名义成为医学会的出纳，一直维持到 1891 年。从 1880 年至 1902 年，医学会的年会都是在该公司的房子里召开的。医学会与该公司之间关系至为友好融洽。

　　正在医学会的工作开始扩大和发展之际，发生了一次分裂。越来越多的会员居住在香港，他们觉得有些会议可以在香港召开；他们宣称没有什么理由认为广州是唯一可以召开这些会议的地方。1845 年 4 月，在香港召开了一个会议，提议任命一个香港委员会来负责开展那里的工作。出席了会议的伯驾医生不同意这项提议，于三月在广州召开了一个会议。他收到一封由安德森（Anderson）医生署名，另外 5 个人认可的信；伯驾回信说，香港集团显然是想要从中国教士医学会分离出去。真正的困难在于伯驾从他的波士顿朋友处得到的 5000 元钱，最初声明是给予医学会作为永久基金的。但是伯驾于 1845 年 5 月提取了这笔钱，说那是给予他、可以由他决定做任何用途的。一封 1846 年 11 月 17 日发自波士顿，由 25 位著名人士署名的声明确认了伯驾的行动。"我们希望这笔款项在（伯驾的）处置下用于以最好的方式推广捐款的宗旨，通过介绍医疗技术和科学，减轻中国人的疾苦。"

　　香港集团作过尝试要实现联合，后来广州集团也作了尝试，但是都没有成功。两个医学会继续并肩存在，两边都以郭雷枢为会长，直到香港的医学会消亡为止，但不清楚准确的时间。①

二

　　医学会的工作并不局限于广州一家医院。1838 年的 7、8、9 月份，博济医院关闭进行维修，伯驾前往澳门；他不是去度

---

　　①　原注：关于这次分裂的详情，参见王吉民、伍连德（Wong and Wu）《中国医史》（History of Chinese Medicine），196~197 页；教士医学会 1848 年的会议记录，和教士医学会香港分会 1845、1846 年的会议记录。

假，而是去开设另一家医院。此前，郭雷枢医生以四分之一的价钱购得了颠地夫人公司（Messrs. Dent and Co.）的产业，包括一座可以容纳 200 名病人的建筑物。在澳门逗留的三个月时间里，伯驾给 700 名病人看了病。但是在 10 月他回广州后，澳门的医院就关闭了，因为没有医生可以接手他的工作。

由伦敦布道会（London Missionary Society）派出的雒魏林医生（Dr William Lockhart）于 1839 年 1 月到达广州，2 月到达澳门。他一到达就承担起了医院的工作，然而直到 7 月 1 日之前，都只接诊最紧急的病症；7 月 1 日医院才正式开张，接收住院病人。战事迫使他关闭了建筑物，直到八月中。这段时间他去了巴达维亚，在那里跟麦都思（Medhurst, W. H.）牧师学习中文。他离开期间，裨治文牧师（Rev. E. C. Brigdman）在新来的两个传教士，美国的戴弗（William B. Diver）和英国的合信医生（Dr. Benjamin Hobson），协助下照看医院。1840 年，雒魏林回来过一段很短时间，而合信则很快离开去单独执行任务。至今可以确定的是，医院从 1839 年 8 月关闭，至 1840 年 8 月重开；此后至 1841 年 6 月 30 日，除了几次中断之外，一直开着。1842 年医院也开着，这年，于 1840 年随伯驾赴美的阿忠（Atsung）于三月回到中国，在澳门医院充当助手，于 8 月 5 日切除了一例乳癌。他曾经与其他中国男孩一起，由合信医生培训。①

1842 年医学会的报告说，从 1838 年至 1842 年，尽管时局多事，在广州或澳门总有一间医院在开放，除了中断过三个月之外。《南京条约》签订，令人高兴的一大原因是，在中国传教工作的范围可以有望扩大。他们的努力"不必再被局限于

_____

① 原注：《中国丛报》（Chinese Repository）第 10 卷，466 页。王吉民、伍连德（Wong and Wu）《中国医史》（History of Chinese Medicine），181～184 页。

帝国的一角，他们的医院也不用再被限定在一个地点，被那里专制而无能的政府所疑忌，受到其约束和监视系统的包围，只能跟有限的、不确定的人群打交道。"

　　香港割让给英国人后，成了外国人交往的中心，澳门不再是昔日那样重要的一个地方。看来把医疗工作从澳门迁往香港是明智之举，于是在1842年9月，医学会一致决定出售郭雷枢医生所购得的房产。房产出售了，而前英国全权大使，时任首任香港总督的璞鼎查爵士（Sir Henry Pottinger）则授予一块地皮，用于建立新的医院。建筑从秋天动工，到次年六月竣工。与此同时，早在1841年建立的军医院也于1843年从一个席棚搬进了新建的正式房屋。①

　　合信医生（Dr Hobson）前往香港负责新的医院；他留在那里直到1845年才离开，前往英国。协助他工作的有两位医生，"明登号"（Minden）舰上海军医院的塔克（Alfred Tucker）医生，和殖民地外科医生迪尔（Francis Dill）。总督每年给予医院300元，以"支付由警方带来的伤员和令人厌恶的疾病所造成的费用。负责宗教指导的是伦敦布道会的理雅各博士（Dr Legge）和一位由马礼逊博士施洗的华人基督徒阿龚（Agong）。这人就住在医院里。在合信医生赴英期间，由斯坦顿（V. Stanton）牧师负责管理房产和监督医院及其财政。医疗工作一直由塔克和迪尔（Francis Dill）两位医生照料，直到他们去世时，由当时显然是负责海员医院的鲍尔弗（Balfour）医生到来支援。香港的医疗工作在1845年之后一直不太规则，但是医院"从1843年开张后，没有被要求关过一天门"。

　　合信于1847年回来后，立即向教士医学会提出了辞呈，

_____

① 原注：《南华早报》（South China Morning Post）1935年2月27日，《老香港》（Old Hongkong）。

以便他可以获得自由，为伦敦布道会在广州重新开展医疗工作；自从马礼逊去世后，一直没有英国的传教士在广州居留。1848 年，在金利埠①地区找到了一处合适作医院的房屋，他留在这里直到 1856 年。这就是在广州开设的第二家医院。梁发也就是在这里负责福音传教师的服务。合信医生对中国医学最大的贡献，是把一些重要的医学书籍翻译成了中文。这些书籍都出版了，而且在很长的年代中一直是唯一可用的教科书。嘉约翰医生在 1865 年的时候这样说到他："荣誉应该归于他，是他第一个使得这广大帝国的学者和医生们有机会接触到解剖学、生理学和治疗学的实际，而疾病的合理诊治是建立在这些学问的基础上的。他译出的书印成了五卷，不仅在中国，而且在日本很受欢迎，说明它们受到聪明的学者们高度评价。"

合信原希望能在鲍尔弗医生志愿管理的香港医院启动培训医学学生的工作，但这项计划经证实没有可能，于是他携带为此募集的几笔款项到了广州。1848 年，也是属于伦敦布道会的赫什伯格（H. J. Hirschberg）医生接管了香港的医院。当时在中国，没有一家医院接收过更多的住院病人和更重的病例。这里从不宣扬宗派和民族的观点，而是从一开始就努力做到一个慈善机构双重性质的结合；以慈悲、善良和仁爱的工作来证实基督教的精神。② 合信医生辞职后，教士医学会对这个医院的兴趣不大，但是它首次在香港开展了医学传教工作，并且为今天的艾丽丝纪念医院（Alice Memorial）及其各家附属医院打下了基础。

雒魏林（William Lockhart）医生于 1840 年离开澳门，以

---

① 译注：金利埠，在今广州六二三路。

② 原注：《中国丛报》（Chinese Repository）第 17 卷，254 页。王吉民、伍连德（Wong and Wu）《中国医史》（History of Chinese Medicine），213～217 页。

便在宁波海岸外的舟山岛开展医学会的医疗工作。这年的 9 月 13 日，他得以开办了一个诊所，一直延续到 1841 年 2 月 22 日。鸦片战争发生，英军撤退，使他不得不离开；但是 1843 年 1 月他又回到那里，接收的病人比以前更多。然而已经很清楚，上海才是设立医院的更重要地方。于是他在 1844 年 1 月关闭了舟山诊所，以便迁往那个迅速成长起来的海港。医学会的香港分会租下了一所中国房子，医院就在那里开张，一直维持到 1846 年为止，这时情况变得有必要找一间较大的房子了。结果选择了一块位于北门外一英里多的地皮。在这里建起了大楼，包含有门诊病人用的大厅和各个宽敞的病区。这个房产以上海的一些英国居民的名字授予医学会，条件是必须永久作医院之用。与此同时，为了顺应一些香港定期捐款会员的愿望，在当地组成了一个地方委员会。这样就割断了与医学会的联系。雒魏林医生在上海的工作在雷氏德医院（Lester Chinese Hospital）一直延续到今天。他是第一位到达北京的传教医师，于 1861 年抵达那里，出任英国公使馆的高级医师。不过，他不久又开办了一家医院，称为"伦敦布道会北京华人医院"（London Missionary Society's Chinese Hospital at Peking）。这间医院于 1864 年由同属伦敦布道会的德贞（John Dudgeon）医生接管，后来把院址迁到一座佛教的寺庙，就是现在的哈德门大街所在之处。这就是北京协和医学院（Peking Union Medical College）的核心。[1]

宁波开放通商后，玛高温（D. J. Macgoan）医生于 1843 年 11 月在那里开始医疗工作。他毕业于纽约州立大学医学院，是以浸信会属下身份来中国的，但他在宁波的工作是在教士医

---

[1]　原注：王吉民、伍连德（Wong and Wu）《中国医史》（History of Chinese Medicine），548、239、243 页。

学会管理下进行的。不幸他于三个月后不得不离开，直到
1845 年才回来，找到一块地皮，适合建造一间可容纳 18 张病
床的医院。他离开宁波期间，长老会的麦嘉谛（D. B. MacC-
artee）医生来到宁波，在自己家中开办了一个诊所。但是他的
这项工作从未见有公开报道。他和妻子收养了一个被遗弃的女
孩，后来成了第一个在国外培训的中国女医生金韵梅（Yamei
Kin）①②。医学会的分裂不幸造成了宁波方面工作被打断。
1846 年，医院关闭；但是传教会的小教堂和玛高温医生的家
里仍在散发药品。他到许多中国人的家里去访问他们，但这种
安排不是太令人满意。他转而对诊治鸦片嗜瘾者特别感兴趣，
同时也有兴趣于"对老式开业医生和解剖学学生的指导。借
助于一具法国制的人体模型、一副骨骼和器官模型，尝试给宁
波的开业医生和学生讲授解剖学。"这样做的结果是请了一位
杨（Yang）医生来当助理医师，他给了那里的医疗工作很有
价值的帮助。③ 宁波的工作开始不久，就有价值 60 元的药品
被搬运工偷盗，而在第一批药品中有一磅半的砷。有些中国人
翻看了那包裹，以为那是外国人的"面粉"，于是把整件包裹
都拿走，用来做糕饼。有 10 个人吃了这些糕饼，但是由于毒

---

① 译注：金韵梅（Yamei Kin）（1864—1934），原名金阿美，又名
金雅梅，浙江宁波人。三岁时，父母死于瘟疫，旋被 1844 年来华的美国
北长老会传教医师麦嘉绨（Divie Bethune McCartee）（1820—1900），（即
麦嘉谛，字培瑞）收养，八岁时带往日本，后于 1881 年考入纽约女子
医科大学。1885 年以优异成绩毕业，先后受聘于费城、华盛顿、纽约等
地的医院。1888 年金韵梅回国，先后在厦门、成都、上海等地行医。
1907 年出任天津北洋女医院院长，筹建北洋女医学堂，并于 1908 年兼
任女医学堂堂长。是为近代中国最早由政府建立的培养医护人员的专门
学校。

② 原注：王吉民、伍连德（Wong and wu）《中国医史》（History
of Chinese Medicine），205 页。

③ 原注：同书，205～207 页。

性强烈，起了催吐剂的作用，结果九个人只患了胃炎。一个女人没有那么贪吃，却死了。这个故事的结局颇令人惊异，有关的中国人把过错归于自己；宁波的医疗工作可能就因为这一事故导致全部关闭，但事故并没有引起任何恶感。① 医院在教士医学会管理下维持到 1860 年，那以后就再也未见提及。

1933 年华美医院（Hwa Mei Hospital）的报告说，90 年前玛高温医生在宁波开始医疗工作。1926 年建起了一座新楼，这是在中国人的忠实支持下才得以实现的。"要全面描绘医院提供的服务是不可能的。不仅使无数的人得以解除肉体上的疾苦，有些人还第一次听到了主的信息，带着对生活的新看法离开医院；还有些人受到激励，选择了为基督服务的生涯。"

厦门是 1842 年开放的又一个城市。雅裨理（David Abeel）和文惠廉（William J. Boone）在这一年来到厦门居住。这一年年中的时候，卡明（W. H. Cumming）医生也加入到他们中来。不过他来中国却不隶属于任何传教会，因此不能在医学会属下担任正式职务。然而他们认可他的能力，予以大力协助，终于使他在 1844 年经合文（James C. Hepburn）医生介绍加入了医学会。合文医生此前在新加坡待过两年。1845 年他不得不离开厦门赴美国；卡明医生在他缺席的情况下继续工作，但是在 1847 年也被迫离开。在此之后，厦门与医学会之间就不再有联系。合文医生于 1859 年回到东方，作为先遣的传教医师前往日本。②

三

伯驾医生对中国的兴趣包括精神、医学和政治三个方面。

---

① 原注：《中国丛报》（Chinese Repository）第 17 卷，242 页。

② 原注：《中国教士医学会 1845 年报告》。

他对华盛顿的访问和与韦伯斯特（Daniel Webster）的通信产生了效果，1843 年秋天，国会准备派出一名专使前往中国。"泰勒（Tyler）总统派遣政治家和学者顾盛（Caleb Cushing）①携带一封致中国皇帝的信，作为全权专使，去谈判一项两国之间的条约。"②

顾盛于 1844 年一到广州就写信给伯驾，请他担任使团的中文秘书，薪金为 1500 元。伯驾最初觉得不应该接受，担心这些任务会影响他在医院的工作。但是他得到保证说不会出现这样的情况，他份内的工作并不繁重。一年之后，他收到一封信，来自美国公理会（American Board of Commissioners for Foreign Missions），说他的工作几乎全部属于医学领域，尽管没有明说，但显然是暗示，他们认为他已领取着政府发给的薪金，应该不再需要向委员会寻求个人的财政支持。他写了一封长长的回信，解释情况。他在中国的一位朋友，美国海军的随军牧师牛顿（I. W. Newton）也写信给安德森（R. Anderson）牧师；信的日期是 1846 年 1 月 22 日，寄自广州。

"亲爱的先生：我一到这里就惊讶地获悉美国公理会（ABCFM）的咨询委员会通过了一项决定，结果使得一直以来献身于医院的事业而且贡献良多的伯驾医生被提议就其财政支持问题与广州教士医学会作出安排，（尽管该会的政策有规定不提供财政支持），或求助于某些别的类似机构……我原来确实以为，基督教世界的判断都跟我自己一样，认为由于教会接受了此人作为它的爱心使节，天意已经欣然将这个广大帝国的

———————

① 译注：顾盛（Caleb Cushing）（1800—1879），又名顾圣，美国政治家、外交家，曾任美国众议院议员（1835 年—1843 年）和美国司法部长（1853—1857 年）。他代表美方与中国签署《中美望厦条约》。

② 原注：卫三畏（Williams, S. Wells）：《生平与书简》（Life and Letters），126 页。

钥匙交到了伯驾医生的手中。如果说这似乎有点夸大其词的话，我只能说，我所见所闻的一切，大大加深了我头脑中的这一判断。这位外科医生本身是一位布道者，他把他的医院变成了一个教堂。不仅如此，他还给人们散发基督教的书籍，书中有他写的前言。但是更重要的是，他的医疗实践本身就是在布道。按他的做法，通过给病人截除一个肢体这样的行动本身，就是在告诉他们上帝的存在，上帝在说：'我要救他们。'这个医院和它的两万名病人的故事本身就是福音；在他们的眼里，这不是福音还能是什么呢？看见一个在他们眼里有着异常禀赋，几乎可以说是超越凡尘的人物，年复一年在无偿地辛勤工作，他们不把这看成是上帝的福音还能是什么呢？那么，是不是就可以认为中国已经皈依基督教了，不需要一个传教师就已经信仰上帝了，或者说这些病人人人都已经真正领会到基督之爱的不朽光辉了呢？绝非如此！

　　"上帝按照自己的意愿在（伯驾医生）面前打开了新的门户，但是神在这样做的时候并没有收回他的精神。神没有让伯驾医生局限于人的内部。伯驾还是那个伯驾，不过他身上已经有了更多的东西。我这样说，并不是说我能够洞察人的精神，而是作为一个可以说是有力的见证者而大胆进言。出席了条约换文仪式之后（可能是1845年8月4日由皇帝批准的关于在所有通商口岸设立公墓、医院和礼拜场所的条约），以我的关系，了解了事情的始末，也在一些其他场合遇到过伯驾医生和别的有身份人物在一起；有充分机会看到我们本国的同胞和英国人以及许许多多中国人对他的态度，当然，也亲眼目睹了他为人处事的方式；跟他一起交谈，一起祷告，一起'处理'公私两方面的'生活用语'——我可以相当准确地判断他在人们心目中所获的评价和他能够发挥的作用；我要告诉你们，他由表及里就像一株茂盛生长的棕榈树。这棵树很高，但扎根坚实；果实累累，而且非常香甜鲜美。就在最近，他又开设了一项星期日晚祷告的服务。正所谓'圣殿是最好的治病泉'。在担任公使馆秘书兼翻译的同时，伯驾医生过去和现在一直保持着传教士的身份；按照我的推测，每一个熟悉实情的人都会认为，他通过这样的方式为推动基督教在中国的发展获得了很大的便利。首先，这使他在中国人中间的分量和影响大大增加，中国人可能比世界上任何别的民族更重视在政府名义下推行的东西。其次，纯属历史渊源，由于顾盛（Cushing）先生对他的绝对信任，以及他们之间可以随意商讨的关系，条约中那些与我们此间目标关系最密切的部分，都是直接由他起草的。"

伯驾医生无暇去跟这个委员会争论，放过了这件事情。他是在1844年为了批准上述的条约去北京的。顾盛回美国后，伯驾留下来负责，直到璧珥（Commodore Biddle）被任命为代理特使。但是璧珥不久就被迫离开广州，又把公使馆交给了伯驾。1846年夏天，广州发生严重骚乱，因为尽管签订了《南京条约》，中国人对于英国人和美国人的感情完全说不上友善。伯驾最后能够息事宁人，在广州的外国人都对他心存感激。

义华业（Alexander Everett）先生来华接任顾盛的职务，但是在1847年去世，此后就由伯驾担任代办，直到任命新的人选。1851年，除了其他种种事情之外，英国人的社区牧师死了，所以，在教堂关闭期间，伯驾被要求在他自己家中为外国人社区的居民举行宗教仪式。

1854年麦莲（Robert McClane）① 先生来华任特使，在职

---

① 译注：麦莲（Robert Milligan McLane）（1815—1898）美国外交官。曾任众议院议长。1853年任驻华全权委员。1854年曾乘军舰由上海赴南京欲会见洪秀全，未果。

两年。伯驾担任秘书兼翻译。但是当时中国的形势空前严峻。人们当初对《南京条约》的期望是如此之高，希望外国人的权利得到承认，全世界都以为不会再出现什么困难了。但是中国人很不满意，经常惹起麻烦。1856 年，关于"亚罗号"（"Arrow"）船的争执引起了真正的敌意，尽管即使没有这个导火线敌意也在上升，情绪非常强烈①。广州发生了战斗；外国商馆被焚毁。然而在 1858 年，中国人，大大违反他们的意愿，被迫派出了和谈特使，于该年六月签订了《天津条约》。条约包含 56 条，其中规定英国政府得设立常驻北京大臣；再开辟五个新的通商口岸；允许英国船只沿长江航行和贸易；基督教受到"容忍"，鸦片贸易合法化等。②

伯驾于 1855 年回国，健康几近崩溃，而离开中国时政事则处于他来华二十年中最糟糕状态。看起来他在所有领域内的努力都毫无结果。麦莲按计划应返回广州，但他再也没有回去，于是伯驾刚刚到美国就被请求回中国去出任特使。他在 8 月 16 日受任命，于 1856 年 1 月 24 日抵达澳门。在一年半的时间里，他辛勤工作，把全部时间都投入到执行特使的任务

---

① 译注："亚罗号"事件，是 1856 年 10 月 8 日英国为挑起战争而制造的挑衅事件。1853 年英美等国掀起了"修约"交涉，未能得逞。10 月初，一艘 100 吨的中国商船"亚罗号"，自厦门开往广州，停泊黄浦。船上水手全是中国人，船主苏亚成也是中国人。该船曾被海盗夺去。为了方便于走私，该船曾在香港英国政府领过登记证。10 月 8 日，广东水师船捕走窝藏在船上的 2 名中国海盗和 10 名有嫌疑的中国水手。不想英国驻广州领事巴夏礼却借口该船曾在香港注册，领有执照，硬说是英国船，甚至捏造说中国水师曾扯下船上英国旗，侮辱了英国，无理要求两广总督叶名琛立即释放被捕人犯，向英道歉。但是当 22 日，叶名琛把 12 人全部送还时，巴夏礼仍然拒收，连叶名琛送去的信件也拒绝拆阅。23 日英驻华海军悍然向广州发动进攻。第二次鸦片战争爆发。

② 原注：卜舫济（Hawks Pott, F. L.）：《中国史纲要》（A Sketch of Chinese History），148～155 页。

中。《天津条约》的各项条件可能大部分归功于他的努力。

在一封致钦差大臣叶名琛的信中，他无所畏惧地说出他所相信的一切困难的原因所在；也许无论在中国还是在任何地方，再也没有一个人能像他这样清晰地认识形势，像他这样大胆地做出黑白分明的结论："请允许署名人（伯驾）以诚挚友好的精神向阁下表述，他相信中外交往中所有困难的源头，在于中国不愿承认英国、法国、美国以及其他西方大国是与其平等的真正朋友，而给予他们相应的待遇。至于对待此严重的事态，美国政府认为英国是正确的一方，所以选择与他们合作。"

他于1857年8月27日回到美国。公使馆的事务交由卫三畏（Wells Williams）先生负责，而他在那里长期不知疲倦地为中国人的福利工作的商馆，已经完全焚毁。他再也没有返回中国，但是医院重建了，而条约最后也生效了，这样，他的劳动终于没有像当初感到的那样白费，而是结出了丰硕的果实。

他不仅仅是第一位到中国的传教医师，而且他对传教工作的鸿图大略一直延续到今天。在他看来，救治人的身体与救治人的灵魂是携手共进的。打从他在旧商馆里开办诊所那时到现在，科学已经发生了巨大的进步；当初的诊所医疗设备非常简陋，没有护士，也没有消毒知识。为了赶上时代的需要，宣讲福音的方式也改变了，但是有两个原则，是自从伯驾医生在1835年11月4日打开医院大门之时以迄今日一直没有改变的，就是给予中国人医药方面的和精神方面的帮助。

他是一位高瞻远瞩的伟人。他为建立中国与世界各国之间正常外交关系的努力，在他离开移居国回美国之时似乎处于僵局，但是由于有他的清晰认识，尽管经历缓慢而痛苦的过程，还是达成了结论。在名义上他不是第一位特使，但是在1844~1857年间，他一直是指路人。这个人是怎样赢得中外人士一致尊敬、是怎样达到他毫无疑问拥有的影响力与权威地位的呢？"伯驾用小小手术刀的刀尖，打开了欧洲人用大炮未能撼动丝毫的中国大门"。

第八章 嘉约翰[①]

"秘书弗伦奇（John B. French）（在 1856 年 2 月 21 日会议上）向医学会报告称，根据伯驾牧师医生的要求，美国长老会的嘉约翰医生同意在伯驾医生离开中国期间负责眼科医局的工作。因此，医院已于 1855 年 5 月移交给嘉约翰医生管理。"自从此人来到博济医院，中国的医学传教工作开启了一个新的时代。

嘉约翰（John Glasgow Kerr）1824 年 11 月 30 日出生于俄亥俄州邓坎斯维尔（Duncansville）。父亲去世后，他离开俄亥俄州，在弗吉尼亚州跟一个叔叔一起生活。1840 年入读俄亥俄州的格兰维尔学院，1842 年开始在肯塔基州梅斯维尔学习医学，还在莱克辛顿的特兰西瓦尼亚大学听课。1847 年 3 月，毕业于费城的杰佛逊医学院。在俄亥俄州南部行医的七年中，他听过一个中国人的演讲，极言中国民间饱受疾病之苦，非常需要现代医学。"治病仅仅靠药物，完全不懂用手术治疗，以致许多患者并不是患了不治之症，却丧生或致残。中国的死亡率要比整个欧洲都高。"[②]

---

① 原注：材料取自嘉约翰医生的孙女贾德森（Judson）夫人的论文，以及取自叶芳圃（Yip Fong Po）的论文。另据《中华医学杂志》（Chinese Medical Journal）1935 年 4 月：塞尔登（C. C. Selden）《嘉约翰生平》（Life of John G. Kerr）。

② 原注：叶芳圃（Yip Fong Po）。

嘉约翰医生听了这位中国绅士感人的呼吁，不久就决定到中国去，当一名传教医师。他在 1853 年得到长老会任命，在离开美国之前，与金斯伯里（Abby Kingsbury）小姐结为夫妇，于 11 月 28 日启航，次年 5 月 12 日抵达香港。乘坐的船只是一艘 650 吨的帆船。但是非常不幸，他年轻的妻子由于不能适应当地气候，于 1855 年 8 月在澳门去世。

在 1856 年发生的第二次对英国战争期间，医院被焚毁，嘉约翰医生也于 1857 年返美，于七月到达。在费城逗留的两个冬天，他到杰佛逊医学院听了医学课，并于 1858 年与莫斯利（Isabella Jane Mosely）小姐结了婚。那年的下半年他们一起回到中国，这时嘉约翰医生面临的需要，是为医院寻找一幢新的建筑物。在美国的时候，他募集了很有限的 353 元，用作外科手术的经费。在 1859 年 2 月的传教会议上，他请求 484 元作为当年的经费，包括购置新家具之用。

1875 年他再次回国，向医学会提出辞呈，并"为这样做表示遗憾，但是他家人的健康和孩子的教育使他回美国之举成为必须"。在这次回国和上一次"休假"之间这段时间内，他失去了三个年幼的孩子。嘉约翰医生在美国期间，有一部分是在加利福尼亚度过的。他在那里从事长老会管辖下对华人的传教工作。在他的影响作用下，加利福尼亚州议会通过了一项法案，接纳华人居民的子女进入该州的公立学校就读。十年之后，当他们再次回到国内，嘉约翰的第二任妻子又死了。1886 年，他娶了马撒·诺伊斯（Martha Noyes）小姐。她是真光女学堂（True Light Seminary）创办人那夏理（Harriet Noyes）小姐的姊妹。

1897 年，嘉约翰医生被召到北京，为美国公使田贝

(Charles Denby)① 阁下做一个大手术。公使此前曾到欧洲求医，但并不见效。嘉约翰医生可能是当时世界上治疗膀胱结石的第一流专家。由于"医生们在病的确诊方面意见不一"，经过将近一年的延宕，嘉约翰医生到达北京，并于 8 月 5 日做了手术。一封由嘉约翰医生在 8 月 31 日从北京写给富马利医生（Dr. Fulton）的信，颇有趣味：

"手术比预期的要困难得多。病人的情况很危险，所以我觉得最好不要丢下他而去游山玩水。况且我这位病人是一个大国的代表，是强大权力的化身，我觉得我的任务是坚守在他身边，直到像丁韪良医生（Dr. Martin）所说的，能够看到他走出险境。上帝保佑，他现在已经在接近这时刻了；我们希望再过一个星期或十天就可以离开这里了。公使馆的伙食看来比传教士的伙食更合我的胃口，不过也可能是因为这温带山区的空气比广州的空气更令人神清气爽吧；广州的大街小巷和人家厨房，就像无数的实验室，制造出各种各样的气体，充斥在空气中。骑驴子是这里的一种消遣，对健康不无裨益。"承担这一困难的手术时，他已经差不多 73 岁了。

很可惜嘉约翰医生与博济医院的关系没有以这次出色的外科手术画上句号。他上了点年纪，跟年轻得多的关约翰（Swan）医生意见常常不能一致。关约翰出道较晚，所受的医学训练方式有所不同。老人家觉得很难把医院的工作交给这个年轻人；两位医生之间关系常常比较紧张。1898 年，江岸一带划入大院范围，这件事情使嘉约翰和关约翰两位医生之间闹成了僵局。嘉约翰终于因此而辞职。先是在 1886 年，收回了一些土地，但完全没有触动这块土地上的七八十户"擅自入

---

① 译注：田贝（Charles Harvey Denby）（1830—1904），美国军人和外交家。在南北战争中任联邦军官，因军功晋级上校。1885—1898 年任驻华公使。

住者"，他们在那里建起了一些简陋可怜的窝棚和小屋，住在里面已经多年；有些棚屋搭建在江面的木桩上。这些"擅自入住者"多为收入微薄而不稳定的艇民。

1898 年，决定迁走这些窝棚，把收回的土地完全用围墙围起来。对这些"擅自入住者"作了据认为很充分的知照，要求他们在 3 月 21 日之前离开他们的住处。另外还通知他们，如果他们在该日期之前离开他们的房子，每户还可以得到幅度在两元至三元的赔款。按关约翰医生的计算，这些人对这笔小小的钱应该已经很满意，将会乐意搬走的了。但是嘉约翰医生则认为这钱不够；因为他们的小屋盖起来不止花这么些钱。找地方和建造新房子都不容易，是一笔很大的开销。医学会不愿意在这些"擅自入住者"身上花更多的钱，认为对他们这样已经很公道了。然而嘉约翰医生很不满意，于 1899 年同时辞去了医院和医学会的职务。

1898 年 8 月，嘉约翰医生庆祝了他行医五十周年，其中 44 年是在中国度过的。"宽敞的榖埗（Kuk Fau）① 礼拜堂里，十二点钟的时候人多得挤不下。在场者人人脸上都洋溢着喜气，表明中国人完全进入这喜庆场合的节日气氛，都来向这位他们极其尊崇的老传教师表示敬意。灵巧的手指解读所有礼物表达的颂扬和祝愿；有些时刻，人们中文和英语并用，表达着感情。在这里摘录伦敦布道会的杨（Yeung）先生和嘉约翰医生三十年前的助手苏道明医生的演讲可能会占用太多的篇幅；但是他们关于他的服务价值的有力证词，可以做一个简短的总结。

"嘉约翰医生数十年如一日，一直在不知疲倦地工作。从

---

① 译注：榖埗，在今广州长堤仁济路口的珠江边一带，旧日是水路运输榖米的码头，由此得名。正对码头的街叫榖埗通津，即现在的三圣宫街。

清晨到深夜，常常到午夜之后，以他精湛的技艺，辛勤劳作，坚持不懈；没有哪个民族比勤劳的中国人民更能够赞赏这种美好的品德了。他的工作成果惠及远方。除了履行传教医师的职责之外，他还翻译了多部医学教科书，培训和派出了百名以上合格的医生。而且，多年以来通过特别的努力，他使本地人办的爱育善堂①在治疗工作中包括了接种牛痘；现在这已经在人们中得到普及。"这里也许可以说明一下，爱育善堂这所医院之成立，多少有点跟博济医院竞争的关系，目的是可以显示出中国人跟外国人一样，自己也有能力办医院。嘉约翰医生并不因为他们有可能抢走自己医院的病人而设法挫伤他们办医院的努力，反而竭尽全力协助他们，要让他们取得成功。

"就在最近，嘉约翰医生在花地一侧的江边建造了一座疯人院②；在此之前这个极为可怜的人群没有一个可以收容他们的家。他从来不曾让他的专业技术工作以任何方式吸引他去排斥作为传教士的义务。治病和教学，工作和祈祷，都携手共进；结果使医院一直以来取得极大成功。"③

他辞去医院的职务并不意味着他从活跃的服务退休了。他来到广州没多久，就对这里疯人的医疗，或者不如说是缺乏医疗，深为关注；他也曾经努力吸引教士医学会对这件事的兴趣。早在1872年，负责虎门诊所的花之安（Faber）先生就报告过一例疯癫症。这使得嘉约翰医生在那一年的报告中专门提到了疯人的问题。这个病例成了引发他对这一疾病的分支进行专门研究的第一个实例。

---

① 译注：广州爱育善堂，是广州由中国人自办的最早一家慈善机构，于同治十年（1871）创办，1954年被广州市公益团体联合会接收。

② 译注：嘉约翰于1898年创办芳村惠爱医癫院，在今芳村区明心路36号，是广州市精神病医院的前身。

③ 原注：《中国邮报》（China Mail）1898年8月4日。

"这个疯癫病例……说明中国人对待患了这种可怕疾病的人是采取什么办法的。这种病在任何环境下都是可怕的，但是在中国这样的国家就十倍地可怕。我在博济医院工作期间，有好几个疯癫病人在我这里就医，他们都是被亲友遗弃的；此外还有人来向我咨询一些病例，但我没有见到那些病人。由于缺乏合适的住院病区，我一直不敢接收这样的病人，但我一直感到迫切需要提供一个疯人院来收治这种疾病。有人认为，疯癫病在中国人中很少发生；这可以有好几种解释。首先，他们一般都被锁在家中，行动范围受到限制；其次，他们常常自杀；第三，他们的生命常常因亲人的粗暴对待而缩短；或者，第四，他们往往被有意地除掉。建立疯人院是解除这一类病人痛苦的唯一办法。我常常向中国的富人提出建议，也曾促请那些对香港和广州本地人新近建立的医院感兴趣的人们，希望他们来办这件事。但是看来除非来自基督教国家的外国人来开个头，否则什么都做不成。我一直不太敢于向教士医学会的朋友提出这件事情，因为需要他们做的慈善事情实在太多了。"

成立了一个专门的委员会来考虑这一请求，但是在1874年，报告说博济医院在任何情况下不应收治这类病人。"即使不考虑经费问题，委员会的意见认为，收治精神病患者会在博济医院原有的工作责任之外，增加太大的负担。嘉约翰医生热情奔放的气质，不知疲倦的刻苦精神，对贡献了一生中最美好岁月的工作的深切兴趣，使他低估了这项任务的艰巨性，在博爱精神的驱使下，他要把它承担起来。他没有把自己局限于专业技术工作，还在教一个班的中国学生，这些人将会像酵母一样，在人民中大大扩展知识的传播；包括化学知识、西医外科和药物等。由于他手里有这样的工作，委员会不赞成再给他增加负担去诊治精神病人。"此外还有一个理由："医学会医院的领导将要易人，嘉约翰医生的继任人未必愿意承担这项附加的任务去管理疯人院。"

　　他始终没能说服医学会同意博济医院是收治疯癫病人的合适地方，于是在他沉重的工作负担之外，他还要完全独立地去创立一个疯人院，来收治这些不幸的人们。

　　"他克服了许多困难，才终于完成了这项任务。1892年，他在芳村买下一块地皮用于这个目的，为此他花掉了个人所有的全部资金，只剩下两百元钱。然后又等待了一段时间。1897年，一位与嘉约翰医生素不相识的传教士给他送来了一些款项，不足五百元，只够完成最早的两座楼房。'1898年2月20日，一行人包括嘉约翰医生，一个疯癫病人由别人揹在背上，医生的夫人跟在后面，一起站到了其中一座楼房的门前。一把钥匙插进了门里。门开了；于是第一次，在中国一个精神病患者得到了专科医院的医治。'① 这个病人在自己家里被用锁链在一块石头上锁了三年。第二名病人是个女的，被找到的时候脖子上还缠着锁链。"

　　有一年的时间，嘉约翰医生在博济医院之外还要管理这个疯人院，或者称为收容所。1898年他辞去了博济医院的职务后，就和夫人一起搬到芳村来，住在疯人院里了。"我们搬进了医院庭院里两座新楼之一的上层。当时那里有十一名病人。我们发现我们跟病人们接触很密切，因为两层之间的楼梯是开在游廊里的，大家要走共同的楼梯。所以有时候我们的房间就会被这些不速之客占领。很少有一个晚上我们是不用被助手们叫醒的。还要进行一系列的改装。因为铺设在床架上的床板被抓起来当作打架的攻防武器。所以要赶紧把床用螺丝钉固定在地板上；用监狱式的门代替原来更合我们品味的门；漂亮的绿

　　　① 原注：嘉约翰夫人（Mrs. Kerr）：《服务五十年》（Fifty Years of Service）。

色百叶窗也换成了平面的护窗板。我们原想美化一下游廊，在那里放了一些盆栽的鲜花。谁知道，这些盆花在疯癫病人的手里也变成了危险的来源，他们最喜欢做的事就是抡起花盆砸向楼下走过的人……。花盆马上被撤走，以后再也不敢摆了。没有现成的路可走，因为没有前人给我们指出道路，经验是我们唯一的老师。"①

1900 年 9 月，建好了一所住房，嘉约翰医生夫妇才得以从与病人共住的生活区搬出来，住进新居。"建造这房子的钱当中有三分之一是由我们的中国基督教徒提供的，他们在献上这礼物时说：'当初能够全由我们捐献才好呢，我们想让您住在里面，直到上天堂。'有一天，医生笑容可掬地从外面回来，说，'我现在让工作渐渐走上正轨了，'但接着又说，'我以前从来没做过这样艰难的工作。'他活着看到医院里有了五十名病人。"②

嘉约翰医生离开博济医院的时候，带走了他教的医学班的学生；有他们帮助，他才得以开展了疯人院的工作，为时一年半，直到他于 1901 年 8 月 10 日去世。塞尔登（Charles Selden）医生当时在他的病榻旁；嘉约翰医生把疯人院的责任托付给了这个能干的人。直到 1904 年，疯人院是一所私营医院。1904 年，一名警察带来一个疯癫病人，同时带来的还有警务督察的一封信，要求医院收治这名病人；同时附上第一个月的费用五元钱。"政府与医院之间的关系就此开始。"到 1927年，广州政府完全接管了疯人院，名字也改了。现在它仍然由政府管理。

有关嘉约翰医生生平的一些统计数字很有意思；世界上无

----

① 原注：同书。
② 原注：同书。

论什么地方，有着如此大量工作纪录的医生，即使有也是很罕见的了。

　　门诊病人 740324 人次

　　住院病人 39441 人次

　　外科手术 48098 例

　　膀胱结石手术 1234 例

　　翻译医学著作 34 部

　　诊治病人来自 4000 个村庄和城镇

　　所教的三年制学生 100 人次

　　低于三年制的学生 50 人次

　　中国人对他的尊敬和爱戴，他对病人的精神影响，他为基督赢得的人的灵魂——这些都是人间的数字所无法衡量的。

　　除了翻译医学书籍之外，嘉约翰医生还撰写了大量的论文，发表许多报刊文章；此外还留下了几部未出版的手稿。①

　　"嘉约翰医生同时也通过介绍耶稣基督这位灵魂的医生，积极地宣传上帝的福音。他习惯在礼拜日把他的业余时间去做不折不扣完全可以称为布道的工作。不论何时何地，他总是习惯地带着传教的短论和圣经选段，并且加上尽可能合适的指导与劝勉的话语，分发给他遇到的人。嘉约翰医生为众人所知是因为他深刻的悔罪精神，他对人类灵魂真诚的热爱，对他为之贡献一生的人民那种深深的、始终不渝的同情。在中国，可能

————————

　　① 原注：由塞尔登（Selden）医生编写，取材于嘉约翰医生所制表格。

没有任何人比嘉约翰医生更能抓住人们的感情。他为那些最受忽视的人群，疯人们，所做的充满同情和怜悯的极好工作，看来给了所有人极其深刻的印象。从中国人的观点来看，那是他最伟大的工作，也是他慈悲精神的最高贵的证明。"①

人们对嘉约翰医生有许多感谢和褒扬的话语，这里或可罗列一二。

香港一家报纸的通讯员在他逝世后一连两天写文章评论他，"在华南，再没有一个传教士在身后能留下比嘉约翰医生更伟大的业绩和更光荣的姓名。"

协助嘉约翰医生工作多年的赖马西（Mary Niles）医生写下了这样的颂词："他的时间和精力，医学经验和技巧，为这个国度的儿女们服务了将近五十年。是他把博济医院建设起来，在他离开那里的时候，它已经成为世界上同类医院中规模最大、历史最久的一家。他创办了中华帝国内第一所精神病医院。此时此刻，我恨不能略微表达出我对这位于我来说犹如父亲一般的人物那种感激、尊敬与崇拜之情，以及深切感到失去他的指导与鼓励的悲伤。多年来我吃住都在他家，目睹他与家人之间、朋友之间，与陌生人以及不同阶层的各种各样中国人之间相处的关系，我注意到无论何时，永远不变的是他性格中那种无私的精神。他的这种纯洁的慈悲心怀，是世间罕有的珍宝。他对上帝之爱、对人类之爱，在任何时候都可为世人垂范。他心里总在为他人打算。他最后嘱咐的全部精神就是：'为基督的缘故，像对待兄弟一样对待病人。'在这里，我们可以清楚地看到他的性格在对待生与死问题上显现的强大力量。"赖马西医生还摘引了里德（Reid）医生的一段讲话；这位医生以前世在过广州，对嘉约翰医生了解颇深。"他在医院

___

① 原注：摘引自美国长老会的会议记录。

和教堂不知疲倦辛勤工作的力量、他在中外人民中产生的影响，以及他最后承担的事业的价值，这些都是超乎我们计算能力之外的。他最后的这项事业，同样非常重要，是克服了巨大困难才成功展开的。他的岁月是充实和崇高的，他的姓名将要排在那些把一生献给主在中国的工作的人们的前列。"①

斯皮尔（Robert E. Speer）②在《每月传教观察》（Monthly Missionary Survey）上这样写到他："但是，尽管嘉约翰医生做了大量的显然是医疗工作，但他首先是一位传教士。他从不放过一个机会去宣传耶稣基督。他态度和蔼中有庄严，总是在做好事的同时向中国人介绍耶稣基督。我曾经跟他一起在内地作长途旅行，无论是在舟中还是在河岸上、村庄间或市街上行走时，他总是在为他的耶稣基督做代言人。他首先是一位传教士，他所有的医学知识都是用来宣扬福音的。他同时是一位内外科全才的医生。一位曾经走遍世界的报人在谈到嘉约翰医生时写道：'有一天我和我们美国驻广州的总领事西摩（Charles Seymour）先生一起在这个大城市的街上行走的时候，身边走过一个举止谨慎的人，不言不语朝城里走去。西摩先生指着远去的陌生人，说："你看见那边那个人了么？"我表示看见了，他接着说："那就是嘉约翰医生。他是那边那间大教会医院的负责人。我认为，他可以跟当今世界上任何一个活着的外科医生媲美。据我个人所知，他几乎每天都承担治疗一些我们国内，甚至是我国的医学之都——费城——的杰出外科医生都不敢问津的病例。我想那个谦恭的人如果为自己打算，他

---

① 原注：《教务杂志》（Chinese Recorder）1902 年 7 月。

② 译注：斯皮尔（Robert Elliott Speer）（1867—1947），美国宗教领袖，长老会传教领导人。1891 年被任命为美国长老传教会（American Presbyterian Mission）秘书。1896—1897 年曾巡视中国及亚洲各地的传教会。有宗教著作多种。

只要在纽约开业，很可能就能赚到每年 50000 元到 75000 元的收入，而不是拿目前那一点点的工资。我想他自己也知道这一点。"

"'后来我们穿过医院，巡阅了显示以往做过的手术那些图画，观察了等待当天下午诊治的众多残疾人，我无法怀疑他所说的情况是字字真实。'嘉约翰医生是一位老派的基督教徒，清醒、谨慎、精神高尚，而同时性格温和，富于幽默感。然而他最杰出的特点，是对基督的工作以及对他看作自己义务的所有事情那种朴实的、经得起磨难的忠诚。它是中国传教史上的一个重要人物；如果他的献身精神和传道热情能够支配我们国内和国外的全部传教工作，那将是神的赐福。"

然而，他是一位老派医生这一点，充分体现在威斯纳（F. O. Wisner）医生讲过的这个故事里："我有一次脚受了伤，我自己没当一回事，就诱发了在鼠蹊的腺体肿大。这被忽视的地方发起热来，还灌了脓。我起不了床；嘉约翰医生上门来给我看病。一两句快活的招呼之后，他要求看看我的腿。我打开腿给他看，疼得直抽搐，但是接着就感觉到一下刺痛，随后立即就是一阵轻松的感觉。嘉约翰医生一面平静地对我说，'我就知道那里是灌脓了。'接着他笑起来，说，'行了，不会再痛的了。不管什么时候，遇到这样的问题，找我就行了。'他手上拿着随身的小刀，打开着。无论是刀口还是刚才割破的皮肉表面都未经任何消毒；就这么说割就割了。回想起我初到广州还没几个月的时候，还没学会这个新世界的生活方式，有一次我患了臼齿溃疡，坐头等舱轮船去香港看牙医，花五元钱拔掉了那颗牙，然后再乘头等舱的轮船回广州。后来我见到嘉约翰医生，他听说我拔一颗牙花了这么多钱，嘲笑我是个年轻的大财主，随随便便花这么多钱，就为这么一项他完全可以免费提供的服务。"

岭南大学的教务长香雅各（J. M. Henry）博士说，嘉约翰医生是个出色的"拔牙圣手"；他记得有一次一位病人（不是他自己！）在最后一分钟决定不拔牙了。嘉约翰医生说："不管怎么样，让我看看那颗牙齿。"病人还不知道是怎么回事，牙齿已经拔掉了。

嘉约翰医生的坟墓在许多年后都有感激的中国人前来拜祭。他和夫人合葬在一起；夫人比他晚二十五年去世。坟墓在广州城外通往白云山的路上，基督教公墓内的一处山边。与他相伴的还有三位杰出的传教士的墓，他们都是他在中国岁月中的朋友和同事——鲍尔（Dyer Ball）医生、那夏礼（Henry V. Noyes）医生和老谭约瑟（Joseph C. Thomson）医生。标记他安息之处的，是一块灰色的花岗石墓碑。碑的正面文字如下（背面是中译文）——

嘉约翰

医学博士 法学博士

1824—1901

美国长老会

传教士

1854 年来华

执掌广州教士医学会医院

凡四十五年

嗣后创立中国第一所疯人院

令人敬爱的医生

他赢得了他为之辛勤劳动的

人们的心；他追随主，

第八章　嘉约翰

> 执教并行医，疗救人间
> 　所有的种种疾患

这些事既作在我这弟兄中一个最小的身上，就是作在我身上了。①

---

① 译注：末两行，摘自《圣经》，见《新约·马太福音》第二十五章。

第九章　嘉约翰医生掌管医院

　　1855 年 4 月，伯驾医生提议由嘉约翰医生掌管博济医院。虽然医院当时正关闭修葺，但在一月份就重新开业。嘉约翰医生管理博济医院的同时，还管理着惠济医局（Wai-Tsai Dispensary）。该医局属于长老会，但接受教士医学会的一些款项。他的时间表是星期一、三在医院接诊病人，星期二、四、六在医局接诊病人；星期五则留作外科手术之用。在医局存在的 22 个月期间，他在这里诊治的病人要比在医院诊治的多。

　　他的助手是一位迪克森（Dickson）医生，还有忠诚的关韬（Kwan Ato）和另一位中国人林忠（Lam Tsung）。这一年唯一值得注意的事件是用碎石术替代了膀胱结石开刀切除的手术。嘉约翰医生在医院记录中说，这是“中国第一例成功的碎石术”。宗教仪式继续在医院和医局两处的每一个开诊日进行。威廉斯（Wells Williams）医生负责星期一，其余各天由弗伦奇（J. B. French）牧师和长老会的中国助手梁沃（译音）（Liang Wo）负责。嘉约翰医生进入博济医院，标志着医院与长老会长期密切合作的开始。

　　1856 年 10 月，敌对情绪的增长使医院被迫关闭；十月底，存放着大部分药品的惠济医局被焚毁。医院本身，就是商馆的旧楼，也在 12 月 14 日被焚毁；伯驾医生筚路蓝缕开始医疗工作的地方、浩官好心的慷慨付出，就这样夷为平地。伦敦教士医学会的医院，金利埠，命运稍好一些，所有的家具和设备全被搬走，但四壁仍然矗立，没有被拆。

1858 年 11 月，嘉约翰医生在访问美国之后回到广州时，他在广州南郊江边的增沙街①上找到一座相当满意的房屋。这里于 1859 年 1 月中开业，取名为博济医院，"博济"就是"广施善行"的意思。旧医院的中文名字不能移用过来，因为那是旧商馆所在的那条街（即新豆栏街。——译者）的名字。新的地点比旧的好；"地面很高，江水很少淹进来"。这房子虽然用作医院好几年，但一直不能满足要求，一直在加建和修补，直到一座新楼在 1866 年建成。

嘉约翰医生在 1859 年做的第一件事是建立一个疫苗部，不仅为了提供免费的防疫接种，还为了储备新鲜的病毒，以便随时可以分发给华南各地使用。嘉约翰医生在这年的医院记录的最后，表达了对黄宽（Wong Fun）医生的谢意，感谢他在所有重要手术中的协助。前面已经提到过这位第一个取得外国学位的杰出的中国医生。1858 年，他回到广州，在金利埠开办了合信医院（Hobson's Hospital），手下带了四个学生，开展了规模不小的工作。他在那里只待到 1860 年，在此期间他经常给嘉约翰医生当助手。离开金利埠数月之后，他私人在广州开业行医，此后与博济医院的伙伴关系越来越密切。②

1860 年，黄宽医生为一个中国妇女施行了第一例碎胎术；嘉约翰医生曾找他一起商量此事。这是医院记录的第二个生小孩的病例。医院这方面的记录很少，直到迫于对产科医疗的需要而来了一位女医生。医院的接生员足以应付正常的分娩，但是一碰到难产病例就束手无策，她们努力强制分娩常常不是减轻痛苦，而是造成更多的痛苦。中国的母亲们都不愿意把自己

———————————

① 译注：增沙街，今存，在海珠广场旁的回龙路。

② 原注：王吉民、伍连德（Wong and Wu）《中国医史》（History of Chinese Medicine），228～229 页。

托付给一个男医生，所以只有极困难的病例才会交到嘉约翰医生手上；实际上总是要到母亲或孩子获救的机会都已丧失之后才送来。

这一年医院扩建，以便有七间病房，可以容纳约六十名病人和照料他们的人住院，"并且将男女病区安排得完全分隔开来"。1857年医学会向中国政府要求对损失医院的赔偿；1860年，收到分期偿付的第一次。关韬已经回来，并得到每年128元的一笔钱。有三名学徒领到每月几元钱的服务报酬。但是大部分的手术都由关韬处理。

到1861年为止，医院一直没有受到过批评，至少没有这方面的记录。1861年，一位失去孩子的父亲写了以下的帖子并散播流传；幸而对医院就医的人数没有什么影响。

"受害者的话。一念之错，遗恨无穷。"

"现有外国人在同兴（Tung-hing）街开办医院，声称诊金和药费全免，装出一片妇人心肠。但是后果极差。治愈者不过百中之一二，医死的却为数不少。人们隐瞒真相，不敢说出。我有一儿子，八岁，今年七月左腿上长了个大脓疮。我以为那是外科的疾病，外国医生也许能治好，于是便于本月十二日带了他去检查。我哪里知道，那个外国人没有仔细检查他的病患，就立即拿来一把刀片，把脓疮割开。我当下大吃一惊，但是还以为他会给一些药物或者开个处方，这样也许不至于太危险。

"但是他说我儿子不需要服药，只给了一些溶液来涂伤口。我无可奈何，只好回家去请教本地医生。他们说，这是复发性的恶疮，最忌用刀割。他们拒绝给他用药，我儿忍受不了剧痛，在十五那天断了气。呜呼！呜呼！

"脓疮并非重病，如果用药得当，健康不难恢复；错就错在误信庸医，牺牲了一条性命。言及于此，难免心如刀割。事后听朋友和熟人说，今年就有许多人有同样遭遇。因思自己已经受害，悲伤无法安慰；只怕别人也会同样受骗。这使我心中无法忍受，故此以泪和墨，书写此帖，但愿仁人君子，广为传阅，告诉人们不要贪图免费医疗，以免抱恨无穷。"

不过，就在1861年，另一个事件的性质就比较令人鼓舞。有一个病例的情况是，相当长一段时间内，一名男子全身表面长满数以百计的肿瘤，而且肿瘤的数量每年还在增加。在送到医院来求医的病例中，这也许还不算太特别；这家医院就是专医这样奇难杂症的。但是"米勒（Miller）医生给这个病例拍了张照片"。这肯定是摄影术在中国的第一个用例。

建立了一个新的基金来为某些病人供应食物。很难确定病人自备了食物，那是他们的亲戚朋友为他们做的，都藏在床底下！许多病人还没有痊愈就出院了，因为他们的亲友不愿意继续待在医院里，或者是他们的钱用完了。护理工作也是由这些未经训练的亲友来担当，除非是罕见的或重病的病例，由医生通宵守护的时候，才不需要他们。但是在1861年，由这个基金给与53.50元的数额，其中现金50元是每个病人一天费用的限度，15元可以用于雇请护士。这些护士从哪里来，是什么性别，并没有提及；不过显然是男病人适合请男护士，女病人适合请女护士。同样差不多可以确定的是，这些护士几乎没有受过什么训练。

在1862年，嘉约翰医生在医院报告中专门讨论了梅毒和吸食鸦片这两种疾病。吸食鸦片可以称为是一种疾病。这两种疾病在他诊治的病人中占了很大一部分。这两种疾病都是由个人自愿的行为引起的，并且"流行的势头很可怕"。梅毒不仅令人厌恶，而且"一旦染上，就永远不能从系统根除"，并且会由父母传给子女。吸食鸦片的后果比死亡更可怕，因为它给家庭带来毁灭和耻辱。"数年来的经验和观察使我相信，除了基督教之外，医治那些染有（吸食鸦片）毒瘾的人，唯一有效的方法是像欧美为酗酒者所做的那样，建立一些收容所。"

1863 年，嘉约翰医生第一次提出请求为医院迁移新址。"在目前的地点已不可能再找到地面以供必要的发展。"他提出两点建议，一是租一座大的楼房；二是"租借旧商馆邻近的空地，建造所需的房舍"。商业贸易从广州转移（到香港）造成房地产贬值，所以现在对实行以上两种方案中随便哪一种都是非常有利的时机。对于一个为有病的人而设的机构来说，其顺利的运作需要三个必不可少的条件；尤其是在较热的气候下，这些条件更显重要：（1）要容易到达；（2）通风和排水要好；（3）水的供应要充足。

"显然，在珠江边上，坐北朝南，建造得当的一座医院，可以完全满足这些条件。至今为止，（医院）仍停留在小规模，住宿条件也很不完善。如今中外交往迅速增加，目前看来正是一个合适的时机，应该增进这个机构的效率，它曾经施惠于千千万万穷人和患者，在打破千百年拒绝对外交往的坚壁中起过作用。疯人院、盲人收容所、济贫院和孤儿院，无疑都是这里将要建立的机构，但是都应该由基督教国家来引进。在未来许多年内，都不可能希望这里能建起（像纽约现在拥有的）那样气派的机构，但是花上区区几千元钱，在广州为一所很有发展前途的、永久性的医院打下一个基础，是首位的最有价值的投资。"

医学会花了相当多的时间来讨论嘉约翰医生的建议。作出了两项决定：

"由伯驾医生为此目的在波士顿筹集的永久性基础基金5000 元（这是 1845 年主张的数额），由于本医学会每年的需要而动用，已经减少，应予补足，使保持原额，仅支取其利息作医学会之用。医学会对扩建医院的计划经过一番讨论，作出决议，鉴于嘉约翰医生的报告认为医院现有的建筑已经不敷使用，本次会议认为建造一座新的医院在所必行，决定任命一个管理委员会，以拟定达成此目的的最佳方法。"这个委员会由此开始发挥功能，此后多年中它扮演着重要的角色。黄宽医生和另外两个人被指定来检查建成的建筑。

1864 年，嘉约翰医生报告说，"尽管目前还什么都没做到"，但正在全力争取通过中国当局取得一块许可使用的土地。这是一件长期而沉闷的工作。"由于中国房地产的所有权分属一个家庭的许多分支，所以要取得家庭中所有成员的同意就难免迁延时日。"

1865 年 11 月，医学会举行了特别会议，宣读了委员会的一份报告。"报告包括两项推荐。第一，是以 5000 元的永久基金投资于购置地皮，用来建造一所新医院；第二，是名为'孚泰行'的地皮，要价 6100 元，其中一部分地方在所有各方面都完全符合用于此目的。"经过提议和赞成，认可用基金的 5000 元购置这样一个院址，其余尚差的 1100 元取自各种基金。1866 年 1 月，委员会报告称院址已经购得；地契已经在南海知县的衙门签字盖章并抄录了副本。"这块地皮沿江岸长 82 英尺，深入内陆 420 英尺。① 包括地价和转移到医学会名下的法律手续费，整个费用是 6400.50 元。"这次会议还决定"现在库存的各项基金总额（约 2900 元），可以用于启动医院所需的各个建筑物，同时呼吁社会捐献更多的款项以完成它们。"

黄宽医生辞去金利埠医院的职位以后，这所医院多次易手。哈巴安德（A. P. Happer）医生于 1859 年 9 月掌管医院；至 1862 年 2 月，伦敦会的卡迈克尔（J. R. Carmichael）医生

---

① 原注：这个地区一直被称为穀埠（Kuk Fau）。

到来。但他只待了一年，就赴芝罘行医去了。一位私人开业医生多兹（G. Dodds）接过他的工作，干到1865年9月1日，才由嘉约翰医生接手管理。① 他的打算是用一套助理人手同时办两家医院——博济医院（中国医院）和金利埠医院——金利埠照常接受门诊病人，而把住院病人送到博济医院来。

1866年10月1日，新医院竣工交付使用。人们发现它"达到了所有预期的效果，是诊治病人的合适的地方。大楼设计完全不强调建筑的装饰性，造得很朴素，但是希望使用时能证明它适当地注意了必需的坚固性、通风和排水性能，也希望朋友们和捐助者们能从中看到建造者尽心尽力去满足一座永久性医院在这些方面的所有要求。作为一项临时措施，嘉约翰医生提议用现有楼房的一部分作为他和家人的住宅；但是希望公众的慷慨能使教士医学会拨款完成整个设计，现有的楼房只是其一部分。

"准备推荐给医学会的建造方案，虽然尚未完全确定，但是大致上准备在现有的大楼到江边之间再建造一座楼房作为医生的住宅；还要在后部建一座礼拜堂和一间药剂室，以便将现有的这座大楼完全供留医的病人住院之用。"

1867年4月，嘉约翰医生因健康问题被迫离开中国，这一年的其余时间里，医院被置于黄宽医生的管理之下；因此在那几个月时间内，医院的全体工作人员完全是中国人；而那一段时间内所作的外科手术数量比任何相同时期都多。这一年还有一个最令人鼓舞的现象，就是申请参加医学培训的学生人数增加了。随之而来的是黄宽医生在教育和医疗领域的重要地位也在增进。嘉约翰医生曾一再提到他的宝贵服务。

---

① 原注：王吉民、伍连德（Wong and Wu）《中国医史》（History of Chinese Medicine），229页。

1867 年，经过仔细考虑的补充建筑得以建成。包括一个礼拜堂、药剂室和一个临时病区。虽然是临时性的，但是由于当年已经抗住了两次台风，所以嘉约翰医生希望它们还能用上十年八年。礼拜堂也用作接待室，可以坐上两三百人。1869年，医生的住宅建成。"今后多年内医院都要由一个外国医生掌管，尽可能保证医院不受人员变化和在华外国人处境引起的事态波动的影响，是很重要的。"

说到在中国的外国人，嘉约翰医生报道过一所由香港的中国人开办的医院，完全没有外界的帮助。"这一做法表示中国人承认西医的医院比他们自己的优越；但是也表明他们能够按自己的方式管理这样的慈善机构，无需外国人的帮助。民族自豪感明显表现在他们完全不用外国医生，这相当自然，但是也显示出这一行动的深层目的并非出于真正的慈善，因而这个医院的成功也就不能保证。金钱实在是不能保证一个慈善事业办得成功和持久的，除非掌握管理权的人具有绝对诚实的品质和大公无私的动机。香港政府对这医院有部分监管作用，可能会尽力保证这医院办得成功；否则的话，它看来不会比它的创办者们更长命。"嘉约翰医生的方法是为中国人谋利益，使他们为博济医院的成功实实在在承担起责任来。在 1860 至 1870 这十年间，他们捐献了超过 4000 元。

二

"几乎所有对传教士的攻击都以这种或那种形式发自同一个多产的仇恨温床——土地问题。不管争论的是非曲直，表面上证据确凿，外国人总是错的。因为他们是外来的，是侵略者，他造的房子怪模怪样，让人看着不舒服，有邪气。而无论什么人，纵令是一个三四代同堂的大家族中名誉最不好的一员，诉苦说他失去了与生俱来的权利，他肯定能得到同情。这样，不考虑个人的轻率行为或性格的懦弱，公开攻击历史悠久的风俗习惯等等，在中国内地的传教事业中潜藏着多年生的祸根，它萌发出苦芽，发展到极端就是谋杀和残忍的暴行。所有这一切只触及外围工事，远未接近基督教的核心。"①

这是天津大屠杀前夕的精神状态，这次屠杀于 1870 年 6 月发生在这个城市。普遍相信是法国天主教的修女绑架或者购买儿童到她们的孤儿院，为了取他们的心和眼供药用。② 尽管这些当然都是不真实的，却起到了为某种目的服务的作用，给了中国人一个口实，来控诉可恨的洋人。天津受害比其他城市都严重，但排外的情绪在全中国都很强烈，广州也不能幸免。博济医院的工作在 1870 年能够继续，没有中断；但是在 1871 年，附近一些店铺被焚，医院大楼和嘉约翰医生的住所几乎被烧毁。这一年排外情绪高涨，来院就医的人数锐减。"自从下毒的流言传开之后，来就医的人数下降了；原来礼拜堂里挤满门诊病人的季节，现在减少了一半人。值得一提的是，在所有各种对外国人的指责中，没有一项是针对医院而来的；同时据我所知，也没有一例因（这里的）医疗造成病人死亡而被追究责任的报道。这从反面证明人们已经默默承认，医院以它的慈善性质引起了人民的好感，效果非常令人满意；因为如果要编造一些故事，说在众多的来院求医者中，有人吃了这里给的药粉或药丸后中了毒，那是再容易不过的了。"

有些以前在医院学习的学生，现在在乡镇上开业行医的，因为他们跟外国人有关系，也遭到了不公正的对待，其中有一

---

① 原注：宓吉（Michie, A.）：《阿礼国传》（The Englishman in China）第二卷，235 页。

② 原注：卜舫济（Hawks Pott, F. L.）：《中国史纲要》（A Sketch of Chinese History）174～175 页。

个人险些丧命。广州建立了一家本地人开的医院，拒绝接受外国人的捐赠。外国药物和疗法都不许采用，甚至外国人教出来的中国医生都被排斥。然而在 1872 年，到博济医院就医的病人，数量比以往数年都多。

1873 年，又建成了两个新的病区，使病区总数达到十四个。并且正在努力"鼓励有地位的人士享用医院提供的方便，只要愿意交一点很少的房租，就可以安排住单独的房间。租金是每月一两（1.40 元）。有三十多人享用这一特权，房租的收入为 51.20 元。为救济穷人而向有能力捐赠并受到鼓励这样做的病人募集的小宗捐款累计为 38.28 元。"1880 年建成了更多的病区，"大部分继续为缴费的病人所占用"，楼上的房间适合欧洲人，所以很抢手。

在 1877 年，安排了一个病区专门接收鸦片吸食者，接收了超过 250 名病人。"我们对这些病人出院后的情况所知甚少，但估计入院者中有三分之一是治疗有效的。"1881 年这个数字下降了，"今年内只收治了 36 人，其中有 12 人只住了不到几天就走了，放弃了押金，回去重拾烟枪。不管这个数字的下降是出于什么原因，毫无疑问的是，戒除这种恶习的强烈愿望在受害者中是普遍存在的。他们愿意尝试任何方法，只要有希望把他们从毒瘾的束缚中解放出来。所有人都希望采用舒舒服服没有痛苦的方法，也有些人愿意忍受可怕的方法；但是大多数人就是因为害怕这些方法而继续充当这种恶习的终身奴隶。多年的观察告诉我，中国人吸食鸦片的习惯一旦形成，在绝大多数情况下，肯定就会伴随受害者终身。有钱的时候作为奢侈品染上的鸦片烟瘾，到了贫穷的时候，甚至当了乞丐，仍然无法摆脱。因此，慈善家们的努力方向应该是设法阻止年轻人染上这种恶习。"

1875 年，嘉约翰医生向医学会请求辞职，回美国长期休

假。医学会接受了他的辞职，由长老会的卡罗（Flemming Car-
row）医生掌管医院。幸亏这段中空时期政治上相对平静，医
院的工作得以延续，没有被打断。但在1878年，时任海关医
官的黄宽去世，卡罗医生被指定为他的继任人。他不能同时担
任两个职务，于是从1878年10月至1879年1月嘉约翰医生
回到医院为止，这段时间内博济医院里没有外国医生。

这里应该扼要提一下医院这段时期做过的一些出色的手
术。1870年摘除了最大的一颗结石，重七盎斯四打兰，几乎
有半磅重；手术做了一个半小时。像这样的病例，数量在明显
增加。1859年是两例，而1870年是49例。"随着医院的名气
大起来，医治的病例可能不断增加。值得注意的一个事实是，
膀胱结石在中国的其他地方从未遇到过；在福州、厦门、上
海、宁波、汉口和北京的教会医院都从未有这方面的手术报
告，尽管有些地方的医院已经存在了二十多年。据迄今所知，
这种病只局限于广东省境内。福摩萨岛①上台南的马克斯韦尔
（J. L. Maxwell）医生在他那儿的医院里遇到过几个这种病例，
他亲自做过一次手术，曼森（Manson）医生也做过一次手术，
都很成功。"但是到1882年，"在本医院做过手术的669个病
例中，遇到了第三例（妇女）患这种病。她的父亲若干年前
就做过这种手术，所以这种病有可能会遗传。这一年还有另一
例妇女患此病来就诊的，不过她拒绝接受手术。"

1873年，一名男子被送到医院后几乎立即就死了；他是
在一家食肆受了伤。第二天一名官员被派来验尸，一名仵作量

① 译注：福摩萨（Formosa），即我国台湾岛。该词来自葡萄牙语，
原意为"美丽"。十六世纪中叶，有葡国商船途经台湾，船上航海者见
岛上山川雄秀，草木繁茂，便把这个岛称为I Lha Formosa，意为"美丽
的岛"。后来一些台独分子及某些西方人刻意使用"福摩萨"这个名称
以表达某种意图，是较晚近的事情。

了伤口的长度和深度，官员把一切都仔细笔录下来。"这是第一次也是唯一的一次在这个医院实行验尸。官吏们看来对任何人的死亡都不在意，除非是像这次这样，公开的、明目张胆的罪案。"这里说这是第一次也是唯一的一次验尸，应该是错的。1842年，浩官就因为一宗验尸事件引起的麻烦，不愿意出租他的商馆。所以这一次显然是第二次了。

在中国第一次尝试摘除子宫肿瘤是由嘉约翰医生于1875年施行的，"但是由于有粘连现象，所以手术没有完成。这个病人腹部被切开后仍得以康复。首例完成的手术，据我所知是1875年在香港由扬（Young）医生施行，但并不成功。除此之外，到现今1880年为止，再没有什么真实可靠的病例了。希望在未来岁月里，会有数以百计患有这种唯有用外科手术才能治愈的病的妇女，能像生活在英格兰和爱尔兰的众多妇女一样，得到成功的救治。"然而卡罗（Carrow）医生在1876年的报告中提到两例子宫瘤的手术；而1877年则有四例。其中1877年这四例手术，有两例成功，两例失败。

1875年7月1日，嘉约翰医生列举了他这一天所作的手术：以显示这个医院一天的工作量有时可以达到——

1. 两例摘除白内障手术
2. 一例膀胱结石切除手术
3. 一例因癌症切除眼球
4. 一例瘘管手术
5. 一例因皮肤肿块而割除包皮
6. 一例软性白内障手术
7. 一例取出大腿内坏死骨头的手术

在1880年医学会的会议上，奈伊（Gideon Nye）宣布他从黄埔圣殿基金（Whampoa Bethel Fund）获得每年300元的拨款。"我可以补充说"，他作为该基金会信托委员会的主席说："我拨给这笔基金的愿望和目的是把它单独分出来，当作一笔为特别危机准备的款项，而不要把它当作总收入的一部分，那是应该取自当前和历年享受着医院特权的外国人和中国人社会的。可以作出一个规定，使嘉约翰医生可以在他自己判断需要的时候，增雇助手和增加物资设备，以应付海港频繁的运输过程中发生的事故，而无需从他的其他资源取得追加援助。这样就可以避免过多地动用他自己的力量，以致影响他为扩大医院的作用运筹帷幄。"黄埔圣殿基金持续到1901年才撤销。

对于在美国待了三年后刚刚回来继续工作的嘉约翰医生来说，这是一个迎接他归来的好消息；毫无疑问，他对于回来是很高兴的。"我离开三年后，刚刚回到广州，就受到欧洲人和中国人一致的热诚欢迎，这使我非常感激。同时我也非常满意能够重新从事教士医学会的慈善工作。作为这个医学会的一名工作者，开展它美好的工作，跟那些正在给予中国人宗教和教育的高尚人们交往，这是一种荣誉，能够很好满足一个普通人的理想。宗教和教育能够把中国人提高到远远超越他们现在的地位。至于讲到形势发展的趋势，只要提一下不断增加的学医学生人数，提一下广州新建立的两家药店，开设了几个诊室供外国牙医开业，以及医学书籍销售的情况，这些都足以说明问题了。

"这次重新执掌医学会医院，我的愿望是提高它的效率，使它更接近西方医院的标准。当然，主要的障碍还是缺乏足够的资金。跟西方的医院比起来，这家医院是按照极端节约的原则经营的。在纽约市，一家与重要教派联系的医院在成立十周年的时候报告说，他们治疗了672名住院病人，而那个医院的年度费用是35000元。只要有这笔钱的三分之一让医学会的管理委员会来支配，我们这个医院就将进入一个慈善工作大大扩展的新时代。

"为了达到使医院更有效率、更令人满意的目标，有几件事是需要做到的：（1）纯净水的供应；（2）改善排水功能；（3）培训男女护士；（4）现代的内外科医疗设备；（5）改善食宿条件。这些事项中有几种已经开了个头，只要手上的条件允许，医院的宗旨是要使中国人得益于西方科学发明在防病治病方面的最新进步。"

尽管广州的爱育堂（Oi-Yuk-Tong）诊所和香港的本地医院的建筑更大，可以自行支配的钱更多，这两家医院甚至都没有试图要去做博济医院正在做的事。

1880 年，嘉约翰医生谈到迫切需要更好的卫生措施和传染病的隔离工作。"对于防止传染病的蔓延和减少瘟疫的破坏，不仅什么都没有做，而且人们完全漠不关心。为了唤起人们对这个重大问题的关注，正在编印一本有关卫生科学的手册；希望日本在建立卫生学校和打造卫生教育方面的榜样可以对中国的统治者产生一些影响。"

1882 年，赖马西（Mary Niles）医生来华，1885 年她掌管了医院的女部。她是协助嘉约翰医生工作的第一位西方同事；而关约翰（Swan）医生要到 1887 年才成为他的助手。他们的工作将会在另一章里讲述。

时局动荡不安。1883 年 9 月 10 日发生了一场动乱。关于跟法国人战争的传言使到医院求医的人数大大减少。这种状况延续到下一年。但在博济医院庆祝它第一个五十年的时候，广州还算平静。庆典在 1885 年 12 月 31 日举行（没有在真正建院的日子举行庆祝，是因为嘉约翰医生当时不在）。庆祝会上有一个很有意思的节目，就是宣读伯驾医生的来信；自从郭雷枢于 1879 年去世后他就担任医学会的主席。伯驾医生的信是

1885 年 9 月 29 日从弗雷明汉寄给老谭约瑟（J. C. Thomson）医生的。

亲爱的先生：

您 5 月 26 日寄往纽约给我的信，我已经在帕克别墅收到。您提醒自从眼科医局开办以来，五十年的时间很快就要过去了，令我感受殊深，非我现在的能力所可表达。从一个单独的病人开始，到我结束与医院的关系时，在它的记录里留下了 53000 的数字。

1835 年 11 月 4 日是我在广州开办眼科医局的日子。所有的赞美和感谢都应该给予可敬的救世主耶稣基督，千百万人过去、现在和未来会通过教士医学会认识到他不可言传的神性。我再没有什么要补充的了。

您非常忠诚的

（签字）伯驾

管理委员会主席纪好弼（R. H. Graves）医生把这次庆祝的内容说成是在中国开展医学传教工作半世纪纪念，认为这是一个很值得纪念的事件，因为它标志着现代传教史上的一个时代。嘉约翰医生在报告中回顾了这一时期完成的工作。接着，皮尔斯（T. W. Pearce）牧师发表了一个演讲，摘录如下：

"我要在这里充当一个独立证人，证明这个医院在中国人中间工作的功绩。六年多以来，我一直有机会去观察和判断，并且不限于在广州，而是遍及全省所有能想到的地方。我的观察和体验得到一个结论，是我渴望非常强调地讲出来的，那就是：在西方慈善事业为中国人的福利采取的所有方案中，教士医学会聪明地把手段和目的结合起来，是最佳的方案。我今天还要说，外国人为中国人谋福利的各种方案中，没有一种是执行得比这更为有力、更为热情，也更为无私的了。也许我们还可以更进一步说，没有或者很少有别的方案在减少人类所受的痛苦方面能够以这样大的比率获得成功。

"外国人开办的医院有助于打破偏见和恶意的屏障，同时为西方的科学和发现开启了通衢大道。广州教士医学会在消除相互的误解，改善外国人与中国人关系方面起着不容低估的作用。医学会贡献了涉及各分支的各种医学书籍，传授给中国人内外科医学的理性观点。让患病的人更长久地体验到对他们的恩惠，会使本地人这方面认识到，发自基督教博爱精神的行为是怎样的。

"在中国比在别的地方更要注意，跟人们打交道时，要在他们面前明明白白地摆清楚事实和做法，这样才能在他们头脑里尽量造成有说服力的、持久的印象。这个医院就是一个明明白白的事实，它的效果胜过任何雄辩。中国人写文章说话都喜欢用画面式的描绘。这个医院就是一个他们长期观看的画面。它为外国人信仰的某些东西，也为他们跟中国人交往的某些动机，提供了视觉的证据。它显示来自西方的人们希望像兄弟一样对待四海之内的人，并且给予那些需要的人以兄弟般的同情和帮助。

"嘉约翰医生不需要我的表扬，但是我们必须把他看作是整个教会医院的一部分，医院如果没有了他，看来就会变得有点像一个不同的地方了。我相信你们大家一定都庆贺嘉约翰医生安全回到中国，而且跟我一起祝愿他可以有许多的岁月来开展这一项现在已经跟他的名字紧密相关的工作。"

三

博济医院的第二个五十年跟第一个五十年一样，风波不断。唯一不同的是，医院已经脱离了它的襁褓期，成为一个已经确立的实体，并且已经建立了显赫的名声。回顾整个百年的历史，几乎找不出一个时期是可以称为和平岁月的；只有1930年算起这几年，也许好一些。一场战争刚打完，另一场战争又开始；要么就是排外的骚乱，不是为这个理由就是为那个理由；气氛永远动荡不安。

但是医院一直办了下来，始终在为上门求医的男男女女服务。1891年长江流域发生重大动乱，影响也波及广州，但没有引起严重后果。从这时候到1895年与日本的战争之间，发生了一场可怕的淋巴腺鼠疫大流行。1900年，北方的拳民起义影响远及广州，以致有两个月时间医院一直忧心忡忡，几乎所有的中国助手都离开了。总督李鸿章和美国领事麦克韦德（Robert McWade）都对恢复秩序施加了影响。前者发出了"特别保证，受雇于医院的所有人员会受到保护"。

1886年之前，在中国不同地方的传教医师从未以任何方式聚集到一起。在上海的文惠廉（Boone）医生倡议组成一个传教医师协会（Medical Missionary Association）。该会就在这一年成立，嘉约翰医生任主席，并任编辑两年，负责《中国教士医学会会刊》（Medical Missionary Journal）；这份杂志在1887年3月出版了第一期。早在1868年，他就开始出版一份报纸《广州新报》。"这是一份单页的周报，大小一英尺见方，单面印刷，上街售卖，每张一个小钱。从财政上来看，它是不成功的；但很值得疑问的是，出版者是不是有意如此。"①1884年，他开办了一份月刊，叫做《西医新报》（The Western Healing News），虽然发到第八期就停刊了，但是这样一份技术

---

① 原注：《中华医学杂志》（Chinese Medical Journal）1935年4月，372页。

性杂志出现得这样早，当然是令人惊奇的。①

协会和刊物的创办，是前进的一大步。广州的传教医师们不再跟现在已经散布在全中国各地的同事们孤立地分离开来。通过杂志这个媒介，他们可以读到各种新鲜有趣的事情和全国各地汇集并讨论的一些问题：例如，膀胱结石在广东这样普通，而在别的地方却很罕见。文惠廉医生在第一期的发刊词中说："创办一份医学会刊，是我们前进的一大步。有了我们这份高质量的刊物，我们现在就是拥有了一个喉舌，我们可以用它表达我们自己的思想，报道我们的工作，使我们能够收集不断增加的大量经验和观察结果，以利于我们自身和整个世界。"嘉约翰医生担任编辑期间，每期都在杂志发表一篇文章。他在1888年末辞职后，这个职位由汕头的莱尔（Lyall）医生接任。不过嘉约翰医生继续寄来有价值的文章投稿。

1890年5月，他和老谭约瑟医生、富马利医生一起，出席了在上海举行的医学大会。这次大会提供了一个机会，使许多传教士第一次聚首一堂。他宣读了两篇论文：一篇题为《传教医师与医学专业的关系》，指出医疗人员是多么适合在传教领域服务。论文也以一定篇幅谈到社会丑恶现象和吸食鸦片的问题。另一篇论文题为《培训医学学生》。老谭约瑟医生提供了三篇论文：《中国药物学及其对传教医师的价值》、《结石病在中国》和《本地的医术和开业医生》。

"这个时期最重要的大事之一就是在1887年组建了中国传教医师协会，嘉约翰医生是这个协会的首任主席。这是在中国建成现代医学的一个重要因素。对医学传教活动的价值和地位，最后的、也是最有说服力的证据就是1932年中国医学会

———————

① 原注：叶芳圃（Ip Fong Po）：《嘉约翰医生传》（Biography of Dr. Kerr）。

(The China Medical) 与全国医学协会 (The National Medical Association) 合并为中华医学协会 (The Chinese Medical Association)。这是教会机构与国家机构联合的极好典范,是'国际主义友谊在科学上的美好事例'。这是一个全国性组织,有一个建立在各医学传教会之上的理事会,协会的中国主席是这个理事会的一个成员。这个理事会有一个专管医学传教会的部门,半年一度召开会议。伯驾、嘉约翰和别的高尚的人们,他们在神的引领下,高瞻远瞩;他们的工作进入了多么美好的一个全盛时期。"①

1888 年举行了庆祝典礼,纪念教士医学会建立五十周年。虽然在一年前曾有过决定,以启动"创办广州疯人院"的计划作为对这个日子的庆祝,但是这方面没有任何动作。看来只有嘉约翰医生一个人在关心这些不幸人们的悲惨境况。

在医学会周年纪念日之前一个月,伯驾医生于 1 月 10 日在华盛顿逝世,终年 84 岁。"我们要为他对苦难人类和对基督教布道事业的杰出服务,永远铭记对他的高度评价;他创建了这个医院和医学会,他多年如一日地辛勤服务,他大力支持欧美各地医学传教会的事业,他毕生致力于这种特殊形式的基督教慈善工作。我们亲自见证了使他成为一位杰出基督徒的多种高贵品质;见证了他作为内外科医生的高明医术;见证了他作为政治家和外交家的能力与忠诚;也见证了他对所有形式慈善事业的热心与同情。我们为医学会蒙受的损失而痛惜,它失去了它的主席,也失去了半个多世纪以来他的名字所给予的威望。"

伯驾去世后,嘉约翰医生成为主席。他担任这个职务直到

---

① 原注:《世界传教评论》(Missionary Review of the World) 1935 年 2 月,谭约瑟 (J. Oscar Thomson) 医生:《中国医疗工作百年》(A Century of Medical Work in China)。

1899 年辞职为止。

1887 年，一例天花病人被送到医院。一位外科手术助手传染上了这种病。因此弄了一艘小船，病人就由船长护理，嘉约翰医生在需要时去诊视。1888 这一年是个多病的年头，先是天花流行，接着又是霍乱，还有长时间的发热症。这加重了其他的疾病，以致做手术的时候变得更危险也更令人担忧。1893 年，斑疹伤寒性质的热症大发作；而 1894 和 1896 两年，淋巴腺鼠疫两度发难。没有精确统计的死亡数字，但是据估计 1894 年死的人多达十五万。对瘟疫的恐惧影响了来医院就医的人数，因为有许多人逃离了城市，四乡的人也不敢进城。除了对疾病自然有的恐惧之外，还有谣言传开说香港的外国人野蛮地对待染了瘟疫的中国人。中国人相信，他们"只要闻不到恶臭，就不会染病。我曾经见过一些人拿布或者花生米之类的塞住自己的鼻孔。这样当然就造成要用嘴巴来呼吸了，这样做的害处他们一点也不知道。不过，大多数人更喜欢用一种小小的'香囊'（一个放了香料的小布袋）。于是就有人编造出这样的故事说，这些'囊'是外国人散发给信教的中国妇女的，她们再送给别的人，一闻，就死了。这样做是为了拿到人的脑子去做药。结果两个外国女医生被用石头砸。一位外国女医生被拖到垃圾堆里，用有鱼鳞的脏水往她身上泼。一位海关工作人员救了她。另一位被一个信教的中国人和他的妻子所救。他们把她拉进自己家里，抵挡了暴民一个小时，直到外国人的救援到来。总督不得不命令停止一切施药行动，就连嘉约翰医生的医院也受命停止了施药。

"但是时疫还是有增无减。然后又有人造谣说，外国人没有病死的，是因为他们在只有中国人饮用的水源里下了毒。因此，他们不让任何外国医生诊治病人。但是当他们发现在一个外国人那里看病的人有十三个被医好，而到（中国）医生那里看病的只有一个人被医好，他们就渐渐得出结论，也许粉刷一下疫病污染过的墙壁、消毒一下发臭的阴沟、让外国医生来帮助他们，给他们一些指点，是一件好事。""瘟疫刚刚消退"，富马利医生写道，"我们就获悉日本对中国宣战了"。①②

那时候还不知道老鼠跟这种疾病的蔓延有关，各种各样防止传染的措施都很少奏效。香港的两位医生，北里（Kitasato）和耶尔森（Yersin）③，在几年后各自独立地发现了这种病菌。

嘉约翰医生和赖马西（Nyles）医生在瘟疫期间日夜操劳，却没有染上疾病。他们租用了一艘小船，停泊在江里，充当他们的"隔离病院"。在这个临时凑合的医院里，共医治了24例患者，但只有十个人康复。只有一个女人协助他们工作，很难再找到别的助手。"这名妇女在这年的早些时候（瘟疫发生在五月）曾由赖马西医生为其做过卵巢切开手术；她负责照料女病人。另有一个在医院当苦力的男人负责照料男病人。很遗憾，他染上了病，死了。"

医院设备的各种改进一直在进行。1891年在礼拜堂北面的各病区上加盖了二楼，建成了四个新的病区。1896年改建了一个病区，加盖二楼。有一个房间布置成外科手术室，为消毒防腐作了安排。这个手术室一直使用到1935年迁入新的大

---

① 原注：富马利（Mary Fulton）：《既然》（Inasmuch），66～67页。

② 译注：1894年8月1日，中日双方相互于同日向对方宣战，中日甲午战争爆发。

③ 译注：耶尔森（Alexandre–Emile-John Yersin）（1863—1943），法国微生物学家。耶尔森出生于瑞士，1894年发现鼠疫杆菌（鼠疫巴斯德氏菌，又称鼠疫耶尔森氏菌）。日本的北里柴三郎（Kitasato Shibasaburō）〔1853—1931〕也几乎同时在香港作出同一发现。1886年起他在巴黎巴斯德研究所工作。1895年制成治疗鼠疫的血清。曾在广州创办巴斯德研究所分部。

楼为止。两个房间布置好供欧洲病人使用。医院的效率由于有这些补充，得到大大增进。1898 年，加建了洗衣房和浴室。次年，五座主要楼房的二楼与外科手术室之间全部建起了游廊，连接起来。1900 年，医院东面的房屋扩大了，以便厨房、仓库，和仆人生活区可以迁到那里，享有足够的空间。1901 年，医院里开始有电灯。

一些中国朋友慷慨解囊，筹集了购买的款项；一台 X 光机及其配套设备在医院投入使用。这是医院非常需要的设备，拥有这台机器不但使医生们感到非常满意，也使中国人非常满意。"许多人跑来看伦琴射线揭示的奇观。医生们则有资格作出评判，有一位以前曾在柏林当过伦琴教授的学生的，宣称他们在这里见到的操作比他们在此之前见过的都好。" 1896 年，医院收到一件很好的礼物，是一套用于碎石洗出术的外科仪器；是由仪器的设计者医学博士福布斯（W. S. Forbes）教授和另外十一个人赠送的。1897 年，分出了一个特别的眼病室，以便白内障患者可以躺在床上做手术，并且留在那里几天不受打扰。根据经验，发现这种绝对静养的做法，比之那种把老年患者从一个病房转到一个病房的做法，是一大改进。

与此同时，医院做了更多困难的手术。施行了第三例成功的卵巢切开手术。另外，林安德（Andrew H. Woods）医生在1900 年为一个病人摘除了甲状腺，这是本医院第一次做这种手术。"1898 年，在大量中国人来求医的日常工作中，有一个变化特点，就是通常称为事故的病例数量增加了。枪伤、刺伤和由火药爆炸或煤油着火造成的严重烧伤等，变得很常见；我们诊治的最严重病例中，有些就属于这种性质。"在 36 个病例中，除了两例之外，都康复了。

越来越多的病人有愿望为得到的服务付钱。"情况表明，中国的有钱人愿意付钱的那一天正很快地来临；他们不仅愿意为自己获得的服务付出公平的补偿，而且愿意支持为众多穷人治病的工作。虽然现时的倾向是使传教工作，特别是医疗工作在更大程度上自力更生，我们也一直在朝那个方向努力；但是过去一年中，医院工作的慈善性质这方面仍然恰当地延续着。需要帮助的穷人一直受到欢迎，大量病人得到免费医治，常常还为病人提供食物和衣服。""凡来求助的人，没有一个因为付不起钱而被拒绝的；相反，我们认为对富人和环境舒适的人们扩大慈善工作是不明智和不必要的。"

四

从开始办医院起，就不仅强调要医治人的身体，而且强调要使人们获得基督教知识；伯驾在这方面的艰苦劳动并不亚于他为病人的健康所作的努力。嘉约翰医生同样很关心使中国人认识和相信基督的教导。这样说也许不至于太笼统：在医院里举行的宗教仪式达到的人数，要大于那些健康得到恢复的人数。

嘉约翰医生接管医院四年之后，1859 年，美国长老会的丕思业（C. F. Preston）① 牧师接管了福音传教工作。星期日的仪式和每个诊病日的仪式由他负责。住院病人每日的仪式由嘉约翰医生负责。不过到 1873 年，丕思业先生每星期也负责住院病人两天早晨的仪式。那年给一个人施行了洗礼。一位华人福音传教士宋宜道（Sung Ito）给门诊病人讲道并主持其他的仪式。许多人显然有兴趣听讲，也有很多人无动于衷。不过他们还是忘不了在医院听到的东西，因为嘉约翰医生富于感染

---

① 译注：丕思业（Charles Finney Preston）（1829—1877），美国北长老会教士。1854 年来华，在广州传教。1877 年卒于广州。

力的基督教精神，以及病人们目睹他亲手完成的、实实在在的出色工作，起到了重要的作用，教育他们去认识另一位更伟大的"医生"。他们常常回来要多听一些嘉约翰医生和丕思业先生宣讲的美妙的东西。丕思业于1877年去世；他的福音传教工作传到了香便文（B. C. Henry）① 牧师的手上。香便文（B. C. Henry） 同属长老会，自1879至1884年为管理委员会的成员。

1881年，收到一笔1500元的匿名捐款。追踪查询很快就获悉捐款人是威廉斯（Wells Williams）先生；目的是对丕思业先生的长久纪念。1883年建成了"丕思业纪念礼拜堂"，耗资4500元。其中还加上收到的长老会和中国第二长老教会赠款各500元；其余的2000元有医学会的基金补足。"这座建筑物包含在楼上的一个大厅，亦即礼拜堂，可以容纳七百人就坐。底层是一间门诊病人的接待室、一间外科手术室、一间隐私检查室、一间配药室和一间医科学生的学习室。礼拜堂于9月20日正式向公众开放，举行宗教仪式。委员会还高兴地宣布，费城的一个教堂赠送了一口大钟；一架风琴也正由美国运来，已在途中。"钟和风琴都在次年运到。但是纪念丕思业先生的铭牌则到1887年才完成。

"丕思业纪念礼拜堂的竣工，大大方便了我们去指导那些对宗教的事情感兴趣的人们。日常早晨的礼拜仪式一直保持着；诊病日门诊病人的礼拜仪式也照常进行。除了传教士之外，两个书贩和几个传经妇女也经常访问各病区，对那些渴望

---

① 译注：香便文（Benjamin Couch Henry）（1850—1901），美国北长老会教士。1873年来华，在广州传教。著有《基督教与中国》（The Cross and the Dragon）、《岭南记》（Ling-Nam：or, Interior View of Southern China，including Explorations into the Hitherto Untraversed Island of Hainan）等书。

得到指导的人给予特别的指导。这一年，病人中有十个人接受了洗礼；照料病人的人和在医院各处工作的人员中有六个人接受了洗礼。还有几个其他人申请了接受洗礼。许多人回家后就表明完全相信基督福音的真理，希望成为基督教徒。这一年中，大约有五千本书和圣经选段提供给了病人们。"

这座礼拜堂在 1934 年被拆除，以空出地方建造新的医院大楼。

1884 年，由第二长老教会的牧师关来（Rev. Kwan Loi）负责管理宗教工作，助手是两个中国的传教师；还有香便文牧师，负责主持两个早晨的礼拜仪式，直到 1897 年为止。关来的管理延续到 1891 年，由司徒南达（Sz To Nam Tat）接替。医院的书贩和传经妇女极为忠诚，他们得到长老会与浸信会的女士们帮助。"所有病人，连同亲友和仆人，都应该参加早祷告。"

"这种设计意在通过赢得那些想解除肉体痛苦的人们友善之情，以利于基督教真理的传播。传教士说出来的是善良的语言，医生做出来的是善良的实事，两者相辅相成。上帝话语中的真理促使人们的头脑进行新的思考，他们的注意力从身体的痛苦转向福音中告诉他们可以得到的永无止境的幸福。给那些能够阅读的人提供书籍，也帮助了他们度过许多难熬的时间。"

1887 年 4 月，嘉约翰夫人为住院的年轻病人开办了一个学校。一位传经妇女当她的助手，有八个孩子入学。第一年结束的时候，一名女生进了真光女校，四个男孩进了金利埠的寄宿学校。第二年收了 137 名学生，其中七人加入了教会。1895年男生部的人数空前之多，大部分是二十岁到四十岁之间的男人。七个人加入了教会，还有两个也准备参加，但由于家人强烈反对而作罢。管理女生部的黄夫人，几乎从一开始办学校就负责这个部分，这个女人在基督教方面有很强的影响力。这个学校在医院的发展中标志着一个重要的进步，它为那些身体状况能够参与的住院病人开启了一种新生活。

"当医疗工作的作用能达到消除偏见、启发人们的心智去对待那些决定灵魂永久命运的崇高真理时，医院的价值之增加是无法衡量的。为传播宗教真理，采取的办法有日常的讲解圣经选段，加上歌唱和祈祷，安息日的礼拜，到病房探访病人并且带去合适的书籍。病人中几乎什么时候总有一些是基督教徒，这些人对同病区的病人会产生有利的影响。他们之中那些能读书的人可以给大家朗读，以度过沉重而漫长的时间。"

第十章　赖马西医生和富马利医生

赖马西（Mary West Niles），1854年1月20日出生于威斯康星州，她的父亲是当地一位"家庭传教士先驱"。她在那里只生活了五年；五岁的时候她外祖父去世，他们就举家迁回了纽约的科宁，父亲当了长老会的牧师。她在谈到自己的童年时曾说，"祖母和曾祖母跟我们住在一起，他们都以基督徒的温柔可亲性格和虔诚的生活在我幼小的心中留下深刻印象。"她十二岁的时候加入了教会。1875年她二十一岁的时候，毕业于埃尔米拉学院（Elmira College），此后三年，他在纽约的公立学校教书，同时也从事传教工作。但是在1878年，她开始在与纽约妇儿诊所（New York Infirmary for women and children）有联系的妇女医学院（Women's Medical College）学习，并于1882年从该学院毕业，获得医学博士学位；同期获得埃尔米拉学院的文学硕士学位，1917年又获得法学博士的荣誉学位。

她在为盲人学校明心书院（Ming Sum School）所写的传单中没有讲明她是否为了到中国来当传教士这个明确目标而开始学医的，不过，在她完成学业之前她就已经作出了决定。1882年8月，她被长老会海外传教会（Presbyterian Board of Foreign Missions）任命为派往广州的传教医师，做好了前往中国的准备。斯图本（Steuben）当地【包含科宁与霍耐尔（Hornell）两个城市】的长老会把她视为他们特别的"战斗英雄"，承揽了她的财政支持。他们的祈祷和爱心跟随她度过多年服务中的重重困难。在她来华二十五周年的时候，他们还给盲人学校赠送了一架钢琴。

她在 1882 年 10 月 19 日抵达广州，开始时与那夏理（Harriet Noyes）小姐在真光书院同住，并在那里开始学习中文，在空余时间也协助嘉约翰医生做一些工作。1883 年嘉约翰医生被迫退休赴香港的短时间内，赖马西医生、老谭约瑟（J. C. Thomson）医生和韦尔斯（Wales）医生负责管理医院；赖马西医生分管医院的女病区。"病人们喜欢有跟他们同性别的医生，好处是比较容易使之了解自己的病情。中国比较上等阶级的妇女宁可忍受疾病带来的大量痛苦，而不愿接受现代医学诊断和治疗疾病所需要的一切。大多数家庭中女性成员的深深的无知……羞怯和与世隔离，为这位女医生在中国开启了一个无限宽阔的领域。她把必需的身体耐力和道德勇气与献身精神结合在一起，无私地从事着她的职业。"

这一年使用器械接生的病例据报告有四起；其中有三例是由赖马西医生施行的。其中最后一例的孩子得救；母亲开始阵痛仅二十四小时，嘉约翰医生就赶到了。其余三例中，有一例痛了四天，一例是三天，还有一例两天。下面摘引的这段描述生小孩的文字，可以作为一个例子，说明那个时代普遍的情况以及中国妇女承受着多么可怕的痛苦。"我（嘉约翰医生）在 11 月 8 日被召去看一名在产前阵痛中的妇女，这是她第一个孩子。她痛了已经有八天；她已经筋疲力尽，说着胡话，但是还由护士扶着坐在那里。她体内胎儿的头骨已经被接生婆弄破，而钳子滑脱了。我因此不得不打开头部，去掉脑子，用钩子把胎儿拔出来。……她体内的东西已经开始腐败，散发出极其难闻的气体。那种恶心的场面难以用言语形容。但是已经太晚了，不但没可能挽救生命，就连减轻痛苦也做不到，因为这可怜的女人处于谵妄状态，已经感觉不到痛苦了。几乎每一年都有上述这样的病例发生，我被召去的时候已经太迟，做手术的唯一作用是向人们展示，我们有一套方法能够解决问题，如果及时来找我们的话，很多时候可以保住母亲的生命，有时候母子都可以保平安。"赖马西医生在1883年给一个死于卵巢瘤的妇女做了尸体解剖。她也曾经协助过一次成功的卵巢切开手术，那个女病人在医院留医两个月之后得到康复。

在1885年1月的医学会会议上，老谭约瑟医生推荐赖马西医生为医院的女医师。他的推荐极具说服力，医学会立即就接受了，因为"这不仅可以增进医院的效率，而且可以减轻一点老谭约瑟医生的繁重负担。如果像我们希望的那样，有更多的女病人来就医，就会需要更多的食宿条件。"如属需要，医院获准用300元款项来建造新的病区。

她不仅负责照料医院里的妇女，而且在十三行街一座属于长老会的房子里开办了一个诊所。从1885年2月到10月，这个诊所每星期开诊五个下午；但是十月份以后，每星期只开三个下午了。一个房间专门用作礼拜堂或候诊室。一名传经妇女在这里跟等候看病的女人们谈话或念书给他们听。然而，尽管赖马西医生认为会有更多的妇女利用这个机会来找女医生看病，这个诊所的结果却令人失望。她应邀出诊很多，但妇女还是很迟疑，不能及时请医生看病。有一个女人，在赖马西医生到达的时候已经死亡；她是死于分娩，甚至在请赖马西医生去看的时候，她就已经死亡四个小时了。另一个已经非常接近死亡，医生还在路上，病人就已经断气了。第二年，她有一次赶了四十英里的路，其中有一段路是坐轿子，但是赶到的时候病人已经死了。

十三行街诊所的就诊人数在它存在的三年半时间里一直不多；到1888年6月，就关闭了。富马利（Mary Fulton）医生在同德大街也开设了一间诊所，不过这个诊所离医院很近，这样妇女们也不至于没个地方可去。一个令人鼓舞的现象是求助于医院的妇女人数越来越多。五十四例产科的出诊请求得到回应，其中许多都太迟了。"这些病例中的死亡，不仅由于未能适时地寻求有能力的帮助，而且也由于未能遵照医生的吩咐做好后续的照料工作；还有就是分娩前受到接生婆不当措施的伤害，或者分娩后受到亲友或本地医生不当措施的伤害。"

到 1889 年，可以肯定的是，赖马西医生通过家庭访问，正在造成巨大而良好的效果。"赖马西（Niles）医生应邀上门为家属看病，已经遍访了居住在广州的几乎所有高级官员的家庭。医疗技术就这样被用来打开原来对基督教紧闭的大门。"①

1890 年她回美国作非常必要的休息，在此期间富马利医生在医院的女病区协助工作，直到她于 1891 年 1 月回来。赖马西医生在九月回到中国，在医院工作到 1897 年再次赴美，逗留两年后，于 1899 年回来时，辞去了博济医院的工作。她第二次离任休假时，仍由富马利医生代管女病区，使这项重要的工作得以继续，不致中断。

统计数字表明，在 1896 年，嘉约翰医生出诊 145 次，上门为男病人看病；而赖马西医生出诊 508 次，上门为女病人看病；其中应有一半以上是生小孩的病例。到 1894 年，据记载"女医生上门出诊已经成为医学会工作中最重要的部门之一。本地医生并不掩饰他们对产科一无所知，事实上也从来没有人请他们去看这样的病例；除了把把脉之外，他们什么也帮不了忙，只有把痛苦无助的产妇留给同样无助又无知的人去照顾；这个事实表明技术协助在所急需。这项医疗服务的数量逐年增长。医院的报告表明，1884 年求助的有 6 例，1885 年为 13

---

① 原注：《华南传道会史》（History of the South China Mission）68 页。

例。今年我们的报告是 162 例。"

1892 年，医院接收了首例需要做剖腹产的病人；医院报告中对此作了详细的记述。另一名妇女在难产七天后才送来医院。赖马西医生写道："产科的活儿是我干过的工作中最难受的。这些病例占用我的时间比任何别的病例都多，而且常常要在深夜或者最不凑巧的时间出诊。到马涌（Ma Chong）① 去一路上要乘小船，然后又要坐轿子。回程则坐客船。这意味着要度过一个累人的长夜。吴夫人去过石头村（Shek Tau village）一次、南岗（Nang Kong）一次，去过路头（Lu Tau）两次。每一次旅程都要花去一天中最好的时间。街上的大门晚上很早就关了，而且关得特别严实，所以天黑以后如果有人来求医，几乎一直都要我跑去开门，由此造成的延误常常是最令人难受的。这个助手，吴坤夫人（译音）（Mrs. Ng Kwan），又忠实又能干，在所有工作中一直是我说不出的慰藉。如果一名医学班的学生能有一个传教医师一半的用处，我们就会觉得遭遇过的所有麻烦都得到了很好的回报。"

医院女子部这位可贵的助手是医科学校的毕业生，她从 1890 年至 1896 年末协助赖马西医生工作，后因健康状况明显恶化，使她不得不离开。"她一贯极为忠诚，工作不知疲倦。她总是争取轮值去照料非常困难的病例，而且每次都处理得法，值得称道，往往还具有独创性。"

赖马西医生离开博济医院是为了进入一个更重要的领域。"1889 年，人们从垃圾堆里捡到一个流浪儿，送到医院来医治。当救人者发现这女孩失明的双眼没有治愈的希望时，想把孩子送回垃圾堆去；但是赖马西医生说，'你把她留在我这里

① 译注：马涌，在今广州市海珠区内。另一可能的地点是"麻涌"（英文拼写相同），在东莞县（今东莞市）境内。

吧.'于是盲童学校就这样开办了。不久，人们就救了四个失明的小女孩，他们被送到嘉约翰夫人的医院学校，教她们怎样记忆。"① 赖马西医生 1890 年回美国时，嘉约翰夫人负责照料这些小女孩。在美国的朋友们听说了这些女孩的悲惨境况，纷纷解囊相助；赖马西医生回到广州后，很快就雇请了一位丹麦女士奈鲁普（Nyrup）小姐来照料她们。一位在巴陵会育婴堂（Berlin foundling house）受教育的盲教师被请来教她们盲文和编织。起初在河南租了一幢本地房子做学校，后来在澳门。四年后，奈鲁普（Nyrup）小姐因健康上的理由不得不回美国，盲人学校也就迁回广州。真光书院慷慨地让她们在该校一座楼房的四楼暂住，直到毗邻的能够容纳三十名学生的新房子建成使用为止（房子是由巴特勒（Butler）夫人捐建的)②。赖马西医生和来探访的父亲在 1896 年从医院迁出来，搬进了盲人学校的新楼。赖马西医生不在的时候，巴特勒（Butler）小姐就负责管理学校。1899 年她回来的时候，就终止了与医院的关系，以便投入全部时间，适应学校发展日益增长的需要。这间学校现在称为明心书院。这个名字是由那夏理（Noyes）小姐提议的。

赖马西医生的专业是妇科和产科，原准备终身从事妇女儿童的医疗工作，因此她对盲人教育所知甚少。她非常刻苦而耐心地自学，以便能够来教这些无助的女孩。现在在明心书院工作的卡彭特（Alice Carpenter）小姐说，赖马西医生把汉字改编成盲文，自己先学会，以便能把它回译成汉字。

---

① 原注：《华南传道会史》（History of the south China Mission），68 页。

② 译注：新校舍于 1884 年在明心里（即今明心路，皆因学校得名）兴建，初名"正心书院"，后改为"明心书院"。旧址今存，在荔湾区芳村明心路 5 号，现为一民办小学校址。

1906 年购买了土地来建造一座新楼。1910 年新楼建成，学校从此扩大了。从 1908 到 1932 这几年间，110 名女生，还有 17 名男生，在这个学校完成了学业。这些人几乎全都找到了某种职业。其中 17 人结了婚。在 1912 年，警长送来 73 名盲人歌女，同时每月也送来她们的费用。现在还有 29 人留在学校。①

二

嘉约翰夫人 1924 年在她来到广州五十周年纪念时的演讲中，提到过她在俄亥俄州阿什兰（Ashland）中学当教师的岁月。"就是在那里，我第一次见到了富马利（Mary Fulton）。她是一个精力旺盛的、忠诚可爱的学生，在同学中是个领袖人物。她是在一次席卷整个学校的宗教复兴中加入教会的；当时我们的八十名学生中有四十人，其中包括她，加入了教会。没想到她后来竟会与我的丈夫在这里的教士医学会里共事，更没想到我丈夫所教的医学班工作易手时，她要去了其中全部女生，后来就成了他创办的女子医学院的核心。"②

1884 年下半年，富马利医生到达广州。她的兄长富利敦牧师夫妇，作为传教士已经在这里生活了四年。她一到达这里就被介绍给了赖马西医生。"由于赖马西医生是这个省里除了我之外唯一的一位女医生，所以我很想快点见到她。她很好，来看我，还邀请我到博济医院去参与一些重要的外科手术。在

---

① 原注：有关赖马西（Niles）医生和明心书院的资料，取自宣传小册子《明心瞽目书院》，1931～1932 年出版；由卡彭特（Alice Carpenter）小姐提供。

② 原注：嘉约翰夫人（Mrs. John G. Kerr）：《服务五十年》（Fifty Years of Service）。

这里我见到了嘉约翰医生，他是著名的医生。他是这所广州最大的医院的负责人。医院能够容纳约三百病人，对那些付不起钱的穷人不收任何费用。医院每年治疗两千名门诊病人，做两千例外科手术。前几天，赖马西医生让我陪同她到一个病人家中去。一个女医生对中国的妇女来说有重大的意义，因为中国女人不愿意让男医生为她们看病。"她初到广州时，还有一个有趣的发现；见到了组成外国人社会的各色各样人们——传教士、炮舰上的军官以及沙面的居民——之后，"我惊讶地发现在世界的这一部分竟然有这么多有趣的人！"①

她到广州正赶在1884年动乱的时日。在从香港到广州的船上，"一个兵手持出鞘的剑，整天站在通往下面中国乘客船舱的楼梯顶端，说明来自下面的攻击随时都有可能发生。在沙面我看见一些漂亮房子的废墟，是上一年被一群中国暴民烧毁的。那时候所有外国居民都被迫到英国船只上寻求保护。我到达后几个月内，传教工作近于瘫痪。到城里的礼拜堂去讲道必须带着护照。一大群人聚集在（真光）女校和医院的楼房周围（医院和学校紧邻），威胁要带走学校的女孩，要烧毁医院。医院还花了两百元钱赎出被他们关押的医疗助手领班。这些敌视态度的展现，在一定程度上为我次年在桂平面对暴力动乱做好了精神准备。"②

富马利医生肯定是一个非常勇敢果断的女人。她在中国生活还不到一年，就陪同她的兄嫂和他们的小女儿前往桂平③；

---

① 原注：富马利（Fulton, Mary H.）：《既然》（Inasmuch），13页。

② 原注：《华南传道会史》（History of the South China Mission）55页。

③ 译注：桂平县在今广西壮族自治区东南部，黔江与郁江在此汇合；境内的金田村是太平天国起义的发难地。

离广州四百英里，乘船要走三个星期。桂平属于广西省，他们到达那里的时候，全省连一个传教士还没有。广西也是太平天国起义发难的地方。"人民来自许多部落，显然有敌意。在桂平，富利敦成功地租到了一间小房子。借助于行医，他认为我们能够在城里站住脚跟。"

他们在路上走了十八天，她和她的嫂子是最早进入这个城市的白人妇女。当然，她们到处被人们尾随着，盯着看；特别是纷传其中一个女的还是医生，于是人人都想去找她看病！"就为了驱散人们的偏见，我给二十个人看了病。后来我们认为溯江而上找一个比较幽静的地点是明智的。但不管我们避开多远，也不管我们多么希望不受打扰，想减少尾随我们的人，就是没有任何效果。一家人家有一个小男孩，是个残疾人，很憔悴，虚弱得连小小的手都几乎无力抬起来。我开始给他还有别的从城里来的人看病。由于孩子的病有好转，他的父亲很感激，说愿意把刚刚建好的砖屋租给我们。这真是一个大喜讯。地方长官的一个代表来了，带来两只鸭子、两只鸡、四包面粉（是用植物制作的，很可能是黄豆做的）和四包死螺。我们得到这一正式承认，感到很高兴。"

工作的开头运气还不错。她在一间土屋中租到了两个房间。她把它们用作诊所和医院。此外她还有一位极宝贵的助手，梅阿桂（Mui Ah-Kwai）夫人。此人曾在医院受过嘉约翰医生的培训，她能够跟女人们谈话，而富马利医生还不太习惯讲中国话，跟人谈话要"通过她的工作"。

"一个穷鞋匠来到诊所。他双目失明已经有两年了。我告诉他我可以给他做手术，但是他得留在这里至少一个星期。他表示愿意，所以我就把我的土房子医院准备了一下。我把房间彻底清扫过，刷了白灰。手术后，我让他躺在新床板上，每天送去合适的食物。当我给他解开绷带，他看见了东西时，他成了一个非常幸福的人。而我的幸福一点也不亚于他。这是我做的第一例白内障手术。我曾经在费城看过人熟练地做这种手术，但是在离开任何一个别的医生数百英里之外，独自来做这个手术，就是另一回事了。然而，他'在外面嚷嚷'了一下，很多盲人就来了。"

有一次她给人接生，那地方有七头水牛，中间只隔着一道细细的竹栏杆；她很担心那些牛会乱冲乱撞过来。然而那个女人能跟牛说话，使它们安静下来。"第二天早上我去看我的病人，在后院里找到了那个妈妈。当我问到女婴的情况时，她说她已经'把它扔到河里去了'。经过仔细询问，我发现这已经是用这样方法处理掉的第五个女孩了。她说她没有米饭来养大这孩子……。这里的人们非常迷信。我们一言一行都得非常小心。如果我们停下步来看看墓碑上的碑文，就会有人说我们想要盗墓。很多人相信我们拿小孩眼睛来制药。还有一些人则打听我们的眼睛能看透地底多远。"

一座新的医院动工兴建，并且在1886年五月初已经差不多可以启用了。医疗工作发展情况极好，富马利（Fulton）医生满怀感恩地看到服务的机会不断增加。她给家里写信说，"当你收到这封信的时候，你可以想象我们正在干干净净的新医院里，风景优美，有山有水有平地；病区里住满了病人，有人在给那些从来没有听到过福音的人们宣讲。"

5月6日，三年一度的考试正在进行，城里聚集了六千名"文人学子"。他们讨厌外国人，蓄意挑起一群暴民，来攻击富利敦兄妹。当富利敦先生匆匆出外求救的时候，暴徒们就冲破房屋周围的竹篱笆，把柴捆堆积起来放火焚烧。富马利（Fulton）医生带上小女孩，富利敦夫人身体很不好，尽量收拾起能收拾的文件，三个人从侧门出来，预料愤怒的暴民会把她们杀死，而且猜想富利敦先生已经遇害了。"急促地祷告着鼓起自己的勇气，去承受脆弱的木头围墙外面将要降临到我们身上的一切，我们走了出去，进入疯狂的人群中。他们朝我们冲过来，喊着'杀!''宰了她们!''扔到河里去!''烧!'但是当我们外表镇定地穿过一条竹林小径朝河边走下去时，一种类似怜悯或者羞愧的东西制约了他们，没有施行人身的狂暴行为。"富利敦先生幸运地找到了保护，托人捎话来说他平安无事。稍后两个女人和一个小孩被带到他那里，但是他们的家和新建的医院则完全烧毁了。①

富马利医生再也没有回到桂平，而于1887年在广州的四牌楼②和同德街开办了两间诊所。1891年她又在赖马西医生的帮助下在花地再开了一间诊所。当富马利医生下乡的时候，就由赖马西医生负责管理诊所。富马利医生在1897年接管了医院女病区的工作之后，在忠诚的梅阿桂协助下，一直在那里工作到1900年，才辞去职务。

在最后这几年中，她越来越感觉到应该有一所妇女医院。1899年，嘉约翰医生辞去医院的职务，全力以赴从事为盲人服务的事业，他带走了医学班上所有的男生；这一来就使班上的女生没有机会完成课程，于是不得不继续给她们提供某种培训。这时共有五名女学生和两位中国女医生。她们成了这所新的医学院的核心。③

富马利医生从各种各样的病人那里总共得到2500元的款项；她终于可以考虑买一块地皮。她和哥哥"找到一片开阔

---

① 原注：富马利（Fulton, Mary H.）：《既然》（Inasmuch），13、18、19、21、27页。《华南传道会史》（History of the South China Mission）57~58页。

② 译注：四牌楼，即今广州市解放中路。

③ 原注：《夏葛医学堂史》（History of the Hackett Medical College），由卡切尔（J. F. Karcher）撰写。

的空地，有两百头猪躺在那里的泥泞中。在它的北边，靠着运河，是一些低矮的小棚子；到晚上就把猪赶进小棚子里，人就睡在棚子的上边。西边是一个染坊，后面是一个军营。那里每天早上和傍晚都传出大炮的轰鸣声。东南边是邻近各区的垃圾倾倒的地方，升起一股股难闻的蒸汽。在这片郁闷的地面上，他们投入了全部的钱，打下了今天称为夏葛女医学堂（the Hackett Medical College）的基础。第一座建筑物建成于1900年，是一座教堂，有一些房间作诊所之用。但是这座建筑完工之后不久，富利敦先生回美国的时候，他设法从布鲁克林的拉斐特教堂（The Lafayette Church in Brooklyn）寄来3000元钱，用来建造一座新的大楼，将命名为格雷格医院（David Gregg Hospital）。

"1901年4月23日星期三这个日子将要作为广州医疗与慈善事业历史上一个喜庆日子被人们长远地记住。这实在是一个新时代的开始；它将会给这个大城市许多代的妇女和儿童带来福祉。"①

那座染坊于1902年被购入作为学生宿舍。印第安纳州的夏葛（E. A. K. Hackett）先生捐赠4000元，以便夏葛女医学堂能够建成。此后不久，端拿（Charles Turner）夫人捐赠了3000元，用来收购了兵营。几年之后，在这里开办了端拿护士学校（Turner School of Nursing）。到1901年，有四十个学生，两位外国教师和八位中国教师。1923年拆掉了一些旧房子，建起了一座设备良好的新式宿舍富马利堂（Mary Fulton Hall）；今天这里住着四十九名医科学生和和十七名预科学生。1932年，学堂在政府注册。1936届的学生将在夏葛完成七年

---

① 原注：富马利（Fulton, Mary H.）：《既然》（Inasmuch），61～64页。

的学业。

1912 年，夏葛女医学堂荣幸地得到孙逸仙博士莅临它的开学典礼。

富马利（Fulton）医生担任校长直至 1915 年她离开广州赴上海，应中国传教医师协会之请，全职翻译医学书籍。[①]

---

① 原注：卡切尔（J. F. Karcher）医生：关于夏葛医学堂的论文。

第十一章　乡村诊所

"我们现在离广州十二英里，碇泊的这地方是佛山城。这是一个生产布匹的大城市，而在郊区我们看见有许多砖窑。我在这船上的房间是六英尺长、九英尺宽，宽度就是船体的内宽。现在我们快到西南镇了，这是一个大城镇，有一万人或者更多……当白日的暑热减退后（现在是十月），我在桑田里愉快地散了一会步。我们遇到几个农夫收工归来，他们看来颇高兴见到我们，而且对奥斯卡（Oscar）（即谭约瑟，现任博济医院外科医生）非常赞赏。我们回到船那儿才发现乔治（George）掉到到河里去了，已经被船家拉了上来，他妈妈和保姆正使劲给他擦身子呢。奥斯卡（Oscar）腰上系着一根绳子到处爬来爬去，我们希望他不要爬到河里去。我近来在读香便文（Mr. Henry）的新书《岭南记》（Ling Naam）。瞧，奥斯卡（Oscar）真的爬出去了，幸亏没掉进河里！

"现在我们到了三水了。这是北江、西江和珠江相接的地方。有一座高塔。来了一位海关官员，说要搜查我们的船。我们没有反对，于是他们就揭开舱板，那大致是一些活板门。舱里有两大箱棉线，我猜是织布用的。他们说现在要看看我床底下，于是看到舱板底下有许多盐，应纳税款 12.80 元。船长希望老谭约瑟（Thomson）医生出面代他求情，使他免受罚款。当初雇船的时候讲好了船长不得走私，特别是不得贩运私盐的，他偏偏就这样做。有一次那夏礼（Noyes）先生也因为涉及走私货物而在旅途中被扣留，他感到奇耻大辱。他向海关官员解释说他什么都不知道，他曾经告诫他们不要这样做，等等。'噢，'那官员说，'这事你不用担心。他们肯定是会这样做的。换了我在他们的位置，我也会这样做！'

"这天傍晚，我和家人又愉快地散了一回步。我们看见地里种了许多花生。花生油在中国广泛用于烹饪和点灯。我们还看见一大片甘蔗田。这里的土地多沙。我看见一些妇女患眼痛，手臂上长着溃烂的疮；就给了她们一点药。我努力设法给他们讲一讲耶稣的福音，（然而）她们看来对我想要告诉他们的东西并不感兴趣；他们更喜欢告诉我他们是多么贫穷，吃了多少苦，然后就仔细研究起我衣服的料子来。今天早上当我停步想跟一个妇女谈话的时候，周围聚集了不少女人；那个妇女正挑着两大桶水走上大堤。她们打听我究竟是男人还是女人。我说，'当然是女人。''噢，没错，要不然你也不会停下来跟我们来说话了；可是你的耳环在哪里呢？'"

我们已经过了肇庆城（Shiu Hing city），现在是航行在新兴江（the San Hing River）上，已经离开上一个城市的西江了。我们的船现在是用竹篙撑着前进，从船夫们的呻吟声可以判断出前进得很艰难。今天早晨我们碇泊在肇庆城的下游，以便可以到'七星岩'一行。相当多的过路人聚拢到我们周围，对我们的小孩子更是感兴趣。我很喜欢听到人们说话。如果他们能得到这样的印象，知道外国人在人性上是跟别的人一样的，不是鬼，也有礼貌，也有感情，那么跟他们谈谈话没什么不好。

"她们对外貌的差别评论得特别仔细。我们的鼻子多高，头发的颜色多浅；眼睛的颜色也那么浅，跟她们自己不一样。奥斯卡躺在草地上的时候，一个女人就对另一个女人说：'如果刚才你从这里走过，看见他独自躺在那里，你会怎么样？把她抱起来？'大家都说：'噢，不！我才不敢抱他呢。我会不知道他是个什么东西。'有一个说她会以为那是一个偶像。另一个样子和善的年纪大些的女人说：'我会把他抱回家去，照顾他。'……三个男人走过来坐在我附近。他们一开口谈话就问我是不是在赚钱，有没有发财。于是我告诉他们我来中国的目的。今天早晨我到了一个圩镇，今天刚好是那里的圩日。我穿过拥挤的人群，走到镇子边缘，看见一些妇女坐在一棵大树下。我悄悄走过去在她们附近坐下来。但是她们都显出害怕的表情，走开了。

"星期六中午我们碇泊在，这样说吧，在两个村庄之间。人们都聚集到这里来围绕在我们周围；我们这次旅行中还是第一次遇到这样的情况。你会以为我们是一个马戏团。男人、女人、小孩，就坐在离我们最近的河岸上，一坐几个小时，就那样看着我们。男孩们涉水走过来，从我们船的另一侧看过来，看得更清楚。有些来问我们要药。于是我拿了我的《圣经》上岸去，设法念一些给他们当中有些人听。我敢肯定，他们全都患有风湿和消化不良症。我带了许多膏药上岸，分发给他们。第二天，是星期天，早上我还没起床，就有病人来找我要膏药了。但是我不愿意我们这小小家族在早餐和祷告后再受到打扰。于是我打开我舱房的窗户，让他们过来，尽量让他们一个一个过来拿。根据情况，我给他们一个药丸、一包药粉和一贴膏药。

"过了一会儿，我们决定举行一次礼拜仪式。老谭约瑟医生、阿林和一个伦敦传道会的小伙子，跟我一起上了岸。我们唱了几首赞美诗，念了一章《圣经》，讲解了功课，祷告了。在这过程中，有一个人独自走过来，大声喝令我们不得讲话。他说人们有非常重要的活儿要干，要去修筑堤坝。田地正在受旱，他们要吃饭就得赶快筑好水坝。老谭约瑟医生说上帝会赐水给田野，我们礼拜上帝是最重要的事情。我们的伦敦传道会的中国朋友号召要干活的工人去工作，让其余的人留下来听福音。

"我的膏药库存并非无穷无尽的。人们发现我的膏药分完了，显得非常失望。不过我有一瓶碘酒，我给他们每人膝盖上、脚踝上、手腕上和肘弯上都搽上一点。有一个患白内障的女人，一定要看看我。我告诉她可以到博济医院去，到那里她可能有机会看得见的。我回去之后会做白内障手术，但是如果在这里冒险作这手术是不明智的，因为没人照料非常重要的后续治疗工作。但愿你能听听中国人讲的话。我是在新桥（San Kiu）走路的时候听到的，一个男人对另一个人解释说：'是呀，她走路姿势这样优美，因为她是从小孩时候就训练的。'"①

二

关于乡间基地的传教士在排外情绪强烈的那些日子所遭遇的艰难，前面已经作了扼要描述。即使不算实际上可能遇到的危险，在乡村开始工作，即使晚至1884年，仍然要比伯驾最初在一个城市里建立医院困难得多；因为在那个城市人们至少见过外国人，而且有事的时候也有办法跑得了。如果没有提到这些乡间的诊所和医院的话，一部博济医院和教士医学会的历史将会是不完全的。博济医院对于乡间这些处境不稳定的新基地来说起着一个中心和根据地的作用；医疗服务要进入到这些

① 原注：摘自赖马西（Mary Niles）医生1886年在与老谭约瑟（J. C. Thomson）医生及其家人一起乘船旅行时的日记。老谭约瑟（Thomson）医生后来继续旅行前往阳江（Yeung Kong），其余的人回到广州。

地方要花很大的成本。嘉约翰医生尽力去访问某些这样的门诊病人，带去药品，并且鼓励那些很少有机会长途跋涉到广州来的医生们。由于博济医院是这项乡村工作的母体，他就成了教父。就是由于有他的努力和辛勤劳动，也有据点上的传教士的努力和辛勤劳动，这项工作才得以继续，直至今天仍在进行，尽管不再与博济医院保持关系。

1860 年，在佛山开办了一间诊所；1861 年找到一处合适的房屋。嘉约翰医生和丕思业（C. F. Preston）牧师不时去访问。"很容易发觉，维持这个诊所所花的劳动相当可观。一般来说必须在清晨三点钟启程，在船上过四至六个小时。给两百个，有时候三百个病人看病开药。回程的旅途就花费了这一天剩余的时间。据信已经做了大量的工作来抚慰（佛山的）人民，为在佛山开讲福音铺平道路。在春天，伯驾牧师曾在诊所的楼里住了几个星期；康迪特（Condit）牧师先生和家人从十一月中旬开始就在这里留住。他们都受到人们的良好接待。到1864 年，发现无法继续在这样远的地方再工作下去，因此关闭了诊所。1881 年这个诊所由韦斯利传教会（Wesleyan Mission）的温尼安（Charles Wenyon）医生重开，不再隶属于教士医学会。

纪好弼医生（Dr. Rosewell Hobart Graves）隶属于南方浸礼会，于1856 年来华，在中国一直生活到他于1912 年去世。在 1906 年他来华五十年的庆祝仪式上，他发表了一个演讲，从乡村工作的观点来看很令人感兴趣；纪好弼医生就是这项工作的先驱者。当他来到中国的时候，"由嘉约翰医生主管的教士医学会医院在新豆栏街，'商馆'区亦即外国租借地的后面，该区域由粤海关以东至于运河。沙面是一个沙洲，建满了密集的房屋，潮水大的时候这里低于水面"。

"我们进行传教工作的主要方法是在街道礼拜堂向异教徒

们讲道，同时在街上和邻近的村庄免费散发短篇论文和经文。开办了一些学校，医疗工作也在一些诊所和医院里进行。在农村，做了许多开路先锋的工作。在星期六，我常常陪伴我的同事盖拉德（Gaillard）先生，有时还有美国公理会（A. B. C. F. M.）的弗鲁曼（Vrooman）先生去做这种工作，我就是这样加入到乡村工作中去的。很可惜的是，像这样的工作，后来的岁月中没有再做下去。当时我们拥有的传教短文数量不多，缺乏变化；但是印刷的数量很多，并且大力散发。

"我们对街头的讲道非常重视，尤其是在盟军于1858年夺取了城市之后。我曾经在城里和东郊的大部分庙宇和衙门门前讲过道，在城隍庙①前讲过许多年，有一次我在那里租了一张桌子，让一个人在那里卖基督教的书籍，同时跟愿意坐到桌子四周长凳上的人们交谈。随着街道礼拜堂逐渐开设，街头讲道渐渐被放弃。

"我和莱茵传教会（Rhenish Mission）的克罗纳（Kroner）先生是最早经过石龙（Shek Lung）访问罗浮山的外国人；我还多次溯流而上，沿东江、北江和西江旅行。在广州的传教士们一般都觉得在这个通过战争被我们打开的大城市里，他们已经得到了他们可以想要的东西。1860年，那时候我还是一个单身汉，对这个城市无牵无挂；我把工作交给同事照料，自己就摸索着走访四乡去拓展地盘；在四会（Sz Ui）②的大沙（Tai Sha）被赶出来之后，终于在这两个省旧日的省会肇庆（Shiu Hing）获得了一个立足点。这样就有了第一个在乡村定居的广州传教士。我发现医疗工作对于在乡村获得立足点起着巨大的作用；嘉约翰医生在佛山开办诊所时情况也是如此。我

---

① 译注：广州城隍庙，在今文德路口的中山路北侧。屋宇犹存，但已作他用。
② 译注：四会，秦代置县，今为肇庆市下属的县级市。

发现中国人不愿意把房子租给我们当礼拜堂，但是却愿意租给我们开诊所。这并不单纯因为他们尊重肉体利益甚于精神利益，而是他们害怕引起一大群人在街上聚集，知道其中有些人是会胡作非为的。居住在老百姓当中使我们跟会员们打成一片，给了我们机会去洞察人们的习惯和动机；这些都是我们单纯访问一下所无法办到的。我是最早引进用传经妇女在中国人中间工作的人之一。我们有两名传经妇女，都是我们已故传教士的遗孀。她们会念书，看来适合做这份工作。"

　　他从 1860 年至 1869 年在肇庆办了一个诊所，后来由于他的助手去世而关闭。1865 年，他在梧州（Wuchau）开办了一个诊所，不过到 1871 年就因为天津上一年发生的屠杀引起的反外国骚乱而被迫结束①。1872 年时曾试图重开肇庆诊所，但是不太成功，这工作到 1873 年就结束了。不过在 1894 年又重新开始，一直开办到 1897 或 1898 年。梧州的医疗工作继续到 1871 年；从 1873 年至 1882 年他主管西南镇一个诊所；黄宽医生一度也当过这个诊所的主管。这些诊所永远处在不稳定的状态。1894 年是淋巴腺鼠疫猖獗的一年；"这一年来求医的病人并不是那么多，那是由于有谣言说是基督教徒散发香囊引起瘟疫造成的。"

　　纪好弼医生对博济医院本身投入了许多时间。他从 1876 年至 1900 年是医学会的副会长；从 1883 年至 1895 年是管理委员会委员，1884 至 1894 年担任委员会主席。从 1900 年起，

① 译注：天津上一年的屠杀，指 1870 年的"天津教案"。该年 6 月，由于有关天津育婴堂的谣言引起当地民众对教会严重不满，造成数千人围困教堂。复因处理过程中法国驻天津领事枪击知县刘杰，毙其仆人，激起民愤，杀死了法国领事及随从，并杀死 2 名神父、10 名修女及外国侨民数人，放火焚烧了教堂和领事馆。事后清政府在列强压力下惩办了天津府县官员，处决了为首杀人者 16 人，赔偿白银 46 万两，并派专使到法国道歉。

直到 1912 年他逝世，一直是医学会的会长。很少人在中国度过这么长的时间，也很少人的名字在教士医学会的记录上延续这么多的岁月。

克罗莱兹克（Adam Krolezyk）医生于 1861 年以莱茵传道会属下身份来华。但是他与教士医学会联合于 1863 年在石龙开办了一个诊所，这个诊所于 1871 年由于天津屠杀造成的骚乱而结束。厨房的鸡骨头被认为是被遗弃小孩的骨头，于是暴民们拆毁了礼拜堂。1865 年他在福永、南头和虎门开设了诊所，其中虎门的诊所一直开到 1871 年。1868 年，他在东莞（Tungkun）开设了诊所。这个诊所也是在 1871 年被暴民拆毁。东莞的那些人听说石龙已经拆毁了教堂，都急着"不要落后于石龙人的光荣榜样，于是约定了（1871 年）7 月 30 日，数百数千的人聚集到耶稣教和天主教的礼拜堂前面，去惩罚那些教唆唐人信异教的人，夷平那些每一个忠诚的中国人看了都不舒服的建筑物。"

克罗莱兹克医生于 1872 年去世，一个杰出的生命溘然长逝。"他为之辛勤工作的中国人，不可能知道他们因这样一位朋友的英年早逝所受到的损失。他把他的时间、才华和学识，以及很少有人可以相比的精力和热忱，都奉献给了人们的世俗的和永恒的利益。被暴民威胁着从他自己的家中赶出来之后，他继续工作的热情一点也没有降低，直到在生命的壮年和发挥作用的中途，被召唤去领受他的奖赏。他对教士医学会深切关注，在传教工作中的医疗方面与医学会有诚挚热忱的合作；这些都将为医学会的朋友和支持者们所长远铭记。"

在广州之外的所有医疗中心里，海南也许是独特的一个。"它是在 1881 年由一个斯堪的纳维亚人杰雷米亚森（C. C. Jeremiassen）开办的。他在 1868 年来华，一段时间曾受雇于广东省镇压西江三角洲非法活动的协会。他指挥一艘小小的汽艇，经受过多次台风的考验，跟走私者和海盗进行过十四次激烈的战斗并且战胜他们。他后来与中国帝国海关的海上服务有联系，但是他对中国人的福利非常关注，决定献身于传教工作。

"1882 年，他考察了海南岛，在广州西南三百英里，人口估计有一百万。他发现那里虽然多年来主要以海盗的渊薮闻名，其实仍是传教工作极有希望的地方。1882 年他与香便文（B. C. Henry）牧师一起游历了未经考察的黎人（Lois）地区。黎人是这个海岛的原住民，居住在中部和南部多山的地区。两人受到好客的接待，带回了报告，说全岛都向传教工作开放。

"为给他的工作做准备，杰雷米亚森先生在博济医院度过了两年，在那里他获得了足够的行医知识，对他开始工作有极大帮助。一个基地首先在那大（Nodoa）由一个来自广州的书贩建立起来。那夏礼（H. V. Noyes）牧师于 1885 年访问过这个基地，给九个皈依者施了洗礼。1886 年香便文牧师再次访问这里，给十一个人施了洗礼。杰雷米亚森先生虽然同样经历了通常取得落脚点的困难，但是他给当时驻扎在那大的部队中的军人治病非常成功，所有人都得以康复；为了感谢他的服务，指挥官给了他一块地皮和钱，建造两座简易的医院房屋。其中一座由传教会加了一些钱，建成了永久性建筑。"① 麦坎德利斯（McCandliss）医生于 1885 年来到海南，他在琼州（Kiung Chow）建立了基地。"基督教在海南传教的最初几年，是很不容易的几年。在热带气候下，没有住得舒适的房子；没有学习材料和经过训练的教师帮助我们掌握新的语言；中国人

---

① 原注：《华南传道会史》（History of the South China Mission）50~51 页。

永远疑心而不友好。就在这样条件下，先驱者们为一直延续至今的工作打下了基础。1886 年，在琼州开设了一间医院。同年十二月，取得市中心附近的一座大祠堂作医院用。由于 1887 年是三年一度的考试年，进城的考生很多；有几个月的时间，城里的人口增加了不只一倍，这段时间的工作进展也大大加快，医院在两个月内就接诊了三千多人次。一个受伤的军人被麦坎德利斯医生医好，这使医院得到学生们的欢心。"①困难是有的，但工作能够继续下去。海南医院与博济医院联合是因为嘉约翰医生的女儿奥利维雅（Olivia）在 1887 年嫁给了麦坎德利斯医生。教士医学会向在海南的两位传教医师提供了多笔资金，直至 1893 年海南传道会（Hainan Mission）成立，成为一个独立的基地为止。②

三

老谭约瑟（Joseph Clarke Thomson）牧师，文学硕士，医学博士，神学博士，1853 年 4 月 10 日出生于俄亥俄州辛辛那提一个苏格兰血统的家庭。1875 年毕业于印第安纳州的汉诺威学院，在印第安纳州的丹维尔理论神学院（Danville Theoretical Seminary）度过了两年，1878 年毕业于纽约市的联合理论神学院。在此之后他在纽约大学和贝莱维医院医学院（Bellevue Hospital Medical College）攻读医学，于 1881 年毕业。他在 1881 年 9 月 14 日受辛辛那提长老会任命，1823 年被授予神学博士荣誉学位。"在纽约学习期间，老谭约瑟医生对华人产生了强烈兴趣，帮助组成了一个华人基督教青年会（Y. M. C.

---

① 原注：同书，52 页。
② 原注：同书，53 页。

A.），以推进他们在精神上、心智上、社会上和身体上的福利。老谭约瑟医生建立了几间星期日的华人学校，斯普林街学校（the Spring Street School）便是其中之一。在从事这一工作的时候，他遇到了多宁（Agnes Louise Dornin）小姐。他们于1881年9月21日结婚。数周后他们就作为美国长老会的传教士乘船前往中国，于1881年11月25日抵达广州。①

将近一年之后，老谭约瑟医生夫妇带着他们襁褓中的儿子乔治，作为先驱者踏上往连州（Lien Chow）的旅程。连州在广州以北三百英里，他们在一艘船上住了六个月，碇泊在紧靠城市的地方。他开设了一个诊所，还办了一间只收男生的小学校。但是工作很费力，中国人不相信外国人是来帮助他们的。老谭约瑟夫人写道："我们生活中印象最深刻最久远的经历有些是在连州获得的。当然我们在那里逗留的那段时间是在受苦受难。我们在那里时最后的特别事件就是接到一道命令，要我们在一个星期之内离开那个地方，威胁说如果过时不走的话，我们就会没命。全城最显眼的地方都贴了招贴，宣告我们的死刑——如果那一天我们被发现还在城里的话。可是我们在所说的那个日子却还在城里，我们毫不怀疑，是耶和华让我们留在那里的。我们也没有躲起来不敢见人。怀特（White）先生（与老谭约瑟一家驻扎在一起）抱着她的小女儿，而老谭约瑟医生抱着我们的小儿子，我们在城里的主要街道上行走，我们的天父使人们真正安静下来，就像在巴比伦他们被囚禁的时候他关心那些信任他的犹太人那样。怂恿他们杀我们的是官员们。人民是足够友好的；讲道和治病都是为他们的利益，他们是感激的。我们对于统治阶级站在他们的位置对我们的无知和

---

①　原注：关于老谭约瑟（J. C. Thomson）医生生平的资料引自其女儿汤姆森（Avis P. Thomson）小姐的论文。

畏惧并不感到奇怪；他们认为我们有政治方面的动机。在这次反对我们的骚动之后不久，我们就被召回到广州，因为医院的资深传教士嘉约翰医生病情严重。"

在 1884 年 1 月医学会的年会上，嘉约翰医生因健康关系请求允许他回美国，这时他说出了他的愿望，希望在他离开期间指定老谭约瑟医生负责管理医院。老谭约瑟夫人 1884 年 5 月从广州写道："一个星期前我们又搬家了，住进了嘉约翰医生的房子；现在这座病人住得满满的大医院就由老谭约瑟医生负责管理。这还不是他的全部工作，尽管对任何人来说这已经是足够多的了。每个门诊日他都要看差不多两百名新病人，常常应召进城去给人看病，而且他既是医生又是牧师。今天他出席了一个丧礼，担任主持仪式的牧师。沙面的韦尔斯（Wales）医生去了香港，请求老谭约瑟医生在他离开期间代他照料病人。"

在 1884 年，老谭约瑟医生报告说，"发现一些新的情况，一部分去年八月时被不幸的宣传鼓动起来的乌合之众又在蠢蠢欲动，由类似当时发动示威游行反对罗马天主教会的骚乱分子出马，意欲威吓我们，又是朝我们扔石头，又是宣称他们要来'杀外国人'。在我们的大门外还贴上了辱骂的招贴，鼓吹本地医生要抵制所有外来的东西，极力从总体上贬低外国人的道德和意图。这可能是出于本地医生的敌意，据说反对医院的招贴中还是第一次出现这样的内容。我们的第一位助手苏道明医生，与医院合作已经差不多十六年了；他和另外三个一般来说与医院和西方机构比较友好的人士，也成了攻击的对象，名字都被贴到了墙上，悬赏 100 元，要他们的脑袋。"

法中战争期间，排外情绪因之高涨，一股暴民甚至发起冲击医院。幸亏老谭约瑟医生勇敢镇定，而且与愤怒的人群周旋得法，暴民后来散去，医院继续工作，尽管来看病的人不如往常之多。真光书院的巴特勒（E. M. Butler）小姐大约在1884年的9月2日写信给当时在美国的嘉约翰医生，说："如果他们来拆我们的房子的话，我们就只好离开这里了。老谭约瑟医生驾驭着他留守的航船前进，干得很漂亮。畏惧对他来说是不存在的，而且我们都很吃惊地发现他对中国人是如此地了解。昨天是开诊日，助手们都极力劝他说，医院就不要开门了；但是他让士兵穿着便装在场，由纪好弼（Graves）医生跟他一起，从头到尾安然做完他的工作。我想我们在此间的优秀人们现在将会开始赞赏他这种基督徒的高贵品质。我怀疑嘉约翰医生可能再也找不到一个具有像老谭约瑟医生这样精神的年轻医生了。"10月17日，老谭约瑟医生"从总督的翻译官处收到一封信，总督在信中要求我当天下午去拜访他。此前我曾为总督看过病，总督的儿子也曾来访，告知他的康复。我后来去拜访了他，发现他非常友好。"就在暴民们威胁要捣毁医院之后不久，总督张之洞"通过美国领事西摩（Seymour）传达，要求医院向在台湾的中国军队提供医疗协助。这一要求得到了同意。"指派了一位卢舍（Luscher）先生前往，陪同他的有博济医院的两名医疗助手。

在五十周年纪念会上，嘉约翰医生提到老谭约瑟医生时给予了很高的评价："在医院的历史上，外科手术曾两度被迫暂停；本来这次在跟法国冲突期间，这样的情况会再次出现，但是由于有老谭约瑟医生的勇敢和果断，我们避免了这第三次停顿。将来也许再也不会出现类似的情况了，因为中国的高级官员已经开始认识这样机构的价值，将会给予它们以保护。"然而类似的情况后来还是发生了，是在1926年。

嘉约翰医生从美国回来后，老谭约瑟医生就辞去了在医院的职务，以便到位于广州以南二百五十英里的阳江（Yeung Kong）去开设一个新的医疗中心。这个地区很少有人能大老远地到广州的博济医院来看病，所以这里严重地缺医少药。他租下了几所房子用来做礼拜堂和诊所，在一名中国助手协助下相当顺利地开展了医疗工作。但是当他开始建造一间小医院的时候，一群暴民趁他不在时袭击了医院，烧毁了一部分。然而在 1886 年——

"未来一年内全面恢复工作的前景是相当良好的，除非再派来的领导官员对我们的态度比现在的官员更加对立。"总税务司赫德爵士（Sir Robert Hart）访问华南的时候，对老谭约瑟医生的工作产生了深刻印象，因此赠款 500 元供他用于医疗工作。近年来老谭约瑟医生花了许多时间在广东省的西南部旅行，一边讲道，一边治病和散发传教的经文。

1892 年，他和家人赴美国度假；原打算返回中国，但是他受到邀请前往加拿大东部，考察在那里的众多华人中开展工作的可能性。结果，1894 年秋天，他被任命为加拿大长老会属下华人教会的会长，于是他和家人就迁居到了蒙特利尔。老谭约瑟医生在服务期间，实际上在从温尼伯、马尼托巴，到滨海诸省的所有社区教会，都普遍引起了华人的兴趣。结果在数百个教会办起了主日学校的华人班。这个做法一直以来对在中国本土的传教工作极有帮助，同时也有助于这些来到加拿大这异国他乡的陌生人之间更好地保持相互了解。

加拿大长老会海外传教委员会的资深秘书麦凯（R. P. Mackay）牧师曾写道："（老谭约瑟医生）不顾身体的疲劳，凡是有华人的地方，到处都可以见到他的身影。他与华人休戚相关。他是他们的朋友、顾问和向导。无论在哪里发现有一个华人群体，不管是多么小的群体，他都要争取唤起他们对基督教的兴趣，要安排人去为他们工作。在整个加拿大领地的众多教会中，如果有华人对基督教存在明确兴趣的，追本溯源，都要归功于（他）坚持不懈的忘我工作。我们的华南传道会能够存在，主要也是因为有他。他看到一些在加拿大接受过基督教教义指导的中国人要回中国去，觉得在他们返抵中国的时候必须有人去迎接他们，并且立即将他们纳入有组织的争取工作，否则他们也许就只顾得劳动谋生而迷失了信仰。这一呼吁得到响应，于是加拿大长老会在华南建起了分会。

然而老谭约瑟医生因为受不了加拿大严峻的气候，于1919年，在加拿大居住了二十五年之后，回到广州，跟他的儿子奥斯卡（Oscar）（即谭约瑟医生——译者）一起生活；奥斯卡是博济医院的外科医生。老医生还访问了阳江，他的儿子乔治（George）和家人住在那里。那里的人们举行了一个特别的福音大会，庆祝他的归来；有将近五千中国人参加了大会。他对博济医院仍然非常关注，正因为如此，我们在撰写这部博济医院历史的时候，能够方便地掌握到许多史实。

老谭约瑟医生的逝世，是由1926年工会的大罢工①造成的；当时医院关了门。他那时七十三岁了，承受不了那样的打击和精神紧张。虽然他一生的关注大部分集中于这所医院，但他还积极参与中国的禁止鸦片协会活动，这个协会开会的地点就在博济医院。他也访问养老院、访问监狱里的囚犯；因此他在这个城市到处为人所知，为人所爱。"他伟大的一生，影响深远。他的所有孩子都接过了父亲开创的工作，一个人难道还能得到比这更崇高的奖赏吗？像所有真正的传教士一样，他的献身精神是出自基督教的人类之爱，是完全无私的。"

1896年，三江医院（Sam Kong Hospital）在连州建成；次年由切斯纳特（Eleanor Chesnut）医生主持开张。传教士们在连州遇到的困难比在任何别的一个县都多；发生了好几起排外

---

① 译注：1926年工会的大罢工，即省港大罢工，1925年6月至1926年10月在香港和广州发生的大规模、长时间大罢工。

的暴乱，都是起因于一些极细微的借口。1905 年，切斯纳特医生、麦克尔夫人（Mrs. E. C. Machle）及她的小女儿，和皮尔（J. R. Peal）牧师夫妇遇害。麦克尔医生和帕特森（Patterson）小姐逃脱。现在的连州医院则是老谭约瑟医生开拓工作的继续。阳江的福尔曼纪念医院（Forman Memorial Hospital）也是如此。该医院于 1933 年在院长多布森（W. H. Dobson）医生领导下重建。多布森医生于 1897 年起在阳江恢复了西医的行医活动。

第十二章　医学教育

在早期，医学培训是与医院的日常工作一起进行的。但是随着医院规模和范围的扩大，培训工作也发展起来。到1862年，"为青年人提供外科医学与技术的教育已经被看作医院目标的重要部分。目前这项工作尚不能达到需要的程度，但学生们获得的知识已足以使他们在治疗许多种疾病时远远优于本地医生，特别是在外科的所有部门。"

次年，有三名正规学生和四名德国传教协会的学生，肯定是莱茵教会的。"这些年轻人一直在竭力为自己配备外科手术的仪器，他们让（中国）工匠按医院所用的仪器仿制了许多种。这样一来就开创了制造业的一个重要分支；许多在中国前所未闻的有用仪器，现在已经可以制造了。"

1864年，学生们得到少有的机会，做了一次尸体检验。当时是一个学生做了一例膀胱结石摘除手术；那结石上粘结着一段豆秸秆。"病人活着的时候说，那样的东西是他睡着的时候有恶作剧的小孩给他弄进去的。其实很可能是他竭力想解除疼痛，自己把豆秸秆戳进去，但是把秸秆弄断了，结果穿透进了膀胱。那东西大约有六英寸长。"

1865年在学的八名学生，其中之一就是苏道明（So To Ming），1847年出生。他很小的时候就得到嘉约翰医生的眷顾。他可能是迷了路，不知道自己是谁；也可能是被人拐出来的。不管怎样，嘉约翰医生发现了他，收养了他，把他抚养成人，然后教他学医学。关于他自己，他只知道他是一个基督教徒，一个"耶稣之子"，他的姓氏是嘉约翰医生给他安的，用的是中文的"耶稣"的"稣"的同音字。廖德山医生对他很熟悉，他的遗孀讲过这样一个故事。多年之后有人登广告寻找失踪的儿子，说孩子的背上中央有一个胎记；苏道明被确定就是这个儿子。廖太太还说，苏道明为人非常节俭，下雨天他为了不弄湿鞋子，宁可光着脚在雨里走路，也不肯花两角钱坐轿子。别人问他为什么不坐轿子，他说："我省下这钱可以给老婆买点东西呀！"他后来成了医院的总麻醉师。

1865 年，学生们又得到一次尸体检验的机会。这是一个新生婴儿，头部先天畸形，被遗弃在街上等死。嘉约翰医生被告知这事，就把那孩子接回医院来；当时孩子还是活的，但不久就死了。进行了很仔细的检验。但是这样的机会很少，隔很久才能遇到一次。

1866 年搬进了新院址之后，嘉约翰医生立即就在黄医生的协助下开办了一个医学班。"与新的医院相结合，开办了一所医科学校，给两家医院（金利埠和博济）的学生以及少数其他学员进行系统的培训。我们希望这是一个医科学校的胚芽，在未来岁月中将要把它的学生送到这个帝国的各个地方。黄医生教解剖学、内科学和外科学。嘉约翰医生教药物学和化学。关韬医生目前不在医院，去了四川；他将会教实用医学和中医药。对其余的分支学科也会给予不同程度的注意。为了这个帝国众多的百姓，建立一所设备齐全的医院是极为重要的。我们相信，学习治病救人技术的机会，将会与治病救人的技术本身一样受欢迎。"

1867 年，"黄医生撰写的报告提供了丰富的例证，显示这些学生达到的学业水平，以及人们对接受过西方医疗技术教育的同胞的信任。缺少解剖的机会仍然是一个问题。中国人对死者的迷信观念看来仍然是一个不可逾越的障碍，使这一学习内容无法进行。我们一直通过给在医院死亡而没有亲友的病人进行尸体检验，以竭力设法为这项学习开辟门路。同样我们也把握住机会匆匆解剖一只手臂或一条腿；就这样使得学生们已经看到过人体的许多最重要的器官。做这些检验和解剖的时候并没有设法保密。就我观察所及，也并没有在病人或其他知道这一做法的人头脑里造成什么不良的印象。中国人对小孩的尸体不太在意，我们也因此而得到一些方便；有一次我们在医院的院子里解剖了一具我从别人那里得到的小孩尸体。我满意地看到，在适当谨慎和完全不作保密的情况下，公众的意识也能够逐渐熟悉解剖这一医学教育的重要组成部分。"

渐渐地，对医学书籍的需要得到了供应。一部化学著作翻译了出来，并且已经准备好出版。一部药物学著作也由史密斯（Porter Smith）医生在香港完成，即将在1871年出版。除了他的诸多工作之外，嘉约翰医生还不断努力为医学班提供充分的教材。尽管合信（Hobson）医生写的一些书非常好，但"现在已经到了学医学的学生对每个分支学科都需要更充分论说的时候了。"1871年，嘉约翰医生出版了他的《化学初阶》（Principles of Chemistry）的第一、二卷。第三卷在1872年、第四卷在1875年出版。1871年还出版了他的《西药略释》（Manual of Materia Medica）；1872年则出版了他的《裹扎新编》（Essentials of Bandaging）第一版，后来经修改于1875年再版。1873年他出版了一本小册子：《溺水救生》（Method for Restoring the Drowning），而《皮肤新编》（A Manual of Skin Diseases）和《内科阐微》（Symptomatology）于1873年问世；1872年出版了《花柳指迷》（Treatise on Syphilis）。

培训学生的工作继续有系统地进行。1871年，嘉约翰医生报告说，有超过十二个年轻人，都是在这个医院受过三年或三年以上培训的，"现在自主地开业行医。大部分是在乡镇上，也有些在城里。他们在很差的条件下辛勤工作，其中有些已经获得人们的信任。当病人需要作外科手术而他们自己又做不了的时候，他们常常就把病人送到这个医院来。"作者于1935年访问惠州（Waichow）的时候，发现有嘉约翰医生的一位学生在那个城市定居，而且在当地很有影响。他建立的一家大药房至今仍在，而且生意兴隆。

1874年，斯科特（Scott）医生，显然是广州的一位私人开业医生，用狗做解剖，给医学班上了解剖学课程。"在没有可能从人体解剖来学习解剖学的情况下，通过用低等动物解剖来学习，使学生们获益匪浅。然而，在同年，嘉约翰医生有机会做了一项死亡人体检查；是一名为法国领事工作的男子，在十月份因患主动脉的动脉瘤而死亡。到1876年，开始建立一个博物馆，把标本和"手术成果"的藏品都保存在里面。

尽管从医院开办之日起，妇女就可以来看病，但这也是唯一向她们开放的医疗机会。1872年6月，在那夏理（Harriet Noyes）小姐和哈珀（Lillie Happer）小姐辛勤工作下，真光女子书院完成了第一座建筑，地点与博济医院隔一条窄巷。中国人不难理解解除肉体病痛是怎么回事，所以他们都乐于到医院来看病；但是他们却不是那么容易理解为什么女人要上学读书。真光最初的日子是挣扎图存的日子。但是女孩们尽管缠着脚，她们却证实了她们的头脑并没有受到束缚。今天中国的知识女性真应该感谢那夏理小姐和她的助手们当年那样相信她们学习的能力。

真光书院建立仅仅七年之后，就有两名学生申请学习医学。这两名学生都是住在医院附近，很明白对于中国妇女来说如果有了女医生将意味着什么。经过许多讨论，申请交到了嘉约翰医生这里；他同意了她们的要求，把她们收进了他的医学班，给予她们跟男学生一样的指导和优惠条件。那夏理小姐说 1879 年是有两名学生，① 但是医学会 1880 年 1 月的报告却说："医学班的教学继续进行，在学的学生有十九名。一个新特点是收录了三名女性为这个班的成员。"那夏理小姐说这首批两个女生中有一人曾受聘为医院的助手，但不久就死了。另一人在广州附近一个村庄里教书；一面教学一面私人开业行医。

1880 年，"解剖学和实用医学由苏道明医生授课，使用合信（Hobson）医生的课本。在药物学方面，由高年级的学生卢顺之（Lo Shun Chi）听学生背诵。化学和临床医学一直是我本人的部分。这个医学班渐渐具有了一所正规医科学校的性质，一旦各个分支学科的导师都齐备，学生的人数也增加了，我们将采用'广州医学院'的名称。

"上学要交费，这就使在学人数有所减少，但肯定达到了提高教学质量的效果。两名女学生将会非常有用，不仅在医院如此，而且万一遇到高尚阶级的妇女患有奇难病症，还可以在我指导下到私人家里为她们诊治。（有一个妇女患了尿潴留）我派了两名女生中的一人去为她治疗；因为遇到这样的病症时，按中国人的观念，还是由女人来诊治较为合适。这位女学生参与了一次卵巢切开手术，对外科手术已经熟悉。这无疑是第一例由中国妇女施行的外科手术；这种手术是如此容易，而在很多情况下又是如此必须。"

1882 年，十二人的班上有三名女学生。如果不是因为要收学费的话，班上还会有更多学生；不过我们也只是向有能力

---

① 原注：那夏理（Noyes：H. N.）：《中华国里一盏灯》（A Light in the Land of Sinim）。

译注：该书全名为《中华国里一盏灯：真光女学堂四十五年，1872—1917》（A light in the land of Sinim：Forty-five years of the True Light Seminary，1872—1917）。

交学费的学生收费的。1883年，一位清朝官员潘大人（Puntai-yan）给予50元，作为奖金分发给学生。到1885年，"已有两三位本地医生询问过来教学的问题。我们应该欢迎任何由中国医生致力于西医治疗的倾向，并且相信在不太遥远的日子，就像在日本一样，将会有一场运动，达到在某种程度上采用这种医学形式。"

下一年有四名女生。学费要求的金额是20元；尽管有时候只收一半。"学生们总是得为他们自己的开销付费，除了有时候他们受雇帮助给病人发药……现在各门学科大都已有课本。过去一年我们也已经研究过建立正规医科学校的事。教学一直是完全用中文。"然而，如果这学校的标准还有待提高的话，那就是还要有助学金。

"通过已经出版的教科书，已经创办起来并且正在为千百万病人治病的医院；通过已经培训出来的数量达几百人的学生；还通过欧洲医生在开放口岸的行医，西医正在缓慢地然而实实在在地发展着，而且已经到了需要建立一些高级的医科学校的时候了；这些学校将培养出高品质的人，来充当（中国）医学院中的教授。开办拥有完整医学课程的第一所学院，这个荣誉属于香港的医学界。"正是这所新学院，就在它开办的那一年，1887年，孙逸仙博士入读于此。而这时候，在博济医院的学生们不仅没有享受到补助，还得付20元学费，并且自己掏钱买课本。

1890年，女生的人数增至九名。这年夏天，梁晓初（Leung Hiu Choh）医生，一位"毕业生，学识丰富、品格高尚的年轻人，受聘监督这个班的教导工作。"他前此曾经陪同老谭约瑟医生第一次连州之行；他留在那里一直到中法交恶，医院被焚毁后才返回广州。① "每星期有五天要背书；（二十个人的）班上每一个学生每天都要背诵两三门功课。星期六是留给示范教学、实验和显微镜使用等等的。富马利（Mary Fulton）医生对于指导学生学习和帮助教师教学非常感兴趣。"

缺少一间合适的房间是一个亟待解决的问题，但是在下一年这个需要得到了满足。"一座新楼（更多的病房）建成，使我们可以专门分出一个房间用于给学生背诵，同时也可以存放器械设备、模型和解说铭牌等等，方便随时应用。这样教学条件就有所改善，而一位得力教师的参与更标志着医学班教学上的决定性进步。年复一年，这已经成为医院一件越来越重要的工作了。我们的目标是准备好给更多的学生作更高级的培训。"1897年，学制从三年延长到四年，形势显现出需要有一座专门供医学班使用的楼房。1898年，医学班规模扩大到三十七人，但是有一位中国教师和一名学生患淋巴腺鼠疫而死亡。这时，高年级学生已经有现场观摩外科手术。

二

直到1902年，即关约翰（Swan）医生接管医院三年之后，才真正定出了一个建立医学院的计划；写出了一份专门的文件交给医学会。"很少有地方可以找到像教士医学会医院这样优越的临床条件。因此，我们建议建立一间与医院结合的、组织合理的、收录男生的医学院，利用一切可供利用的条件，保证其教学的高标准。完全有理由相信，外国人和（中国人）社会的最有影响人士都会对这件事感兴趣并采取积极态度；这个学院颁发的文凭将会具有权威的分量和影响力，值得学生必

① 原注：《梁晓初生平》。

须以数年的认真努力去获取。"办这样一间学院需要五万元。按计划，学院要像博济医院那样，由教士医学会管理。据报告，总督捐赠了一块与医院毗邻的地皮；一份 15 500 元的合同也已发包了。

学院第一届的课程于九月一日开始上课，不过大楼的正式揭幕则到十一月一日才举行。录取的学生有十五名，其中正规上课的为十二人；预期到三月份可以再开一个班。这座新楼的竣工和一个真正的医学院的创立，使人们看到了美好的前景。还需要投入更多的资金，但是梦想已久的学院毕竟已经成为现实。

安德森（Anton Andersson）医生被推荐领导医学院。他是斯堪的纳维亚人，来华后曾为英国和外国圣书学会当过书贩，1885 年前后被韦尼安（Wenyon）医生雇用为他在佛山的事务总管。他原来没有受过医学教育，韦尼安医生送他到美国学医，获得了学位。回到中国后他在四会的诊所过了两三年，直到那里的工作被放弃。他回到佛山，在韦尼安医生离开期间操持医院的工作。然而由于健康状况不佳，他被迫去了美国，医学院成立的时候他仍在美国。关约翰医生写信给他，请他负责学院的工作，安德森医生接受了职务，担任院长，并讲授解剖学和内科学课程。但是他受不了这里的气候，到 1907 年便被迫退休，离开了中国。①

医学院的学生们没有可能用尸体来学习解剖学，这一欠缺是一个很大的障碍。不过他们还算有一架骨骼，也采用了纸浆造型的模型。关约翰医生任教外科学；1902 年来医院任助手的达保罗（Paul Todd）医生担任这个学科的临床教学，同时任教内科学。赖马西医生讲授妇科学和产科学。莱茵传道会的

---

① 原注：资料据迪尤托（E. Dewtoe）牧师提供。

库内（Kuhne）医生也担任助教。奥尔德（Oldt）医生讲授公共建康与卫生。博伊德（Boyd）医生负责眼耳鼻喉疾病。叶芳圃（Ip Fong Po）医生教化学。祢锡鹏（Nye Sik Pang）医生教外科小手术。麦克尔（Machle）医生也在教学班子中担任助手。①

从 1905 年 3 月到 1906 年秋天，关约翰医生在美国度假，由达保罗医生管理医院。但是关约翰医生回来后，博伊德医生和达保罗医生都辞职了；安德森（Andersson）也因病离开了。这使得学院的人手空虚，以致虽然学生人数达到了五十人，却无法开展工作，学院于 1908 年关闭。1909 年学院重开，有了一座新的宿舍和一个新的教师队伍；到 1910 年有了一个十四名学生的毕业班，在学学生有三十六人，有十一位医生任教。这一年光景不错，但是到了 1911 年，又出现了师资缺乏的问题，学院关闭，新的宿舍楼用来做了医院的病房。1913 年，学院大楼卖给了华南基督教图书公司（The South China Christian Book Company）用作一个传教事务中心办事处。

幸运的是，医学教育工作并未因这一失败而停滞不前。夏葛医学堂（Hackett Medical College）正在给妇女提供极好的培训；而达保罗医生离开博济医院后，就在仁济街的毕士达医院（The Bethesda Hospital）内开业，在那里，南华医学堂（The South China Medical College）的学生让他给他们作进修辅导。然而这并不是令人满意的安排，后来他找到了五十个中国人，每个人愿意定期认捐 100 元，以期建立一间学校，而这些人则行使委员会的职能。这一计划在数日内就得以实现，以潘佩如（Poon Pui Yue）先生为会长的公医院（Kung Yee Society）开始运作。达保罗医生被任命为新学校的校长，苏道明医生为学

---

① 原注：资料据达保罗（Paul Todd）医生提供。

监。在十三甫街租下一所民居，教学就在 1909 年初开始，有四十二名学生，十三个教师。1910 年，在靠近博济医院院址处租得一座楼房作教室，学院暂时搬到该处。这就是公医学院（Kung Yee Medical College）的缘起，也就是现在的国立中山大学医科学院。

然而，梁培基（Leung Pui Kei）① 和叶芳圃两位医生反对这样的安排，他们联合了起先毕业于博济，后来又毕业于香港医学院的陈衍芬（Chan Hin Fan）医生，帮助组建另一间学院。他们建立了光华医学院。另一些学生在梁乾初（Leung Kin Choh）医生的领导下组建了一间学校，称为两粤医学堂（Leung Yuet Medical School），但这个学堂只存在了很短时间。

虽然医院已不再开展教育工作，但在 1905 年，医院的成员仍在夏葛医学堂和公医学院为高年级学生定期授课。到 1915 年 1 月，"广州数家医科学校学生的病房实习课由本院人员指导。本院同仁希望很快能进行公开临床教学。为此目的，应布置一个合适的礼堂。夏葛医学堂与广州格至书院（Canton Christian College）通过充满合作精神的安排，已表示愿意由它的实验室和护士长们为本医院服务。该学堂的董事们乐意考虑这样一个计划，要把他们的医院搬得近一些，使之具有博济医院的女子部的功能。"1912 年，医院的人员为光华医学院及该学院的一些学生授课；夏葛和公医在本医院上公开临床课程。

1926 年，孙科市长向医院捐赠了一大片土地，用来建造

---

① 译注：梁培基（1875～1947），原名梁缄，字慎余，广东顺德人。广州名医、华南著名制药商。自清末便开始从事医疗和医学教育。1879 年毕业于博济医院南华医学堂，任广东夏葛女子医科学校药物学教师，同时自设诊所，行医济世。时华南疟疾流行，创"梁培基发冷丸"，开广州制药业中西药结合之先河，行销华南及东南亚，成为富商。发起创办光华医社、光华医学院，并创建汽水厂、民众烟草公司等企业。

新大楼和医科学校；一时看来博济医院的教育事业有望继续发展，但这个计划后来被迫放弃，1926 年的动乱使得数年之内都不可能再考虑医学院的问题。由于钟荣光校长（President Chung）的关心和不懈努力，南京中央政府答应给医院拨款五十万（墨西哥银元），建造和开办孙逸仙博士医学院。大楼建筑的计划已经作出并获得批准，希望能在十一月份医院庆祝建院一百周年的时候隆重奠基。

三

在医学院关闭的黑暗日子里，管理委员会 1914 年 1 月的报告中这一内容令人十分欣喜：纽约的施瓦布（Louis Schwab）夫妇提出资助医院一位外国的护士总监；这样虽然医生培训已无可能，但一所护士学校很快就组建了起来。1914 年，"由施瓦布基金支付工资的曼弗尔（Manful）小姐现在担任着医院首席护士的职位，护士培训学校已经站稳了脚跟。这一年医院里中国人的护理员工包括两名固定的女护士和一名固定的男护士。在三年级的班上有三男一女；其中有两个人已经完成了他们规定的功课，在医院之外找到了工作。二年级班上有三个护士，两男一女；一年级班上有十一名学生，七男四女。这样当年就有总共二十名护士在医院工作。对学习护理的学生给予正规的理论和实践指导，同时还由护士长教他们英语。"

威瑟斯（Lucile Withers）小姐 1915 年秋从汕头来到广州，担任护士长；曼弗尔小姐辞职。前者工作到 1916 年 2 月，由迪克森（Bessie Louise Dickson）小姐接替。斯托克顿（Helen Stockton）小姐于这一年 11 月到来，担任护士副总监。1920 年两人都离开了广州，护士培训学校由史密斯（Inez Smith）

小姐接管；但由于健康状况不佳，她也在 1921 年 10 月离开。1922 年 2 月，在"1921 年班的毕业典礼上，端拿护士学校 (Turner Training School for Nurses) 的毕业生刘怡爱（Lau I Oi）小姐被授予博济医院护理学校的研究生文凭。"她从 1911 年开始在博济医院。"自从史密斯小姐离院度假，医院的护理部和护理学校一直处于代理护士总监刘怡爱小姐监督之下，由医院的护理委员会协助其管理。"1923 年有记载说她"以卓著的效率"完成了困难的任务。

1906 至 1911 年期间任护士长的英格斯（Ings）小姐"同意在外国人病区服务一年"。1923 年 10 月，"佩特森（E. L. Paterson）小姐来院服务于外国人病区；贝利（E. M. Baillie）小姐担任总监职务。1924 年 6 月，举行了毕业典礼，六名男生和七名女生毕业，获得了护理学校的文凭。4 月，刘怡爱小姐和罗启泉（Loh K'ai Ch'uen）先生顺利通过中国护士协会的考试，获颁该协会的证书。医院执行的政策使之能够将高质量的毕业生安置在各部门护理工作的管理位置上，监督护士的工作，而直接对各部门的领导人负责。这大大提高了服务的效率。在年末，除了代理护士总监之外，还有六名毕业生受聘为各部门的护士长。"1925 年，十名"护士参加了护士协会考试"。十名护士考试全部合格，说明了他们所受培训的质量。

医院于 1926 年因大罢工而关闭，护士学校也停办了；虽然医院在 1929 年重开，护士学校却一直关闭，到 1933 年 10 月，才由休伊（Lillian Huey）小姐开办了一所新的培训学校，至今仍在继续。

在"海外传教信众调查团"（Laymen's Foreign Mission Inquiry）于 1932 年访华之前，关于夏葛医学堂与博济医院联合的计划已经考虑了一段时期；调查团建议说，"夏葛医学堂如能与岭南大学和博济医院联合成为一个共同的教育计划，则其作用将更加无可限量。"①

这一建议在 1933 年由代表所有这三个机构的一个联合委员会予以完成。

四

海外传教士们确实是要经受许多考验，常常由于信息完全被人们误解而受到暴民的强烈反对。但是也有许多中国人能够理解他们的精神，在危险的旅程中陪伴着他们。如果没有这些勇敢而具有献身精神的人们，那是什么事都做不成的。

这些最早的先行者之一，梁乾初医生，是嘉约翰医生的学生。他应我们之请，写了一些笔记，讲述他与嘉约翰医生、富马利（Mary Fulton）医生以及她的哥哥富利敦牧师交往的经历。非常感谢他的女儿梁道贞（Leung To Ching）医生把这些笔记译成了英语。本章下面的几段都是摘自梁乾初医生的笔记。

我今年七十多岁了，我是五十年前进入博济医院的。从那以后，作为一名耶稣基督的追随者，我的目标一直是关怀人们的身体和灵魂。

在早期，人们对西医西药非常抗拒。博济医院最初的毕业生中比较成功的有李勋臣（Lei Fan Shan）、尹达之（Wan Taat Chi）、余丽云（Yue Lai Wan）、卢顺之（Lo Shun Chi）和苏道明（So To Ming）等医生。为了给人们用西药，他们常常不得不把西药混在中药里给人。起初不收学费，后来三年制课程的学生每年要交 20 元。现政权建立后从檀香山归来的孙逸仙博士是最早的学生之一，而我比他晚一年入学。

---

① 原注：《传教事业再思考》（Re-Thinking Missions），211 页。

此后没有几年，真光学堂的几名女生被录取到这个医科学校——这是一项前所未闻的创新之举。这几名学生的名字是余美德（Yue Mei Tak）、谢爱琼（Tse Oi King）以及其他。

至于在医科学校的教学，我负责九门功课，每天教三小时。尹文阶（Wan Man Kai）医生每周教一小时。富马利医生教儿童病学，赖马西医生是产科学，每人一小时。嘉约翰医生讲授化学。

有三个学业很优秀的学生，李启辉（Lei Kai Fai）、江棣香（Kong Tai Heung）和宋随缘（Sung Chui Yuen）。他们决定在夏威夷开业行医。然而他们必须通过考试取得执照，但他们受专业训练时用的是中文，所以要用英语通过考试非常困难。幸亏香便文（B. C. Henry）牧师在来华途中经过夏威夷略作逗留，听说了他们的困境，为他们担任翻译。结果这三个中国人以全体考生中最高的成绩通过了考试。江、李两位医生在夏威夷行医近半个世纪，积聚了不少财产。另一位姓何的毕业生没能够通过夏威夷委员会的考试，但他仍留在该群岛，当了布道师。

嘉约翰医生对医学的最伟大贡献是翻译了许多书籍，主要的作品有内科学、妇科学、眼病学、普通病理学、皮肤病学、药理学、化学、性病学、儿童病学、诊断与包扎。这些书并非都很完善，但对所论及的各个课题都有充分全面的阐述。

如果有谁想了解一下医院门诊部的工作规模的话，他只要看一看这堆从病人身上摘下来的膀胱结石就够了。有两大篮子，在博物馆里，重量大约有130磅；另外病人自己拿走的大概也有这么多。当结石太大，无法从会阴通道取出时，嘉约翰医生就采取击碎法，使它们成为碎片被摘除。耻骨弓上的通道很少使用，因为怕引起感染。我见过嘉约翰医生切除一个两磅半重的乳腺瘤，他只割了四刀；连结扎动脉、缝合伤口和包扎在内，总共只用了四分钟。嘉约翰医生永不会忘记病人的灵魂。在病榻旁他会向他们谈起灵魂的拯救。他去手术室之前必定先回自己房间去祈祷。早晨五点钟，嘉约翰医生就会到学生宿舍区，叫醒我们起来学习一天的功课。我了解他的薪金是每月七十元广州货币。病人常常会给他送来鸡蛋、糕点等礼品，但嘉约翰医生把这些东西都给了那些贫穷而有病，买不起这样美味的人。

富马利（Mary Fulton）医生来到中国后，就跟她的哥哥一起去了广西的桂平，在那里租了一所房子。很多伤兵来求医。董福祥（Tung Fuk Cheung）将军①大腿中了枪，伤处受了感染。请了嘉约翰医生去。他和富马利（Fulton）医生建议做外科手术，但被拒绝。

桂平医院还在建设的时候，我到了那里给富马利医生当助手。我那时才二十二岁，在一切事情上都把嘉约翰医生作为指路明灯。我到了桂平数月之后，一些乱民就开始制造麻烦，在大门上贴出招贴，要在三月初四人人都带一捆稻草到"大坑渠"来，放火烧"鬼屋"，指的是富利敦兄妹的家。那天恰巧是四乡集市之日，大群的人众聚集起来，就像蚂蚁聚集在糖块上一样。就这样，房子被完全烧毁。幸运的是我们全都逃到了警察局，最后安全回到广州。

我们并未因这件事而气馁，再次乘两艘大船前往桂平。一艘船上是那夏礼（H. V. Noyes）牧师和嘉约翰医生夫妇，另一艘船上是富利敦牧师夫妇、富马利医生和我。我们到达后，

---

① 译注：董福祥（1840—1908），清末宁夏固原（今甘肃省环县）人，地方割据武装出身，骁勇善战，在清季平定西北地区的历次军事行动中屡立战功，累擢至甘肃提督，加封太子少保。在义和团起义期间，董福祥属主战派，奉命率兵攻打东交民巷使馆区。后清政府在八国联军及主和派压力下罢免了董福祥，并永不录用。

两艘船并排碰泊在一起。嘉约翰医生问富利敦牧师他打算怎么做。富利敦牧师回答说，要去通知地方长官说我们来了，要他保护我们。但是嘉约翰医生说："按照法律他必须保护我们，我们为什么非得去见他？你应该相信上帝，而不是相信人。"但是还是通知了地方长官。第四天，两艘船沿着河堤走了一段路；船夫买了一些木柴，摊开在河岸上晒干，准备带回广州。次日早上有许多人来求医求药，但是富马利医生只允许妇女上船来拿药，于是在河岸上的男人们就捡起那些木柴朝船上扔起来。船夫不在，我们的船挪动不了，不过我打开了一把伞来保护我们的脑袋，因为恐怕他们会朝我们扔石头。然后我跑出去到甲板上向他们作解释。他们回答说"幸亏还有个本地鬼来讲和。"于是我就上岸去寻求警察来保护。在此之后女士们回到广州，而嘉约翰医生、富利敦牧师和我继续留在桂平。嘉约翰医生精简了队伍，在城市的街上到处走，毫无畏惧。后来我们沿江下行的时候，船触到了礁石，我们都差点淹死。最后我们历经周折，回到了广州。像嘉约翰医生这么大年纪的人，竟能经得起这样一次长途跋涉的种种考验，令我觉得不可思议。在此之后我在梧州开设了一个分支诊所。后来我收到孙逸仙医生一封来信，建议我到香港艾利斯纪念医院（Alice Memorial Hospital）攻读研究生课程。

嘉约翰医生语录

"如果一个农夫种下了水稻，然后他先移植到这里，又再移植到那里，到收获季节来临时，他能收割到什么呢？我是一个平平常常的人，并没有什么大智大慧，但我对我的目标总是锲而不舍。我听见许多人称赞我。该不会都是假的吧？"

他又说，"在香港医院学医不如在广州学那么理想。香港的医生学问很出名；但是他们讲英语，学生最多只能听懂三成。而在这里我们聘请普通的老师，但是他们讲的每一句话学生都听得懂。中国正在苏醒，将来铁路和别的交通工具都要开通；难道不是同样会有更多学医的学生么？"

嘉约翰医生早在那时候就多么具有远见！

"如果你是广州医科学校的校长，你必须勤奋工作，努力增进自己的知识。假如你自己私人开一个诊所行医，那只是一个人的工作，受益的也只是少数人。然而如果你每年能够给四十个学生授予学位，他们将走向全世界，那么你的劳动将会加大四十倍；到你年老了，你会变得遐迩闻名。"

大师给我们的就是这样一些教诲。

第十三章　孙逸仙医生

"我于 1886 年间在广州英美传教会（Anglo-American Mission）师从德高望重的嘉约翰医生学习医学。"① 但是嘉约翰医生自己则没有怎么提及这个年轻人，仅仅将他的名字列入了"今年由我指导的十六名学生，其中四名为女生"的名单之中。他不知道他所教的班上有一个学生将被证实是中国最重要的人物，在 1912 年成为新生的共和国第一位总统。这就是：孙逸仙医生。

"孙博士说，按照外国的计算方法，那一天他五十八岁了；他是 1866 年 11 月 2 日出生于广东省的翠亨村。"② 他的父亲是"一个种水稻的农民，自己没有土地，靠租地来耕种，每年交租大约要交掉收成的一半。他的家跟村子里大多数人一样，是用泥土、石灰和稻草建造的；这些东西可以建造出坚固的房子。他的母亲是个小脚妇女，是本地人。"孩子的小名叫"帝象"（Tai Cheong），他一生用过的名字据说有六个之多③。很幸运的是，在他生活的村子里，每一个小孩，只要其父母愿

---

①　原注：孙逸仙：《伦敦蒙难记》（Kidnapped in London）。

②　原注：雷斯塔里克（Restarick, H. B.）：《孙逸仙，中国的解放者》（Sun Yat Sen, Liberator of China）。

③　译注：孙中山幼名帝象，学名文，号日新，后改号逸仙，旅居日本时曾化名中山樵，人们尊称为中山先生，渐渐形成"孙中山"这个名字。

意，都能上学读书。每天从早上六点到晚上五点，孩子都在学习中国文字和经典。

"那时候在翠亨村还没有基督教会，他在那里没有机会学习英文。那里的人们无一例外都是儒家信徒。他们在寺庙里膜拜，在纪念日向祖先的画像致敬。说明一下这些事实是有必要的，因为一些出版物广泛报道说孩子的父亲是伦敦传道会的代理人，说帝象在家乡的村子里就学了英语。其实（父亲）孙达成是热诚的儒家信徒，当儿子离开中国几年之后表示想要接受基督教洗礼时，他还大受困扰。"

他的一位哥哥住在夏威夷，帝象十三岁的时候就离开村里的学校，到夏威夷进了由英国圣公会威尔斯（Alfred Wills）牧师掌管的寄宿学校。这个学校所有教师除了一人之外都是英国人，学生中只有五个中国男孩。帝象在 1879 年入学的时候一个英文单词都不懂，而在 1882 年他获得了英语语法的二等奖。他对基督教产生了兴趣，被深深吸引。帝象的哥哥发现他的信仰有危险时非常生气，把这事情报告了父亲，父亲就吩咐把帝象送回中国，顺从父亲的愿望去膜拜偶像。"可以印证此事的是，孙逸仙在去世前不久写道，革命是从 1885 年开始的，那一年他对偶像发起了反抗。"[1]

他被迫离开了村子，一时不知道该上哪儿去。但不久他就决定去广州，要走大约四十英里路。他知道在广州有传教士在那里。"在古老的广东省城，有一些基督教的传教基地，帝象就出发去找其中一个这样的机构。不久他来到广州，他看见一个外国人从一座楼房出来，就走上去说：'先生，您早。'他碰到的这个人就是跟英美医院（Anglo American Hospital）有

---

① 原注：雷斯塔里克（Restarick, H. B.）：《孙逸仙，中国的解放者》（Sun Yat Sen, Liberator of China）。

联系的嘉约翰医生，一位传教医师。嘉约翰医生看见一个中国孩子用这样好的英语跟他说话，感到很惊讶，因为那时候在广州，当地人能讲英语的是很少的。他把年轻人请到办公室，问他以前在什么学校读书。不知道帝象当时认为最好告诉医生什么，但按他寡言少语的习惯，他显然没有道出什么真相。从后来嘉约翰医生所说的话来看，他并不知道这孩子去过檀香山，也不知道他在翠亨村寺庙里的越轨行为。

"谈话的结果是嘉约翰医生觉得医院里有一个英语这么好的中国年轻人倒也不错，于是就让他进了医院当一名护理员。他在那里工作了大约一年，表现出他聪明好学，尽心尽责。在工作过程中他有机会观察到现代医疗方法的种种好处，他在心里把他在这里所见的治疗方法跟翠亨村旧式医生的做法进行比较，也跟迷信的治病方法进行比较。他知道中国医生在用药方面的一些奇特的东西，也知道他们欠缺外科方面的能力。

"由于生活在这样的环境里，结果就使他想要学习现代科学型的内外科医学。很幸运，这时一个建立中国学生医科学校的计划正在讨论之中。嘉约翰医生知道了他的愿望，就告诉他，这间学校很快就要由一个传教协会在香港开办了。"①

廖德山夫人（Mrs. Liu Tak Shang）——她的丈夫当年曾与孙逸仙在博济医院共事——回忆说，她的丈夫和孙博士，那时叫帝象，每天一起到同一家饭店吃午饭。她别的事情都不记得了，只记得他去了香港西医书院（The Hongkong Medical College），又在澳门待过一两年，然后回了广州。李济良（Lei Tsai Leung）医生在博济医院学习了三年，在门诊部工作了八年。他回忆说，当时医院不收费，只是偶尔有病人捐款。他很清楚地记得孙医生，说他是一个绝顶聪明的学生，并且说他在

---

① 原注：同书，27－29页。

博济医院的时候已经开始谋划对中国的改造了。据李医生说，孙逸仙离开广州是因为他不断谈到推翻满洲人的计划，所以被认为是危险人物。

香港西医书院是 1887 年在康德黎（James Cantlie）① 医生领导下开办的。孙帝象是该书院的第一个毕业生，于 1892 年毕业，得到了由康德黎医生以及其他讲师教授签字的文凭。就是在这时候，他取了孙逸仙这个名字。

他立即从香港去了澳门，开始在一家原来只有旧式医疗的中国医院行医。孙医生获得许可用西医的方法治病，而遇到一些比较重大的外科手术时，康德黎医生常常来帮助他。"他在医院的理事们面前做过一些外科手术，这些手术都要求熟练技巧、冷静的判断和灵活性。去澳门要走一段相当长的水路，占去我日常工作的不少时间。我为什么要老远的跑到澳门去帮助这个人呢？理由是因为许多人在为他而战斗，为他而牺牲，因为我爱他、尊敬他。他是这样一种性格的人，能把人们的心思都吸引到他那里，随时准备为他服务，无论是在手术台上，还是在战场上。一种难以解释的影响，一种难以抗拒的磁力，吸引着人们来到他的身边。"②

是在澳门的时候，他接触到名叫"少年中国"的会社及其组织者。澳门不是中国的一部分，这些年轻人可以自由地讨论和批评他们自己国家的政治。这个会社希望"扩大现存乡

---

① 译注：康德黎（James Cantlie）（1851—1926）英国人。外科医生。1889—1896 年任香港西医书院教务长。赏识该书院优秀学生孙中山（当时名孙帝象）。孙中山在澳门镜湖医院行医期间，康德黎常从香港赶来帮助做重要手术。回国后任伦敦市议会顾问医生。1896 年 10 月 17 日孙中山被清驻英使馆绑架，康德黎全力营救脱险。随后又帮助孙中山撰成《伦敦蒙难记》。1921 年著《孙逸仙与中国之觉醒》，在伦敦发表。

② 原注：康德黎（James Cantlie）：《孙逸仙与中国之觉醒》（Sun Yat Sen and the Awakening of China），31 页。

村政府的民主原则，使人民在省和国家的事务中有一定的发言权。他们考虑的首要事情是现代方式的教育。"① 他对满洲皇朝的不满可以追溯到他的童年。他在澳门待的时间不长。有法律规定只有持有葡萄牙毕业文凭的人可以在这个城市行医，而孙医生没有这样的文凭。他完全放弃了行医，而将全身心和灵魂都投入了为他的祖国实行新的谋划。就是在这些1911年革命之前的日子，当时的小青年和忠实追随者梁新荣（Leung San Wing）发现了一个谋害孙医生生命的阴谋，立即通知了他，使他安全逃离了广州。这位梁先生曾在博济医院任药剂师多年。

1912年，"一位旧日学生"的莅临给医院带来殊荣，他就是"孙逸仙博士，中华民国第一位总统。医院大院里为他举行了欢迎仪式，使这个医院的许多朋友得以见到孙博士，同时也看到了这个医院"。他捐献了100元，并成为广州教士医学会的终身会员。

1911年、1912年和1916年的革命中，有超过六百名伤兵在博济医院得到治疗。"另一次当他到医院来看望伤兵的时候，我们把孙博士带到我们即将开始工作的手术室去。当我们打开第一个病人的伤口时，孙博士根据伤口的位置推测这士兵是从战场上迅速撤退时被从背后打伤的。他沉吟道：'朝后背开枪！'取消了对其他病人的检查。在数月之前为我们的新楼奠基的时候，广州市市长说过，孙博士对中国现状的不满和他的新主张、新思想，很多都是从他在博济医院的时候发展起来

① 原注：雷斯塔里克（Restarick, H. B.）.：《孙逸仙，中国的解放者》（Sun Yat Sen, Liberator of China）33页。

的，是从那里扩展到全中国的。"①

孙博士对于跟母校的联系从未失去兴趣，最后一次联系是为岭南校园内的诊所捐款 1000 元。② 应嘉惠霖医生（Dr. W. W. Cadbury）的请求，李福林（Lei Fuk Lam）将军③同意为建造诊所募集 10 000 元。孙博士以其慷慨捐赠名列首位。这个诊所于 1925 年 4 月开张。

这位伟大的领袖避过了无数次的暗杀和危险，英勇无畏地追求着他为之献身的艰难使命，却终于逃不出他最后的敌人——癌症——对他的攻击。他被送入北京协和医院（Peking Union Medical College Hospital），但是已经太迟了。开刀作了探测手术又缝合了。他于 1925 年 3 月 12 日逝世。④ 他的遗体现在静卧在南京城外的巨大陵墓中供人们瞻仰。

---

① 原注：《世界传教评论》（Missionary Review of the World）1935年 2 月。谭约瑟（Thomson, J. O.）：《中国医务百年》（A Century of Medical Work in China）。

② 原注：现为博济医院岭南分院。

③ 译注：李福林（1874～1952），字登同，广东番禺大塘乡（今属广州市海珠区）人。绿林出身，一生经历复杂，1920 年代曾任军长、广州市市长兼警备处处长等职。

④ 原注：雷斯塔里克（Restarick, H. B.）：《孙逸仙，中国的解放者》（Sun Yat Sen, Liberator of China），152 页。

第十四章　关约翰医生

关约翰（John M. Swan）1860 年 9 月 11 日出生于俄亥俄州的格拉斯哥（Glasgow）。他从小就想学医。虽然遇到许多障碍，他总算得遂所愿。为了准备医学院的入学考试，他白天在一家杂货店打工，晚上在一位内科医生指导下学习。他做好了进入医学院的准备，就动身去了纽约。在那里他过着节俭的生活。他的愿望是能够从事人道服务，所以医学传教事业吸引了他的注意。虽然经过很长时间考虑才作出决定，他终于向长老会海外传教委员会（Presbyterian Board of Foreign Missions）提出了申请，并于 1885 年秋携同新婚妻子乘船赴广州。①

"1885 年 12 月我到达广州的时候，发现一位年青的内科医生关约翰和他的妻子住在博济医院里，被任命为这家大医院里嘉约翰医生的助手。照规矩，长老会的每个传教士都要花整整三年的时间学习中文。这个方案对于传教医师来说，执行起来要比牧师和其他工作人员更困难；而关约翰医生发觉自己也不能例外。第一年的时候，他的语言学习几乎没怎么被打断；但是到了第二年，对他的医疗服务的需求增加了，开始严重地妨碍他的语言学习。随着关约翰医生跟病人讨论病情的能力加强，他发现找他看病的人越来越多。按我的回忆，他第三年实际上就完全投放到医疗工作上了。

---

① 原注：据关约翰（Swan）医生一位姐妹惠寄的材料。

"随着关约翰医生在医院决策会议上所占份量的增加，可以看出一些变化被引进了医院的日常工作、制度和设备，着眼于更好地适应西医，特别是外科，治疗的需要，遵循卫生灭菌的方针。一个从屋顶隔着玻璃照明的手术室建成了。这个室的四壁和天花板都刷了油漆，以便经常清洗。施手术的医生和助手的双手都要彻底洗干净，并在防腐溶液中浸泡；使用的器械也经过仔细消毒。我并不是要暗示这一切是这时候的创举，不过的确是对这些东西重新作了强调。当然，即使那时的做法也还没有达到今天的标准。例如，我由于跟关约翰医生关系比较密切，所以常常被允许在场观看极危险的重大手术；这样做法，我想，今天在一间第一流的西医院里，肯定是不能容忍的。

"那时候毕竟还是初创时期，医院没有受过训练的护士，中国助手也很少，而且没有受过完好的训练。病人由他们的家庭成员和仆人陪伴着到医院来，还带着自己的铺盖和炊具。食物、衣物、额外的卧具和炊具就放在各人的病床下。住院期间，他们的饮食、护理，而且常常连他们服药的管理，都由他们这些未经训练的家人负责。在公共病房，甚至在有些人住得起的私人病房，要保持秩序、安静和清洁是不可能的。这一状况是住院治疗初创时期不可避免的遗留物，当时让病人带随从人员是一个必要的条件，只有这样才能使他们住下来，哪怕只是接受外国医生有限的监控。

"关约翰医生接受医学训练的时代，在西医学校中正开始强调细菌在传染疾病中的作用以及严格的消毒和卫生的必要性。这位巴斯德（Pasteur）① 与科赫（Koch）② 及其追随者的热心门徒，观察了中国治疗病人和伤员的环境之后，心中难受是不奇怪的。关约翰医生自己动手来改善这些环境。在医院的所有这些年，他一直不知疲倦地为（华人）医生和护士的教育而工作。他建立了一所学校，但教学严重残缺不全，原因是由于不准解剖的禁令，也由于缺乏足够的人员和足够的设备，还由于学生在学医之前没有接受过合适的教育。也许从今天看来，那些辛勤的工作收效甚微，但可以说在所有那些岁月里，总有一个声音，虽然是一个在荒野里呼号的声音——告诉人们即使在那个暮色沉沉的时期，还是有人面向着曙光将要升起的方向。

"如果要让我来说出他的性格特点，我要说关约翰医生是主管效率的使徒。他监管了他那个时期的大量建筑，做得又好又节约。他是一位认真负责的、有能力的内科医生，也是一位技巧娴熟的外科医生。作为家庭医生，他能鼓舞病人的信心，赢得病人的敬爱和感谢。他和他的夫人曾护理笔者度过危险的伤寒病难关；这样一次经历不一定会使人心中产生公正的态度，去评价他的恩人。关约翰医生也许有他的错误和局限。毫无疑问是有的。我们大多数人都有。但是当一个人想起自己的生命也许是由于朋友的技能和努力而保存，那么其他一切似乎都没有多大关系了。我在1907年离开中国的时候，关约翰医生已经负责医院的全面工作。至于他后来的经历，以及如何去世，我没有第一手材料；因此这一篇有关他早期生活的简述，

① 译注：巴斯德（Louis Pasteur）（1822—1895）法国微生物学家、化学家、近代微生物学奠基人之一。以否定"自然发生说"、倡导细菌致病学说和发明预防接种方法闻名于世。

② 译注：科赫（Robert Koch）（1843—1910）德国医师和细菌学家，世界病源细菌学的奠基人和开拓者。

就有待他人来加以补充了。"①

"总之，关约翰医生就是能量。许多时候他的急躁和粗暴给了中国人一个错误的印象。他极富同情心，工作仔细，精益求精。他除了在当时广州唯一的医院里的专业职责之外，还要为两间医院和一所医学院募捐。他虽然活动很多，但总是能抽出时间亲切接待乡间来的医生同行们；我们这些在乡村开分院的医生都非常感激他的指点、他的同情和鼓励的话语。由于跟他的家庭一起生活，我知道他是一个一丝不苟的宗教徒。大清早就做礼拜，一手拿着咖啡杯，一手拿着圣经，就这样开始一个繁忙的日子。住院的病人听了他令人欢快的话语，常常也开怀一笑。很明显，关约翰医生除了医院的工作之外，别无所求。

"我一点也不想贬低我们的朋友和兄弟嘉约翰医生及其长期坚苦卓绝的工作，但同时我仍然相信博济医院在上世纪90年代后期和本世纪初的良好声誉应归功于关约翰医生。关约翰医生的晚年正逢一个转变时期，中国的民族主义热情兴起，开始反抗外国的领导地位。由于很少中国同事愿意在实行领导的同时承担责任，因此在医院和医学堂的管理方面就难以避免发生磨擦。

"关约翰医生对乡村分院，不管属于什么教会和教派，都非常关注。他帮新的医生买药，多年来帮他们从医院的仓库挑选药物、包装。这个库房对我变得非常熟悉。据我记得的，有阳江、连州（Lien Chow）、迳口（Kanghau）②，可能还有梧州（Wuchow）和江门（Kongmoon）的医院，就是这样建立起来的。

---

①　原注：摘自威斯纳（O. F. Wisner）医生关于关约翰医生的记述。

②　译注：迳口，属四会县；今为四会市迳口镇。

"关约翰医生的众多职务包括担任中华帝国海关医生、沙面外国人社区医生，和美国领事馆的海港外科医生。他在医学上有极高的地位。除了到城乡各地出诊，或者为了非常成功地募集捐款之外，他很少离开医院。"①

"虽然关约翰医生和夫人肩上的担子很重，他们都相信耶稣基督，并且有朋友们的帮助。关约翰医生是一个受过良好训练的医生，一个博学的人；但是他也相信耶稣基督。每个星期天晚上七点到九点，关约翰医生夫妇都会邀请朋友们聚集到医院的会议室，请传教师来宣讲福音。关约翰医生为1911年革命中负伤的士兵医治，他命令在医院服务的所有医生留下来，因为如果有伤员到来的话，必须立即动手术。我当时是关约翰医生的助手，也是全院唯一的女医生；我们非常忙，能够听到广州城里战斗的枪声。他走到我身边说，'林医生，不用怕，如果战斗打到这边来的话，我带你到美国军舰上去。'但是战斗很快就停止了，我们也不用到军舰上去躲避了。关约翰医生亲自巡夜，发现有人疼痛就给他服药，使之解痛并入睡。但是在病人入睡之前，他教他们怎样祈祷。"②

里德（C. E. Reed）夫人跟随丈夫在逗口住了三年；1899年至1900年间，她在博济医院度过六个月，当时里德医生在那里当助理医生。她写道："跟今天比起来，当时还是很简陋；但是医院做出了极好的工作，特别是在外科手术方面。我们在那里的几个月里，最大的问题是如何控制跟许多病人一起来的、为他们做饭的亲属或仆人。关约翰医生正设法由一个总厨房供应伙食来解决这个问题。我给关约翰家的孩子们上课，让关约翰夫人可以有时间去组织和监督这一部门。

---

① 原注：摘自多布森（W. H. Dobson）医生的记述。
② 原注：摘自南华医学堂毕业生林桂英（Lam Kwai Ying）医生的记述。

二

关约翰医生来到中国时正好赶上成为中国传教医师协会
（China Medical Missionary Association）的创始会员之一，因此
也成为代表广州教士医学会参加这个协会的四位成员之一；其
余三位是嘉约翰医生、老谭约瑟（Thomson）医生和富马利
（Fulton）医生。到 1887 年，他在医院被任命为嘉约翰医生的
助手；1895 年他休假后从美国归来，"继续在医院担任外科医
生并共同负责领导工作。"1897 年，医学会建议"医院的帐目
和总体工作、有关男子部的医疗工作和助手及雇员等本地员工
的指导，均应置于关约翰医生管理和控制之下"。在 1898 年，
嘉约翰医生在医院的职责被解除，以便他把时间投放到创建疯
人院的工作；这样关约翰医生就成了医院里的"老男医生"。
1899 年嘉约翰医生辞去了医院和医学会的职务，关约翰医生
被置于负责地位，他担任这个职务直到 1914 年，除了离职度
假的时间之外。

"医院的日常工作一直没有中断（1904 年）。这包括对将
近三万人次求医者即时给予回应，十一座楼房及相连房屋的维
护、修葺和清洁，以及大量补给物资的供应，全都需要极其节
约地进行，并且接受主管医生的亲自监督。

"进步特别表现在设备的改善和医学堂的开办方面；还有
医院教堂，称为丕思业（Preston）纪念礼拜堂的，也得到了
扩建；由于来做礼拜的人多，地方显得太小了。当一个医生除
了自己的专业职责之外还要管相当多其他事情，要料理本该交
给医院伙食管理员的事务，甚至房屋的建筑和维修也要由自己
担任建筑师和承建商，那就再也没有什么时间能顾及别的事情
了。他热切希望能更直接地宣讲福音、更有效地对病人施加只

有一个传教医师才能施加的影响；这些都经常受到其他方面紧迫工作的阻碍而无法实现。

"值得注意的是，近年来医院设备之所以能得到扩充和改善都是由于有中国朋友的特别捐赠。一个坚固的铁门框和入口；一个三楼大平台，整个覆盖一座主楼；价值 4000 元以上的扩充地皮；医学院的院址和用于创办医学院的 18 000 元专项捐款，以及 4 500 元用于扩建教堂的钱，这些几乎全都是来自中国朋友的特别捐赠。"

这些都是医院在关约翰医生主管时期发生的变化。上文提到过关约翰夫人接管了一直处于可悲状态的医院厨房。协助她的有一位郭太太。1908 年的医院报告热情赞扬了她们的工作。病人每人每天付一角五分钱，就可以得到"改进了的服务和丰富的伙食。供应的食物合乎卫生，还供应额外的中午餐。这个部门的所有费用，包括食物补给和厨房设备等等，都来自病人缴纳的食宿费；而在 12 月 31 日，这个部门的现金信贷余额有 1 345.31 元。这是高效能管理与监督的成果。"同年，威尔森（A. G. Wilson）先生被任命为业务经理，使医生可以从设备和财政的琐事中解脱出来。

嘉约翰医生和关约翰医生之间对"擅自占地者"权利问题的不同意见，只是他们之间产生的许多分歧之一；情况表明这两个人已经无法再一起工作了。嘉约翰医生于 1899 年辞去医院的职务，让关约翰医生继续管理。当时关约翰医生比较年轻，更精通新的防腐杀菌理论；而嘉约翰医生则比较老式，在手术室里也是采用比较古典的方法。

如果不是博济医院后来陷入困境的话，两位医生之间缺乏合作的事完全可以被忽略不提。关约翰医生工作起来不知疲倦；完全是由于他的努力，医学院才得以在 1904 年开办；但是外国员工们觉得跟他合作非常困难，以致所有的人都辞职了，无论医院还是学院的工作都没有一个人留下来维持。这间医院可说是中国的医学教育之母，从它的大门走出了多少受过良好训练的医生；现在它的医学院却不得不关闭了。这是医院历史上一个黑暗的篇章；回首往事，只能想如果当初个人之间的矛盾不是那样的结局就好了。

关约翰医生是一位耐心细致的好医生。他一身兼任内外科医生、院长、业务经理、出纳员和苦力领班。但是他不善于分权给别人，而是坚持事必躬亲，监督一切。他的同事们，都是一些非常能干的人，对此就有所不满，觉得工作没法做下去。随着人们一个个离开，管理委员会开始认识到，医院要成长和发展就不能再唱独角戏了。

1914年1月，关约翰医生向医学会递交了辞呈；辞职被接受，他在五月离开了医院。不过他并没有离开广州，而是在城东的郊区建造了一间私人医院，在那里行医直到1919年。这一年他在访问美国的时候被一辆汽车撞倒而去世。

三

从1900至1914年间，情况发生了许多变化。其中最重要的是医学院，一些细节已在前文叙及。医院在关约翰医生及其同事领导下逐渐向一个现代化的医疗机构发展。1901年安装了电灯，极大地便利了工作。1903年开凿了一口新的水井，提供了无限量的水源；到1908年，更连接上了城市的新供水系统。1903年间建立了一个存放所有东西的储藏室，发放东西要凭医生签字的指令。"实行这一制度在相当程度上节约了日常开支，使医院的被服和一般物资在储存和管理上便利了许多。"1903年购买了第一台性能可靠的消毒器；1905年，首次要求住私家病房的病人吃医院厨房的伙食，伙食费是每天一角五分。1909 年之前没有蒸汽锅炉，这一年有中国朋友捐赠了一台，以便提供"杀菌和厨房的需要，同时大量供应一般用途的热水"；不过锅炉多年没有安装。1914 年安装了现代化的管道系统，手术室装备了全套消毒设施，建造了八间新浴室。1901 年建造了一座三层的新楼，供医院助手使用。"他们搬出医院主楼，可以腾出六间房间，增加到私人病房区供出租。"1909 年在医院的江滨花园（建于 1904 年）建造了一座三室的平房，作为护士长英格斯（Ings）夫人的住所。1910 年，医生住宅经改建，分成三个独立的单元。

为了控制不分钟点流向医院门诊的人流，1901 年在时间表上增加了一个门诊日，星期三。日常工作总的安排如下——

> **每日病房巡视：**
> 上午 6 时至 8 时，下午 4 时至 5 时。
> **每日办公室咨询：**
> 上午 9 时至 10 时，下午 3 时至 4 时。
> **门诊：**
> 星期一、三、五上午 10 时至下午 1 时 30 分。
> **外科手术日：**
> 星期二、四上午 10 时 30 分，星期三下午 2 时 30 分。
> **探访时间：**
> 星期六下午。

尽管赖马西（Niles）医生和富马利（Fulton）医生离开了医院，但是"中国助手领班张三姑（Cheung Sam Ku）夫人表现出的技术和爱心获得病人的许多好评，她忠诚的工作完全值得人们对她的信任。产科应邀出诊的次数与以往相若，有些需要深入内地十五至二十英里之远。这个医院之所以出名，是由于必定能为病人解除痛苦，并且常常能拯救生命；名声就是由这些病例而来的。外国医生不得不应邀出诊到更远的地方、处理更难的病例，但是人们对由男医生来诊治已经不再反对。"这是在1901年，这标志着中国妇女在态度上的一个决定性改变。直到1907年医院里才有了外国妇女，新西兰传道会的英格斯（Ings）夫人来院担任护士长，并组织了由她领导的一个中国护士小组。英格斯（Joseph Ings）医生于1905年来华，之前他在爱丁堡医学传教会接受训练，又在博济医院经过六个月语言学习和获取经验。他和达保罗（Todd）医生访问过东莞，他在那里染上了痢疾，回到广州一个星期就死了。后来他的遗孀来到医院工作，直到1909年她因为母亲的病情，被迫离开赴苏格兰。她"在暂时离开工作期间深受大家怀念，她指导工作非常有效率。她的中国护士学生以忠诚的工作态度赢得人们高度的信任。"她于1910年回中国，但在1911年辞职。

里德（Reed）医生的健康状况迫使他于1900年辞职。1902年，多布森（W. H. Dobson）医生从阳江来，在关约翰医生暂时离开期间掌管博济医院。同年，达保罗（Paul J. Todd）医生"受美国长老会派遣而来，被接纳进入非常需要他的医院工作力量。具有丰富临床经验的祢锡鹏（Nye Sik Pang）医生现在担任本地家庭医生的职务，工作得很好。"

祢医生，现在名字是祢翻云（Nye Hat Wan），是奈伊（Gideon Nye）与中国妻子所生的儿子。这位父亲是美国商人，1845～1862年和1868～1888年曾任广州教士医学会的副会长。"奈伊（Nye）先生是医学会最老的朋友之一，在漫长的岁月中一直是学会的朋友和赞助者，慷慨地捐资支持学会……通过各种方式，以学会的利益为己任；积极谋划扩展它慈善事业的领域……他向在华的外国人社会以及欧美的其他人士英明而热心地宣传本学会及其医院的主张，应该得到学会方面特别的感激与承认。"

祢翩云在嘉约翰医生领导时进入医学院学习，四年后毕业。经过短暂的私人行医后很快就加入了博济医院，一直工作到 1911 年。在苏道明医生之后，祢翩云是对医院贡献最大的毕业生。

他大约在 1900 年与黄医生结婚；黄医生也是医学堂的毕业生。她是嘉约翰夫人在妇女圣经学校的一个助手黄六姑（Wong Luk Koo）的女儿。六姑为医院工作了二十多年。她后来腹部患了肿瘤，由关约翰医生为她做手术成功摘除。她和女儿女婿一起生活，得享高寿。1913 年，祢翩云医生向医学会捐赠 100 元，以纪念他父亲的百岁诞辰。1934 年，作为他们多年为医院贡献的一个标志，他和妻子为博济医院的新大楼捐款 2000 元。他现在六十五岁，是广州最有名的开业医生之一。

1903 年 3 月，关约翰医生和家人回美国度假，直到 1906 年秋天；他们离开的这段时间，由达保罗医生带着四位中国助手管理医院。

当伯驾医生在 1835 年开始工作时，没有一个人可以跟他分担责任。嘉约翰医生在他服务的大部分岁月中，也是在紧急情况下唯一可以依靠的人。所以在关约翰医生的时代，医院常常被称为"关约翰医生的医院"。然而在 1906 年，医学会的章程中增加了以下的规则：

"（a）医院和学院的外国医生为医务人员；医务人员每年选出其主席。

（b）医务人员的每一成员，经过为期一年的语言学习之后，在医学会一切医务工作之决定中，享有平等的发言权。

（c）医学会的内外科医学工作组成若干部，每位医生加入何部，由医务人员指定。

一个使医疗工作专业化的固定方案就此实行起来。这一年的全体医务人员包括关约翰医生、达保罗医生、安东（Anton）医生、安德森（Andersson）医生和博伊德（H. W. Boyd）医生，还有长老会及两位中国医生。不幸的是，在医学会的下一次会议上，通过进一步修订，医院内医疗工作的调度不再由全体医务人员决定，而是交还给管理委员会。第二年，由于达保罗医生和博伊德医生被他们的教会从医院撤出，关约翰医生成了唯一的外国医生。

最后，在1910年，老谭约瑟（Joseph C. Thomson）医生的儿子谭约瑟（J. O. Thomson）医生在麦克吉尔大学（McGill University）完成医科学业后回到广州。他就此开始为医院服务，直到今天，作为医院的外科医生、不同时期的主管、和医院福利的总推动者。医院最近这25年，是一段以危机与变迁为特点的时间；医学会的所有工作常常看上去好像就要走到了尽头。谭约瑟医生经历了一切，他个人成为中流砥柱，首先是使工作的延续性得以保持。

关约翰医生于1912年初离开去休假，谭约瑟医生成为主管。拉姆齐（G. Stuart Ramsey）医生，也是来自麦克吉尔大学，在医院充当助理医生一年，在此期间广东省局势动乱，医院收治了许多受枪击的重伤病人。

四

1902年做了两例卵巢切开手术。一个病人康复，但另一个死亡。进行了验尸，这是不寻常的情况。一个四岁男孩"各方面生长正常，但他的脊椎下部骶骨背后松弛地连着一个附生物，到医院来切除。这个块状物是先天的，其实是一个胎儿，但是在子宫内五个月的时候已经停止发育。这块东西毫无困难就割除了，病人健康恢复很快，解除了他小小生命被迫承受的负担，显得很愉快。伦琴射线不断发挥巨大的实际优势，特别是在枪伤和骨折的病例中。"

这一年五月，由维也纳大学的毕业生拉茨拉格（Adolph Razlag）医生专门开展了一次麻风病治疗。有几例这种疾病，患者被隔离在医院内一个与外界隔绝的部分。"由拉茨拉格医生执行和几位医生参与观察的这项治疗，取得非常满意的效果。病人住院的数星期内，病情迅速改善。其中一位年轻的男士，患有充分发育的结核类型麻风，现在已经不时来访问（我们）洽谈生意了。在此期间，开始治疗七个月之后，其实是在过去四个月期间，他身上这种病的外部特征已经差不多完全消失，享受着健康的快乐。拉茨拉格医生用行动向大家表明：许多疾病——如果不是所有疾病的话——是有义务接受治疗的。他由于忘我工作，深得人们信任；他的工作以科学为依据，而且大部分是自费的。"

1903 年摘除了一个四十八磅重的卵巢肿瘤。"一位难缠的病人，割掉了一个二十八磅重的卵巢囊肿；她对于休息和安静的重要性，持有跟医生完全不同的意见。手术后的第九天，她趁中国助手一时不在，上演了一出人间消失，走到医院码头，驾一艘小船过江去了河南，又从那里回了乡下的家里。数周后我们了解到，病人身强力壮，没有造成什么不好的结果。多半是由于这个病人所讲的美妙故事，同一地方又有另一例卵巢囊肿到医院来求医；割掉了一个三十六磅重的肿瘤，健康也恢复得很好。"

1902 年至 1907 年期间，"可以看作是腹部外科手术的开始。"到 1905 年为止，共做了十八例卵巢肿瘤手术、五例阑尾炎手术和一例绞窄性疝手术。"1906 年做的一例阑尾炎手术病人死亡，女病人的家属印了传单在两个不同场合向全城散发。他们还在报纸上登广告说我们割烂了她的肠和肝，造成她的死亡。由于这些广告以及总的对美国货和美国人的强烈抵制，这一年住院的病人有所减少，特别是愿意做腹部手术的人减少了。"

"1903 年之前实际上没有做过腹部手术，"达保罗（Todd）医生解释说，"毫无疑问是因为那时医院里只有一台小小的阿诺德消毒器，无法进行消毒。"

1889 年的报告提到一个患腹部水肿的病人。"在许多做放液手术的病人中，有一个值得特别提一下。令人注意的是她每年都从乡下的家里到医院来做一次放液，如此做了二十一年。她现年五十七岁，除了腹胀引起的难受之外，身体和精神都很好。"1902 年的报告里又提到了她。"这个病例值得注意的是，它说明面对几乎是延续终身的病理状态时，人的经济可以怎样作出调整。四月份的时候，她看上去跟往常一样；从腹腔中取出了四十磅浆液，十天后坚持要回家。手术后的六个月里，她声称她的病已经差不多全好了，只是在天气凉的时候还有些反复。"但是在 1904 年，"被称为我们的'医院年鉴'的钟太太终于不行了。与其说她是死于这个病，不如说她是死于自己轻举妄动。四十五年来她年年到医院来解除腹水。去年，她显然觉得到医院来的旅途太单调了，自己动手用一枚发夹来施行腹部穿刺放液手术，结果就造成了我们已知的情况——手术后几天，致命的腹膜炎终止了她的生命。"

医院当时承担着粤汉铁路员工的医疗服务。虽然在 1905 年，建设停顿了一段时间，但在 1908 年还是分设出一个专门的铁路事故病区。每周两次由医院的医生访问广州武备学堂（Canton Military College），直到 1905 年该校聘请了日本医生为止。

1909 年，"疟疾没有去年那样流行。这种病用皮下注射药用奎宁的办法有满意的效果。"此前曾发生过一种奇怪的亚洲型恶性霍乱疫情，"一种在广州比较少见的病"，在 1902 年又接着发生了登革热疫情；以致"医院的大约一半工作力量被迫离开岗位。"1906 年发生了严重的腹股沟鼠疫疫情，这种疫病并非每年出现。"这一年我们遇到了几例天花、几例白喉；但是造成最大灾难的疾病看来还是肺结核。到了晚期，有许多病人都是这样，我们所能做到的最多只是解除他们的部分痛苦和使他们的生命稍稍延长一点。"

截至 1909 年，"这个医院医治的膀胱结石病例的数量很可能保持着世界纪录。由于手术后能解除痛苦的确实把握，给我们招致了许多远道而来的病人。过去一年诊治的这种痛症，数量之大超乎往常；其中儿童所占的比例更比往常要多，而且都康复得很好。尿道外切开术，无论是中间还是侧面切开，几乎用于所有的病例；除非结石特别大，否则我们还是用这种手术获得的效果最佳。在七十六例膀胱结石手术中，有四例死亡。其中两例的病情是没有希望的，有一个已经七十多岁，长了一颗很大的结石。

"令人遗憾的是，这种在华南如此流行的疾病，其病因仍然没有弄清。过去一年为这种病做手术的患者中，年龄从两岁到七十岁都有。患这种病的人多数属于贫穷阶级，也有一些是富人。水和食物看来并不是决定的因素。只有小部分患者表现出明确的肾病症状。"

五

1903 年，美国长老会得到了应有的承认；该会五十年来"如此慷慨地向医学会提供得力的医务人员，并以各种方式显示出对教士医学会所有部门深切的关心。人们在一致表达感激之情的同时，更希望长老会在未来的岁月中将会继续真心合作，以便为蒸蒸日上的工作、为传教事业的这一重要分支作出贡献。"嘉约翰医生于1853年受长老会任命。赖马西（Niles）医生、富马利（Fulton）医生、卡罗（Carrow）医生、老谭约瑟（Thomson）医生、关约翰（Swan）医生、里德（Reed）医生和达保罗（Todd）医生都是由长老会任命的。关约翰和达保罗两位医生当时仍在医院服务。博伊德（Boyd）医生也即将被任命。但是在1907年达保罗医生和博伊德医生退出，而在1909年长老会又撤出了对关约翰医生的财政支持，教士医学会承担起了这项支持。"由于这个先驱教士医学会现在已经享有它的各种代理人的财政支持，它（自1838年建会以来第一次）恰当地公开感谢从美国长老会海外传教委员会得到的对开展这项工作的援助。（中国的）福音传教赞助者捐赠的范围也很广。以医院为中心，连接毗邻的长老会女子寄宿学校（真光书院），华南地区（如果不是全中国的话）最大最强的教会组织已经发展起来。我们衷心感谢长老会在整个这项伟大工作中所起到的积极作用。按照其基本原则，任何一项事业，无论是传教事业还是慈善事业，如果能自力更生，就应该不再仰赖海外传教会的资助；因此美国长老会在财政上撤销了对这项事业的继续支持。"不过，在1917年，长老会重新任命了博伊德为医院的医务人员。1922年任命了哈维（J. L. Harvey）医生。

1904年，丕思业纪念礼拜堂得到扩建。这个礼拜堂是1883年建造的，"原有的建筑太小，现在来做礼拜的人数很多，已经容纳不下。礼拜堂的扩建，连家具布置在内耗资6000元，主要得力于第二长老会（The Second Presbyterian Church）成员方面的努力，他们为这项工作捐资4 500元。这个第二长老会是完全自力更生的，他们还自费聘用了福音传教工作者。现在的礼堂可以坐得下四千至五千人，建筑的其他部分也更好地适应了医院发展的需要。这一有用的补充设施，所费款项主要由黄震（Wong Chan）先生的几位朋友支付。黄先生是第二长老会的忠实成员，不幸已于去年辞世。"第二长老会一直使用这个礼拜堂，直到 1918 年他们在离医院不远的地方建成了自己的教堂为止。经双方同意，原来的礼拜堂改做护士宿舍之用。在第二长老会以丕思业礼拜堂为本部的时期，这里成了所有中国基督教联合聚会的中心，在广州的中国基督教徒生活上发挥着极其重要的作用。公开的英语联合礼拜仪式从 1868 年开始在医生的住所举行，一直举办到 1916 年。

1900 年，马歇尔（G. W. Marshall）先生和夫人负责做病区的传教工作，并协助每天的早礼拜仪式。传教工作的主要办事机构为：（1）由第二长老会负责总体工作，（2）三名传经妇女，负责妇女儿童的工作，其中一名兼任妇女学校的教学工作，（3）两名福音传教士，负责男士的工作，由教会的布道师协助，（4）两所学校，由嘉约翰夫人开办，一所为男人和男孩而设，一所为妇人和女孩而设，（5）关约翰（Swan）夫人手下的两名传经妇女，从事在病区内以及门诊病人中的工作，（6）由基督教勉励会（Christian Endeavour Society）聘任的福音传教士张先生继续在病人中忠诚地工作。几乎所有申请加入教会的人，都是在他的影响和指导下提出的。

1911 年，汤姆森（Avis P. Thomson）小姐，在谭约瑟（Oscar Thomson）夫人协助下承担了每天早礼拜仪式的音乐。翌年，汤姆森小姐和夸林（H. J. von Qualin）牧师对门诊病人和留医病人的日常礼拜仪式给予了宝贵的协助。汤姆森小姐还在女病区举办了每日讲习班，并且财政支持一名中国的女福音传教士。

第十五章　新纪元

1913 年 1 月，林安德（Andrew H. Woods）医生被任命为管理委员会主席，可以说，一个新纪元由此开始。林医生早年出任广州格致书院（Canton Christian College）的医生；早在1900 年就与博济医院的工作，包括内科和外科，建立了联系；但只是在 1913 年至 1915 年担任管委会主席时，他才得以运用职能，对人员的组织作出了一些重要变更。1913 年他报告说他接触了大学（指岭南大学。——译者）医学院的嘉惠霖（William W. Cadbury）医生和霍华德（Harvey J. Howard）医生，有意请他们作为访问医生为医院服务。

当时关约翰（Swan）医生以全体医务人员的名义，要求正式邀请这些医生来服务，同时还提到林安德医生作为访问的神经科医生曾经给予的巨大帮助。专业工作的第一次分部门化就这样开始的。确切地说，林安德医生本人就是第一位专科医生；1914 和 1915 年间，他的病区收治了 142 例脚气病，这种病在士兵中特别流行。

新制度实际上是从 1914 年 5 月 1 日开始的。关约翰医生离开了医院，医疗总监的职位也取消了，他的职责转授给了全体医务人员。对医疗工作的这种管理方法一直延续到今天，而且被认为是经营一所像博济医院这样机构的最佳方法。全体医务人员由各专科医生组成，各自对所管领域的工作负责；任命一个主席，由他按照工作需要召开医务人员会议，处理医院必要的事务。

按此制度，第一届医务人员由以下各人组成——

嘉惠霖（W. W. Cadbury）医生，主席，兼内科主任。

谭约瑟（J. O. Thomson）医生，外科主任。

林安德医生（Dr. A. H. Woods），神经科。

霍华德（H. J. Howard）医生，眼耳鼻喉科主任。

四位新近的医学院毕业生受聘为实习医生，无薪酬。

实验室设备有所增加。新近从美国回来的李奉藻医生（Dr. J. F. Lee）被任命为助理病理学家。曼弗尔（E. Manful）小姐被指定主管护士培训学校。建立了全部住院和门诊病人的含有病历卡的完整登记系统。

这样就开启了医院内专业工作分别由有足够资格的专业人士担任的历史；引进了实习医生的制度；建立了一个临床病理实验室；开办了护士培训学校；建立了记录体系。

广州格致书院（Canto Christian College）的霍华德（H. J. Howard）医生发展了眼耳鼻喉科，1914 年他做的手术有 850例。他在医院工作到 1915 年年底；该年的医院报告说，"医院仍保有它在中国人'眼中'的地位，就像早年伯驾医生的时候那样。这个科的工作由博伊德医生接管，而霍华德医生则被任命为新成立的北京协和医学院（Peking Union Medical College）的眼科主任；他在那里的工作成绩众所周知。

1914 年，霍华德医生还接过了业务经理的职责，在 1915年则由莫勒（R. Moeller）先生接任。桑德兰（B. V. Sunderland）先生和谢拉（W. A. Shera）先生对重整图书系统给予了宝贵帮助。

这个时期病人的收费有所增加。在伯驾医生的时候，无论对富人还是穷人都不收费。1914年对一般住院病人每天只收一角五分钱；住私人病房者每月也只收10至25元。这是按广州货币计算的，比值不到美国货币的一半。这几项的收费增加到一般住院病人每天二角至三角，私人病房每天一元至三元。

上文已提到过林安德（Woods）医生担任医院的神经科医生，这个职位他一直干到1916年。后来他也去了北京协和医院，担任类似的职务。

嘉惠霖（William W. Cadbury）医生于1909年作为与广州格致书院联合的大学医学院成员来到广州；从那时起直到现在接受费城公谊会（The Society of Friends in Philadelphia）的财政支持。1914年1月他转到博济医院，担任了一年住院医师。他建立了内科和病理实验室，并一直主管内科的医务直到现在，除了1923至1926年期间之外。

新西兰长老会（the New Zealand Presbyterian Mission）的郭守道（John Kirk）医生在1915年大部分时间接管了外科医务，并且在这一年的部分时间担任医务人员的主席。1919年他又回到医院，在联盟中代表他的传教会，直到1920年5月。

医院历史上常有的危机之一发生在1915年夏天。七月份，由于珠江源头连降大雨，整个医院遭到洪水侵袭。郭守道（Kirk）医生在这一年的医院报告中写道："当时医院里有150名病人，其中许多人在不同程度上缺乏自理能力。底层的病区水深达三英尺半，这时在城里发生的大火又威胁着医院；到底应该等多久才开始转移那些行动不便的病人去安全的地方，以及如果有必要，又如何通过一条淹了五英尺深水的巷子把他们转移出去？这个问题让医务人员焦虑地思考了好几个小时。不过我们大家都很幸运，洪水消退了，火势也消竭了；我们今天可能毫发无伤，但是大家都由于经历了这个难堪的插曲而变得更好了。就在这样的环境之下，一天早上有十一名中国伤兵被送到我们这里；而我们发现，关心别人的疾苦是一个人帮助自己最实在的方法。"这次洪水据报道为广州历史上最大的水灾。

1916 年，博伊德（Boyd）医生被任命为眼耳鼻喉科主任。这一项重要的服务于是得以延续。除了曾因病休假两年外，他在这个科一直工作到 1921 年下半年。

沙面的外国人社区医生李诺思（W. Graham Reynolds）于 1916 年成为管理委员会的主席；他报告说："医院今年度过了它悠久历史上可能是最严重的危机时期。年初的时候，委员会发现自己面临严重的资金短缺，被迫以医学会的资产为抵押借钱，以维持医院的运行。"

谭约瑟（Thomson）医生从 1915 年年底在家中度假，直到于 1916 年被任命为医务人员主席。业务经理在年中辞职，沙面的谢拉（W. A. Shera）先生接管了他的工作。夏天的时候，有关方面曾试图夺取广州，赶走都督龙济光①。激战的结果，250 名重伤的士兵和非武装人员被送进了博济医院，其中包括了前广东总督陈炯明；还有警察总长，他中了龙总督的枪，受了致命伤。

急需许多补给物资和新的设备。经过谭约瑟医生的努力，发起了一个筹款运动；中国大总统黎元洪阁下捐赠了 5 000 元。广东都督龙济光捐赠 1 000 元。民事总督朱庆澜②以及香

---

① 译注：龙济光（1868—1925），字子诚（紫宸），彝族，云南蒙自人。清末民初军阀，曾任广西提督、广东安抚使、都督兼署民政长，两广巡阅使。1916 年在反袁世凯的护国战争中，龙济光与广东反袁力量发生冲突。6 月 6 日袁世凯死后，7 月滇桂护国军与广东军民对龙发动进攻，龙部败退。

② 译注：朱庆澜（1874～1941），字子桥。浙江绍兴人。1916—1922 年任广东省省长。

港总督梅轩利爵士（Sir Henry May）① 也有所捐赠。加拿大蒙特利尔的雷福德（Robert Reford）夫人承担了谭约瑟医生和夫人的财政支持；她慷慨地提供这项支持达十五年以上。总共收到的款项有将近港币 23 000 元；另外加上 2 500 美元来自洛克菲勒基金中国医学委员会（China Medical Board of the Rockefeller Foundation）的赠款，支持一名业务经理；2 000 美元作为经营费用。班伯里（J. W. Banbury）先生被聘担任这一职务，于 1917 年 11 月就职。他一直服务到 1922 年，使医院的医务人员得以免除琐碎的行政事务。

1916 年 12 月 19 日，医院里举行了一个特别会议，纪念建院八十周年。美国总领事海因策尔曼（P. S. Heintzleman）先生主持会议；英国总领事杰弥逊爵士（J. W. Jamieson, C. M. G.）② 讲话，回顾了医院早期的历史。广东的民事总督朱庆澜以及别的人也讲了话，称赞了以往所做的工作，也展望未来的机会。中国总统发来了贺电。这样，原来连医院的存在都似乎保不住的一年，却有了一个胜利的结局。全体医务人员和朋友们一起救活了医院，它又能够继续办下去了。

二

从 1916 年的危机可以获得的最重要教训，就是需要有更好的、更稳定的组织。致力于草拟新的计划并提出来使之得到与完成的人士有：斯派克（J. Speicher）牧师、诺伊斯（Wil-

---

① 译注：梅轩利（Sir Francis Henry May）（1860—1922）又译梅含理。第十五任香港总督。1912 年—1919 年在任。

② 译注：杰弥逊爵士（Sir James William Jamieson）（1867—1946），英国领事官。1886 年入英驻华使馆。曾任使馆商务参赞。1909—1926 年任驻广州总领事。

liam D. Noyes）牧师、谭约瑟（J. O. Thomson）医生、孔克尔（J. S. Kunkle）牧师、晏文士（C. K. Edmunds）医生和谢拉（W. A. Shera）先生。在1900年的拳乱之后，由于各个传教团体的大联合，中国其余各地的医疗工作得到大大的加强。1916年提出的计划也是遵循这同一方针。广州教士医学会继续作为博济医院及其产业的业主和受信托人。然而，它将通过一个新的团体来起作用，称为广州传教医师联合会（Canton Medical Missionary Union）；博济医院是这个团体的成员之一，并有权派出三个会员加入联会的董事会。

凡加入这个联会的各个传教会，必须至少作出以下一项贡献——

      a. 维持一名全职的医生、护士或业务经理。

      b. 60000元（港币）的物业或捐款。

      c. 每年拨款3000元（港币）作运营费用。

每个教会或学会作出了上述一项贡献之后，即有权向董事会派出一名代表。董事会有两名或两名以上中国成员。医院的医务人员主席以及业务经理是有职权成员，但无须经过选举。董事会有权在与医务人员适当协商之后，安排全体医务人员的工作。

被派去与联会谈判的委员会于1917年5月2日向医学会报告，说必要的条件都已具备。下列的传教会同意向医院指派一个单位：美国浸信会（北）指派了威瑟斯（Luciele Withers）小姐，护士培训学校校长。美国长老会指派了博伊德（H. W. Boyd）医生，眼耳鼻喉科主任。美国革新长老会指派了黎雅各（J. M. Wright）医生，任代理总医师【在谭约瑟（Thomson）医生离开医院期间】和病理学家。新西兰传教会

1917 年指派了佩特森（R. E. Paterson）医生，1919 年指派了
郭守道（John Kirk）医生。广州格致学堂（岭南大学）直到
1919 年才指派了一个单位的负责人而加入了这个联盟，指派
的是嘉惠霖（W. W. Cadbury）医生，内科主任。它也被指定
代表洛克菲勒基金中国医学委员会（China Medical Board of the
Rockefeller Foundation）供给的两个单位。这样建立起来的机
构证实效能非常良好，一直持续到医院于 1926 年关闭为止。

　　旧的管理委员会在 1917 年 4 月 10 日召开了最后一次会
议；它的功能由新的董事会取代。在这时候讲几句有关这个委
员会的话是合适的。它极少有虚饰的性质，是一个实实在在为
医院的利益工作的力量；尽管当你逐年浏览它的名单时，你会
发现许多广州外国人社会中的领袖人物，有英国人也有美国
人，有代表宗教界的也有代表商业界的。跟其他传教机构不
同，广州教士医学会从一开始就是一个本土的集团；它已经跟
这个城市的生活紧密结合为一体，人人都知道这个医院是广州
一个重要的机构。从最初的时候起，卓越的商人就在它的事务
中起着重大作用，但是到 1864 年 1 月，才正式"鉴于需要建
造新的医院大楼，任命了一个委员会"。这个委员会经手购买
了现有院址的地皮并监督了最初一些楼房的建造。这个委员会
以后历年延续下来，在很大程度上不仅是一个遇到疑难情况时
的咨询机构。在医学会 1879 年 1 月的年会上，决定从这个团
体中任命四位成员，与医院的主管医师一起组成一个真正的
"管理委员会"。最初组成的人员有桑普森（T. Sampson），主
席，他从 1864 年起就在搞建筑的委员会里服务，一直到 1884
年；塔尔博特（F. R. Talbot）；坎宁安（T. B. Cunningham），
服务到 1895 年；和医院的福音传教士香便文（B. C. Henry），
服务了五年。

　　1878 年，在卡罗（Carrow）医生担任院长职务问题上发

生了一些困难，第一届管委会经受了这个考验，解决了问题。
到该世纪末为止，列入委员会名单的还有纪好弼（R. H.
Graves）医生，服务了十二年；费伦（G. D. Fearon），十三
年；和浸信会的西蒙斯（E. Z. Simmons）牧师，他从1889年
至1911年除了离职度假之外，一直是委员会成员，并担任主
席十七年之久。在1898、1899年间，当嘉约翰医生、赖马西
医生和富马利医生全都辞职的危机期间，委员会的智慧和机敏
发挥到了极致。这个时期的主席是中国政府造币厂的英文顾问
怀恩（E. Wyon）。还有在1913和1914年，调整医务人员分
歧的任务也是特别困难。英国卫理公会传教会（English Meth-
odist Missionary Society）的张辅德（E. Dewstoe）牧师，以及
林安德（A. H. Woods）医生，是这一时期的主席。张辅德先
生从1908年起长期在委员会中服务，并且作为岭南大学董事
会的成员，继续对博济医院的事务给予积极的关心和睿智的
指导。

在1923年，住院病人有392人，施行手术685例，因此
尽管本省局势尚未安定，医院眼外科的声誉已经得到恢复。当
夏查理医生离职度假时，把他那个科在很大程度上交给了陈汝
检（Chan Ue Kim）医生负责，直到1926年。夏查理（Hayes）
医生在这一年年初回到广州，就被指派到新成立的两广浸信会
医院（Leung Kwong Baptist Hospital）的眼耳鼻喉科，他在那
里的医务仍旧非常繁忙。这所医院从某一方面看就像是博济医
院的孩子。1916年，张新基（Cheung San Kee）医生——嘉约
翰医生医学班的一位毕业生——决定在两广浸信会属下创立医
疗机构。他最初开设了一个诊所，十年后就在东山建起了漂亮
的新大楼。

夏查理（Hayes）夫人也是一位内科医生，在城里开了一
家诊所，叫做萨拉·贾弗雷（Sarah Jaffray）诊所，许多贫穷

的妇女和儿童在那里得到治疗。关于他们在博济医院的岁月，夏查理夫人写道："每当来到江边，经过那座通向博济医院的熟悉的大门，我就回忆起和丈夫一起在那里度过的六年多的幸福岁月。现在当我看到漂亮壮观的新楼正在建造，虽然对取得的进步感到高兴，但是看着旧的建筑被拆除，却几乎是带着遗憾的心情。正是在那里，我曾经看到上帝神奇的工作，解除着人们的疾苦，把有罪的和有病的灵魂指引到他身边。我无法把回忆中历历在目的所有事情都用笔墨写出来，但是有几件事在我脑海中特别突出。有一段日子我身体很不好，人们对我说，如果我想活命的话，必须马上回美国去作特别治疗。没有人代替我丈夫在医院的职务，所以我决定独自回美国。当时对我和我丈夫都有点难受，但是后来这一年的年度报告寄到我手上，我读到'眼科救治了500名完全失明的病人'。我是多么地高兴！我在这里说这些，只是想让人们略微知道一点我们在这些设备非常简陋的旧建筑里所做的事情；医院的其他部门也跟我们一样。我回忆中的另外一次是一位医务人员在主持礼拜仪式。他在简短的讲话后问那天在场的人中有多少会出来支持主。有十七个人应声站起来，其中包括两位年轻的医务人员。我们大家一起感到很快乐，医务人员之间没有任何摩擦；人人都为别人的工作和成功感到快乐。

"博济医院闻名遐迩，常常有病人从很远的地方专程来求医。许多人治好了病，灵魂也得到更新，回去向远方的亲人讲述上帝对他们的恩惠。我可以讲一个例子。一位老妇人，家境贫穷，双目失明，到医院来求医。她不知怎样听说了博济医院，克服了重重困难，一天终于来到这里。双眼的白内障被摘除了，她重见了光明。医院免费给她配了眼镜，一位医生还替她付了交通费让她回到村子。最后她离开时说：'我再也不要拜偶像了。从今以后我要拜天主。'她拿了一些礼拜堂的小册子，回家去向别人讲述上帝仁爱的故事了。那些旧日时光是美好的，我和丈夫都非常感谢上帝给我们如此的特权，有好几年时间能在那里的工作中尽一份微力。"

1920 年，病人来自全中国十八个行省中的十五个省；而广东省的几乎每一个地区都有病人来求医。也就是在这一年，医务人员中有几位医生出席了在北京召开的中国传教医师协会（China Medical Missionary Association），并按照这个团体的一系列决议，敦促在广州格致学堂（The Canton Christian College）新管理集团的核心——董事会领导下重振博济医院。其他合作的团体将是医院本身和在各国的传教委员会。结果，由谭约瑟（J. O. Thomson）医生，代表医院，和郭守道（John Kirk）医生，代表广州传教医师联会（Canton Medical Missionary Union），组成了一个代表团，于当年秋天前往纽约。此行的费用由洛克菲勒基金中国医学委员会（China Medical Board of the Rockefeller Foundation）赞助。下面是纽约十二月发出的电报："广州格致学堂董事会与数家传教委员会及洛克菲勒基金中国医学委员会欣然愿意接管医院。"根据提议，医院的物业转让给学堂，而获得一项 150 000 墨西哥银元的基金。

不幸广州方面有几个人对此态度冷淡，结果代表团的努力付诸流水，而谋求医院发展的责任仍旧回到传教医师联盟的肩上。后来还作过一次类似的努力，设法使美国长老会成为财产受托者，同样没有成功。

应该特别提一下沙面的社区医生李诺思（W. Graham Raynolds）。他从一开始就积极关注医院的工作，他不仅作为医生深受病人喜爱，而且在 1915 年来到广州的时候就是医学会的财务主管和管理委员会的成员了。第二年他成为医学会的副会长和管委会的主席。联会成立后，他一直保持着对博济医院事务的积极关注。1920 年他当选为医学会的会长和理事会主席，后一个职务他一直干到他在 1926 年的不愉快事件后不久离开广州为止。每当遇到外科手术上的紧急情况，人们总是向他求助；后来的几年里他是医院的访问医生。他在与 1922 年成立的沙面市政议会合作方面承担了大部分责任，那里附设了两个房间，专为照顾生病的外国人而用。这个议会赞助一名护士的工资，并每年拨款加以维持。这个安排一直继续到 1926 年。1923 年有六十三名非中国病人在医院住院治疗，其中大部分是由李诺思医生从沙面送来的。

1921 年，基督教同寅会（United Brethren Mission）加入联盟，奥尔德（F. Oldt）医生被任命为医院的医务人员。在嘉惠霖（Cadbury）医生离院期间，他主管内科达一年。但是他的兴趣主要在公共卫生方面，并且在这方面为医院的工作作出了最大的贡献。现在他把全部时间都投入这个部门，但是在 1923 至 1926 年间，他还主管内科病区的医疗工作。他从 1922 至 1929 年担任学会的秘书。关于公共卫生，以后将有一章专门详述。

第十六章 1922—1929

1922 年，医院的医务人员中有史以来第一次有了一位放射科医师。哈维（J. L. Harvey）医生由美国长老会任命；他带来了一台手提 X 光机，加入了医院原有的设备。稍后有一位印度帕西绅士捐赠了一笔基金，此人曾因胆石动过手术；他的胆石就是由 X 光成功地检查出来的。医院用这项基金买了一台大型的 X 光设备。在四年时间里，哈维医生在这个科付出了宝贵的服务，并培训了史少衡小姐（Miss Sze Shiu Hang）成为 X 光技师；她至今一直从事这项工作。

奥格尔（W. R. Augur）先生于 1923 年成为业务经理，他的工作效率极高。他们夫妇的财政支持主要来自费城公谊会（Society of Friends in Philadelphia）。她不遗余力地投入医院的社会服务，同时为护士们、为这个小小社区的其他人服务；但是在 1926 年的大罢工之后，他结清了帐目，和妻子一起回了美国。

1923 至 1926 这几年，可能是博济医院整个历史上最活跃的几年。专业素质高的人、有深厚基督教性格修养的人，一定会对跟他们交往的人产生长远的影响。医务人员从外科、妇产科、内科到公共卫生和放射科，都是由技术高强的人员组成，同时还有着组织良好的护理服务。

从实习医生干起的周活民（Chau Oot Man）医生接管了住院部男病区内科的大部分责任。陈汝检医生起初是夏查理

（Hayes）医生的助手，后来在夏查理医生离院度假期间负责眼耳鼻喉科。周镜廷（Chau Keng Teng）医生在黎雅各（Wright）医生指导下掌握了许多妇科医生的技能。她在妇女内科方面也是他的助手。在外科，陈碧瑳（Chan Pik Cha）和刘叔冶（Lau Shuk Ye）两位医生成了有经验的助手。一位护士班的毕业生郭伯荃（Kwok Paak Tsuen）先生担任了实验室技术员。护理服务在史密斯（Inez M. Smith）、刘怡爱（Lau I Oi）、贝利（E. M. Bailie）和佩特森（E. L. Paterson）等小姐的管理下达到高度的效能。

福音传教工作在一个由医务人员组成的委员会领导下开展，而实际上医院的每个工作人员都分担这项工作。

1924 年，广州市市长孙科（Sun Fo）为传达他父亲孙逸仙博士的愿望，写下了下面的这封信，日期为 4 月 24 日；当时他向博济医院捐赠了将近二十英亩土地："鉴于博济医院对广州社会作出的杰出贡献，…… 广州市政府准许博济医院使用一片政府土地，以实现其拟议中的扩建，使之能够扩大其作用的范围。

"本政府对捐赠的土地上将要建设的新机构的计划已经有总体的了解，包括医院、医科学校和护士学校，员工住宅和其他必要的建筑。给这些设施捐款的人们是在为华南的人民提供极好的服务，这里的人民对这所医院很有信心；它的中文名字——博济医院——家喻户晓。（署名）孙科。"

1923 年的报告说，"新院址已由医院的代表选定，地点非常适合作医院和医科学校一类的用途，而且对所有项目都有足够广阔的空间。政府将立即修建一条汽车路，使得从现在的医院到新院址的交通不用十五分钟。这一项赠予足以说明博济医院的声望和重要性。这是一件无偿的礼物，不存在债务问题。医院和整个社会都由衷感谢政府给予这样一个极好的地址，特别是感谢那些对此事热心关注的官员。我们还应该感谢谭约瑟医生，他负责为获得这块土地做了许多工作。"当然，能够得到这项慷慨赠予很大程度上是由于他的信誉，也由于他与奥格尔（Augur）先生一起，不断做细致的工作。土地上的坟墓迁走了，新院址已经准备好可以建楼了。

二

在1925年的报告里，广州传教医师联会（Canton Medical Missionary Union）理事会主席李诺思（Dr. W. Graham Reynolds）说，"在五月末六月初，国民政府与云南人之间发生冲突，医院有十天时间处于交战的火力之下。很幸运没有人中弹，只有谭约瑟医生险些被打中。6月23日，沙面发生冲突，事件开始不久就发生了枪击，由此，医院全体人员面临一个非常严峻的时期。医院的中外医务人员都由衷庆幸他们在整个这段极其艰难的时期采取了恰当的行事方式，而医学会和理事会也极为感谢他们所作的努力。

一艘班轮上发生炸弹爆炸后，引起一场大火，延及医院对过的许多船只和码头；火花就在整个医院房屋上空飞舞，我们能够逃过这一劫没有被焚毁，真要算是万幸。

"今年六月间，美国公谊服务委员会（American Friends Service Committee）的特别代表鲍尔德斯顿（Lloyd Balderston）医生访问了博济医院。这个委员会一直在欧洲从事救济工作，鲍尔德斯顿医生对博济医院表现出极大兴趣。医院方面也促请他向他的组织提议，在医院的重建中携手合作。"

首先出现的问题是护士们在二月份集体罢工，原因是一名护士学员被开除。这造成了医院的整个护理系统面临解体的威胁，但是由于院长和护理委员会成员处理得法，问题得到解决；不过直到 1926 年 3 月这几个月中，医院在管理方面一直困难重重。

这里不是合适的地方来讨论 1925 年 5 月 30 日发生在上海，6 月 10 日发生在汉口，6 月 23 日发生在广州的事件。这都是一些引起紧张感情的悲剧时刻，关于它们可以有很多的臆测，而能得到的信息很少。广州的事件影响到了医院，因为在枪击停止后，立即有 38 人被送进来救治。谭约瑟医生当时是医务人员的主席，被要求提交受伤情况的详细记述，以便从伤口的位置和性质证明是谁发动的枪击。五个人在到达医院之前已经死亡，两个人送进来不久死亡。在医院的死者都拍了照片，以便以后辨认。那是一个令人忧虑的时期，但医院的工作并未因这样的干扰而中断。

1925 年 12 月，有一名男护士由于表现不能令人满意而必须辞退。此前他曾被给予多次改进的机会，但很明显不可能继续留用，所以他被通知离开。这个行动给医院造成一些麻烦。他在离开医院之前多次访问了他在新公医院当护士的一些朋友，而这家医院在夏天的时候曾被工会接管。他被辞退后，那间医院的四名护士学员来到博济医院，要求知道解雇他的理由。他们说他们是受一个国民党的支部派遣而来，要求得到一份有关开除这个人的理由的书面说明。医院方面告诉他，此人之所以被开除，完全是由于他个人品质的问题，与他的政治观点毫无关系。由于报章的宣传对医院这一行动多有不利，所以主席被迫予以回应，列举了开除这名男护士的各种理由。这事本来属于该护士与医院医务人员之间的私隐，却被迫公开，很不幸也很没有必要。

1926 年 2 月 10 日晚上，来自综合工会（Miscellaneous Workers'Union）的几个代表与医院的工人开了一个会；其实，博济医院是一家私立医院，员工除了对医院本身以及广州传教医师联会负责之外，不需要对任何机构负责。已查明确实召开了这样一次会议，而且此前不知道他们已经在工人中做了许多煽动工作。工会试图强迫他们加入，但许多工人并没有这样的意愿。

医务人员中的中国人做了很大努力斡旋此事。许多雇员告诉医院当局，工人中绝大多数都很乐意接受医院向他们提供的优厚条件，不想给自己和医院制造麻烦，但是有人禁止他们接受。

2月28日，星期日，晚上，一封来自"综合工会博济医院分会"的信件递到了谭约瑟医生的手上。信中提出要院方在三天内同意他们的七项要求，就是：工人的每月工资增加五元；解雇工人要得到工会同意，并且要提前一个月通知和提前一个月发给工资；工人有病时，医院须予以照顾，全程发给工资，工人如果死亡，要付给死者家属三个月工资；要遵照国家节假日给工人放假，工人在节假日不用工作；年终要多发一个月的工资作为奖金；在招收新工人的时候，只能雇请综合工会的会员。

在这三天期间，进行了多次商议，都认为全部同意这些要求是不可能的；"同意所有这些要求，势必违背和牺牲医院管理与服务的根本原则，妨碍服务效率，造成病人的生命危险。"

三天过去，工会没有收到想要的答复，于是又递来另一份最后通牒，内容与第一份只有细微差别，也是要求在三天内答复。通牒坚持"医院必须对该工会给予正式承认，要求所有雇员参加该工会并且遵守其规则；它要求的薪酬涨幅这样高，对于这个纯粹为利他目的而艰难维持着，每年都有巨额赤字的慈善机构，这样的财政支出将会是董事会难以承担的重负。对于最后一项要求，即医院必须要求所有工人参加指定的工会。

答复指出，如果医院真的设法这样做，那将会是一种帝国主义行为。"医院最后同意以下条件：

（1）从1925年12月起，工资在10元以上者，增加2元；工资在10元以下者，增加2.5元。

（2）每年年终，所有受雇于医院的工人将得到2元奖金。

（3）解雇和聘用工人由医院的领班进行。如果一个工人被解雇而觉得不满，可以向医院员工的仲裁协会提出投诉。

（4）工人未经预先通知而被解雇，将得到15天工资的赔偿。任何工人如果要求辞职，也必须提前15天通知医院。

（5）在医院通常的假日，工人可以轮班放假。

（6）工人如果因病不能工作并经医生证明，医院给予免费的医疗，在此期间工资照旧发给，但只限一个月。

（7）医院不阻止其工人参加任何政党或社会团体，但是将来的任何政党或社团成员不得干涉医院的事务及其规章制度。

也许如果求得一个暂时的解决办法，事情可以不用旷日持久。但是博济医院眼前可以看到公医医院的先例，该院在去年夏天也有相似的遭遇，当时那里的水井都由纠察队把守，直到医院当局投降，从此一直冲突不断。博济医院当局不想重蹈他们的覆辙，所以在3月8日，当劳工部的副部长访问医院并"带来了经修改的工会条件……要求给予书面答复"时，他们坚决拒绝了这些条件。第二天早上发起了罢工。由综合工会会员组成的一帮人，拿着棍棒和旗帜，想冲进医院里来，但是被美国员工和几名警察组成的力量低挡在外面。"领头的人叫嚷说，他们是奉政府的命令发动罢工，任何人不得干涉，谁要是不离开的，格杀勿论。按照工会领导的命令，医院内的那些煽动者都带着私人财物离开了医院。他们后来又被派回到医院，不顾医务人员主席的抗议，硬闯进来，以强力打开大门，并一直开着，不许关上。这些头目们后来在房屋上打上记号，强迫其余的雇员离开，有些雇员躲藏起来不走，以便离开的时候可以带上自己的私人财物。所有大门都由一些原先的医院工人和外人把守着，有些被认出是公医医院的、培正中学的和一些其他机构现在的雇员；这些人被召集出来，离开他们的工作，完全没有通知他们的雇主。把守的人得到公开指示，凡是中国人，包括病人在内，都只准出，不准进，以便不让任何食物进入医院。供水和电话线路立即被切断，尽管邻近一带的房屋都能使用这些公共设施。任何食物都不准带入医院，甚至连婴儿和伤寒病人用的牛奶也不准。"

医务人员中的中国人和护士学员们这时候都没有离开，还有 75 名病人也没有离开；在这三天里，医院的所有任务都落在这少数人和美国医务人员肩上，而美国医务人员同时也在尽一切可能从混乱中整理出某种秩序。由于不准带进食物，病人只能吃咸蛋为生，情况变得难以忍受。3 月 11 日，那些能走路的病人要么自己走出大门，要么由亲友搀扶走出去。那些不能行走的病人则被抬到附近的一家政府医院，有一名病人由于搬动同时又缺乏牛奶，在那里死亡。外国医务人员告诉拒绝离开的中国医务人员和护士学员，你们也得离开；于是他们也设法逃离，没有受到伤害。有一个令人非常难过的事例，就是医院的老花匠；他已经服务了三十三年。工会会员最初搜查大楼寻找工人时他拒绝离开，但是外国医务人员劝他赶快离开，因为留下来有生命危险。工会会员为了羞辱他，让他在忠诚服务了这么多年的医院大门口充当纠察队放哨。然而在 1929 年当医院重开的时候，他仍然回来干他的老行当。

完成了两年或两年以上学业的护士发给了两年制课程的结业证书。显然，别的医院可能不敢接受她们继续学业，因为恐怕会因她们而受到牵连。对已经通过考试的护士发给文凭，其他的则发给肄业证明；其中有些出乎意外地被别的护士学校所录取。所有中国医务人员的工资都发了到月底；有些在别的地方找到了工作。

这次罢工实际上造成了怎样的一种事态呢？"许多人的生命受到威胁，其中至少有一人死亡。医院不能发挥其功能；收益能力停止，对社会来说则是失去了医院的服务。一百二十个中国医务人员和其他雇员失去了工作和收入，总计每年至少30 000 元，其中 75% 的钱来自国外。几所医学院校的学生不能继续深造，无论是在临床方面还是课堂教学方面；护士学校被解散，许多护士学员的学业被迫中断；设备和物资被任由损坏；存在火灾和被盗窃的危险。"

应该说，广州市市政委员长伍朝枢（C. C. Wu）阁下①已经在他权力范围之内尽可能帮助医院，但是他能够做的很有限。要医院当局全部同意工会所提出的七个条件是不可能的；就算同意了这些条件，他们又会面临对方提出别的新条件，最后还是会一无所获。第二年在岭南大学发生的情况正是如此，最后岭南大学为了自我保护只好关闭了学校。

由于香港罢工和抵制运动仍在进行，医院在一段时期内没有重开的希望；病人和中国医务人员也不敢回来。谭约瑟医生夫妇、奥尔德医生夫妇和奥格尔（Augur）先生夫妇为了保护医院设备免遭损害，在医院里住了几个星期。没有仆人给他们帮忙，不过他们被允许进出和购物。谭约瑟医生一家在夏天去了美国，夫人由于精神紧张和过度劳累在那里去世。奥格尔夫妇也回了国。只剩下奥尔德医生夫妇留在荒凉冷落的医院大楼里。

---

①　译注：伍朝枢（1887—1934），字梯云，广东新会人，出生于天津。伍廷芳之子，1923 年任孙中山先生广州大元帅府外交总长，1925 年任广州市市长，1927 年任南京国民政府外交部长。

　　谭约瑟医生的夫人是在 1910 年他初次来到中国时陪伴他一起来的。这么多年来，他们的家对全体同事，不分中外，一直是敞开着大门。她给护士们教授英语和圣经，而且在许多方面以她基督徒的美好品质鼓舞着周围的人们。

　　这年夏天，国民政府的外交委员陈友仁（Eugene Chen）①先生曾设法帮助理事会重开医院；理事会虽然仔细研究了所提出的计划，但在现有的条件下重开医院是不可能的。理事会"一贯同情劳方每一个负责的、值得尊重的改善条件和提高效率的希望；与此同时它也自愿地承担着责任，作为已经考虑了一段时间的重建总计划中的一部分，要给这所医院创造出更好的条件来为所有的中国人服务。博济医院至今恪守不渝的一个道德原则……其实就是在经营医院这样一件生死攸关的严肃工作上，必须要求全体分担责任的人一心一德，尽忠职守。工会的要求至今把这一原则排除在运作之外，所以博济医院只好关闭。"这段话写于 1927 年 3 月 10 日，正好是罢工开始一年之后。②

　　博济医院的历史就这样又来到了一个章节的尽头。正当前景看来一片光明，工作正以最高的效率向前推进之际，一切却不得不戛然关闭，落得个人去楼空。③

---

　　① 译注：陈友仁（Eugene Chen）（1875—1944），祖籍广东顺德，生于西印度群岛的特立尼达。曾任孙中山的外事顾问、英文秘书。1926年 3 月，陈友仁接替胡汉民出任国民政府外交部长，大力支持当时的省港大罢工，迫使港英当局妥协。

　　② 原注：摘自广州传教医师联会主席苏维新牧师（Rev. C. W. Shoop）的报告。

　　③ 原注：本章关于大罢工的材料取自谭约瑟医生（Dr J. O. Thomson）的书信、《广州公报》（The Canton Gazetta）1926 年 3 月 12、15、16、17、18、19 日、《中华医学杂志》40 卷，第 4 号，1926 年 4 月，374～387 页。

第十七章　新博济

这并不是厄运第一次袭击博济医院的工作，但伯驾和嘉约翰的精神依然健在。原先医务班子的成员和教士医学会的会员们立即着手为医院的重建创造各种条件。结果在 1929 年 4 月 19 日举行的第 90 次年会上，有 34 位医学会会员出席。会上通过了以下的建议：

一、授权广州传教医师联会董事会重开博济医院。

二、由岭南大学董事会任命六位人士与广州传教医师联会董事会组成一个联合委员会，在今后的一年中领导医院的工作。

这个十二人委员会（医院代表六人，大学代表六人）于 1929 年 4 月 29 日至 6 月 25 日期间共开过三次会。达保罗（Paul J. Todd）医生被选为主席，岭南大学副校长李应林（Y. L. Lee）被选为秘书。达保罗医生被任命为医院院长，嘉惠霖（Cadbury）医生被任命为医务人员秘书。

医院的房屋丢荒了三年，已经濒于倒塌，这时经过修葺；花园也经过整理；9 月 4 日，医院正式重开。许多朋友参加了在花园里举行的聚会，向医院领导祝贺中兴之喜；事实上许多人都把医院的关闭看作重大的损失。医院把一半的房屋给与达保罗医生用来容纳他的私人医院和诊所，而他同时担任医院的院长。医务人员专业班子包括谭约瑟（J. O. Thomson）医生，外科；奥尔德（Frank Oldt）医生，健康服务；西达尔（A.

C. Siddall）医生，妇科；嘉惠霖（W. W. Cadbury）医生，内科。医院关闭前担任护士长的刘二姑（Lau Ye Koo）恢复担任这一职务。她忘我工作多年，至今一直担任这个职务。护理班子的其他人员也作了重新安排。博济医院于 1929 年 9 月 5 日在修葺一新的房子里恢复了服务。

医院年度从 12 月 31 日至 1930 年 6 月 30 日；在此期间，医院共收治了超过五百名住院病人。与此同时与岭南大学校长进行了磋商，在 1930 年 6 月 6 日召开的教士医学会第 91 次会议上，一致通过了如下的决议——

决定重申将博济医院及其物业移交予岭南大学董事会的建议，条件如下：

一、广州教士医学会在其会章中提出的宗旨仍予维持，即"鼓励合格的内外科医生，以所具备的医院设施、药品和辅助人员，在中国人中行医，推广医学知识，并通过治病救人弘传基督教义；是为本会工作的主要宗旨"；

二、凡属出售医院物业的收入，一概只能用于开展医院的工作或用于医学教育，不得移作他用；

并且进而

决定指示（博济医院之）广州传教医师联会诸董事，在岭南大学董事会接受此提议的条件下，将博济医院管理权移交予该董事会；

并且进而

决定指示本学会诸受信托人，在岭南大学董事会接受此提议的条件下，将博济医院的物业移交予该董事会。

以下 1930 年 6 月 17 日的来信，是对此的答复——

广州教士医学会秘书谭约瑟博士（Dr J. O. Thomson）：您 1930 年 6 月 7 日的来信并贵学会在年会上所通过决议之副本均已妥收，并已提交于 1930 年 6 月 10 日召开的本校董事会年会予以研究。有鉴于此，特作如下决定：

接受广州教士医学会的建议，在下列的两个条件下，将博济医院及其物业移交予岭南大学董事会：

一、医院为弘传基督教的目标维持不变。

二、凡属出售博济医院物业的收入，均须用于医院工作或医学教育。

钱树芬（Chin Shue Fan）医生、嘉惠霖（W. W. Cadbury）医生、陈秋安（Chan Chau On）医生及本校校长、副校长和教务长被委派负责移交事宜。

岭南大学董事会年会主席　钟荣光（签字）

1930 年 7 月 23 日，医院所有权移交予岭南大学董事会的正式手续完成。这个计划在 23 年前，在 1907 年 1 月 17 日医学会的第六十八次年会上，就由美国长老会的博格斯（Rev. J. J. Boggs）牧师提出过动议："本次会议的意见认为，委员会应该对以下建议给予特别的注意，'教士医学会的全部财产应通过法律手续移交给广州格致学堂，条件是保证医学会在为其目标开展工作时保持稳定和效率；已达成谅解，这一安排中包括用中文讲授医学课程，并且一旦这一移交生效后，教士医学会即行解散。'"

不幸当年的这个计划跟与岭南大学、公医医院和美国长老会结盟的多项计划一样，未能实行。

广州传教医师联会为有益的目标服务了多年，但是从

1930 年 6 月起，一个新时代降临了。由负责任的中国人士和少数外国人士组成的岭南大学董事会，受托全权推进由英美人士创建并经营了九十五年的博济医院的工作。最近五年来医院的种种发展，证明此举是明智的。

钟荣光校长任命了嘉惠霖医生为院长，其后由谭约瑟接任；至 1933 年嘉惠霖又重新任院长。医护人员的名单中仍然缺了达保罗医生，他在 1931 年将他的私人医院迁到别的地方去了。

二

第 96 年度的医院报告中说，董事会已经打算要兴建新的楼房。一个由金曾澄（Kam Tsang Ching）先生①、董事会主席钟荣光校长、陈秋安（Chan Chau On）先生、林护（Lam Woo）先生、林逸民（Lam Yat Man）先生和黄启明（Wong Kai Ming）先生组成的下属委员会被指派制订计划并负责建造事宜。在这个委员会中，金先生曾任教育局长，是广东省西南政务会的成员；陈先生是知名商人，并在医院担任了一年常任秘书；林护先生是香港慈善家，对这项工程十分关注，但很不幸没有看到建筑落成就去世了；林逸民先生曾任广州公共事业局局长，在建筑方面有广博的经验；黄先生曾就读岭南大学，是培正浸信学院（Pui Ching Baptist Academy）的校长。这些人士一直以来对医院的事业深为关注，直到今天；医院之所以能有如此长足进步，在很大程度上有赖于他们。

---

① 译注：金曾澄（1879—1957），字湘帆，中国近代教育家。广东番禺（今广州市番禺区）人。曾留学日本。1930 年 2 月至 1932 年 3 月间任广东省教育厅厅长。1931 年起任中山大学校长。中华人民共和国成立后任广州文史研究馆副馆长。

1933 年通过了一项确定的联合方案，夏葛医学院、岭南大学和博济医院实行合并，岭南大学将于 1936 年开始对医学院行使全部责任；长老会将继续为学院提供医务人员；在广州以妇产科和儿科闻名的柔济医院，将成为合作单位。人们该记得，夏葛医学院和柔济医院这两个长老会的院校，都是由博济医院的成员富马利（Mary H. Fulton）医生创办的。这个联合至今为止一直很有成效，博济医院的六名医务人员在夏葛医学院担任教席，而夏葛医学院的医生也支援博济医院的工作。一个真正富于效率的医学中心已经奠定了基础。

作为这个联合方案的进一步结果，岭南村医院（Lingnan Village Hospital）成了卫生服务部（Health Service Department）的乡村工作核心。"大约二十五年前，大学的医学院由宾夕法尼亚大学基督教协会创办，同时在河南岛上邻近岭南村的地方，为村民建立了一所医院。这项工作在 1914 年曾经中断，但在 1925 年李福林将军关注此事，并捐款 13 000 元使之重新开始。于是在岭南大学校园内建起了医院和为村民服务的门诊部。负责管理的是岭南大学的校医嘉惠霖医生。"就是这位李将军，把他幼小的儿子托付给了嘉惠霖医生夫妇；他们将孩子视如己出，抚养成人。"这所医院及其工作于 1932 年 9 月移交给了博济医院，从这时开始由两名医生和一名护士管理。医院能容纳约二十个病人住院，为村民提供大量的妇产科服务。这所医院是一个样板，在中国任何大型村庄，看来就应该建造和维持这样的医院。"

第二年，岭南大学的另一座楼房又加入了这所分院。这座楼房是 1911 年由上文提到过的岭南大学医学院的美国理事会建造的。在 1911 年，一个确定的联合计划就已经提出，要将这个岭南大学附属的学院跟博济医院和华南其他的传教会联合起来，但就像所有别的方案一样，当年未能得以贯彻。传教医师们常常感到非常失望，只有现在，经历了二十五年之后，这些努力才显现出其成果，实现了基督教医学院校的有成效的联合。

上面提到的这座楼房现在称为卡彭蒂尔堂（Carpentier Hall）。在1914年大学的医学院迁往上海之后，这座楼房和周围的地产由岭南大学买了下来。购买的钱可能是已故的纽约市卡彭蒂尔（Carpentier）将军的遗产，他是1918年去世的。这座建筑现在用来作为这个分院的门诊部，同时作为医疗人员的住所。将来工作进一步发展时，希望能把这里办成肺结核和其他慢性疾病的疗养院。

比其他物质上的成就远为重要的是，最近这四分之一世纪建立了一个新的医院街区。早在1913年，医院的旧楼已经出现安全问题。所以，岭南大学董事会接管产业的时候，他们给自己设定的第一个任务，就是考虑建造一座新楼。用于建楼的土地在西村（Saitsuen），尽管在1923年的时候这里显得很适合博济医院今后的发展，但由于建造了水泥厂①和其他邻近的工厂，环境已经大不如前。为此与广州市政府进行了谈判，市政府同意支付100 000元，以解决交换地产的问题。1917年收到来自邝三盛（Frank Samson）的一份遗产。这是一位澳大利亚华人，多年前在博济医院治好过病，因此临终作此遗赠，以表达他对救治过他的医生们的医术和爱心的感谢。这项遗产大约有5 000元之数，加上政府同意给的钱，总共可达150 000元。余额5 000元是医院全体员工、毕业学员和朋友们募集来的。除此之外还有省政府和广州市市长都有相当的捐赠。

---

① 译注：广州水泥厂，原名广东西村士敏土厂，建于1929年，1932年投产，原址在今广州市荔湾区西湾路，2005年迁往广州花都马溪工业区。

"1934 年 6 月 2 日，由刘纪文（Lau Key Man）① 先生奠基，一百余人聚集在工地旁的教堂里，建造委员会主席金曾澄先生主持仪式。他的欢迎词里，提到了孙逸仙博士跟这所医院的关系。刘纪文阁下接着演讲，为医院的光荣历史及其与民国创建者的联系，向医院表示祝贺。英美两国的总领事以前董事的身份，代表旧的广州教士医学会出席了仪式。英王陛下的总领事费理伯（H. B. Phillips）② 先生发表了以下的讲话——

能够作为英国总领事和博济医院的前董事出席今天的仪式，令我感到非常高兴。博济医院成立于 1835 年，是广州的第一家慈善机构，也是中国的第一所医院。创办者，著名的美国来华传教士伯驾，于 1845 年被任命为公使馆的联合秘书。他在博济医院的服务一直延续到 1855 年。广州教士医学会掌控着这所医院，直到 1930 年 7 月移交给岭南大学董事会。这所医院拥有美好的纪录，它是将科学的治疗方法介绍到东方的杰出范例。它最初是在外国商馆区内，默默地开起来的。房子是由老资格的行商浩官免费借给的，一直使用到 1856 年在火灾中焚毁。1866 年在商馆区的旧址上建起了永久性的建筑。广州教士医学会在消除相互的误解、改善外国人与中国人关系方面，起到了重要的作用。英国商务总监在 1841 年曾经谈到医学会，他说，外科医生的手术刀，在说服中国人方面，成绩要比任何战争的武器更好。医学会的第一任会长是英国人

---

① 译注：刘纪文（1890—1957），中国国民党政治家。1910 年加入同盟会，历任国民政府要职。1931 年参与成立广州反蒋派国民政府，翌年任广州市市长。

② 译注：费理伯（H. B. Phillips）（1878—1957），英国领事官。1898 年来华，1930—1936 年任驻广州总领事。

郭雷枢博士，英国驻华商馆的医生，任会长直到 1878 年，凡四十年。医学会的工作，都是与各传教委员会协同进行的。医院早期得到英国人的不少支持，但医务人员始终以美国人为主。

随着时间的推移，已经到了应该把医院移交给中国人来领导的时候了。我相信，现今管理着医院的精干人士们，将永远铭记并坚守过去的优秀传统，永远记住你们是负有重大责任的理事会成员。同时我希望，你们将尽可能强有力地支持那些为你们管理医院的、非常杰出的外国同事。而且，人们应该永远自豪地记住，早年医院的创建者在这个省份是如何艰苦劳动、如何克服巨大的困难的。

在结束这番讲话的时候，作为资深领事，我谨代表我的同事们对新大楼在今天奠基表示最诚挚的祝贺。

"接着，医院最著名的毕业生之一，香港东华医院董事会主席刘平斋（Lau Ping Tsai），发表演说。医院的另一位旧学生，嘉约翰时代毕业的池耀廷（Chi Iu Ting）医生，对于本医院把科学医疗引进中国过程中，在医学上做出的许多贡献，作了一些回顾。仁济堂（Yan Tsai Church）的谢滋生牧师（Rev. Tse Tsz Shang）带领祈祷。岭南大学乐队奏乐。奠基仪式后，在花园里设茶点招待，嘉宾们摄影留念。"

新的医院大楼于 1935 年启用，覆盖了原丕思业礼拜堂和长老会教堂的旧址。

第十八章　近期以来的专业工作

在最近几章中，很少提到医院的本职工作，其实这些工作仍在照常进行，尽管策划联合事宜和新大楼的建造占用了医生们许多时间和心思；因为制定方针大计和寻求必需的财政援助这些重任，都落在他们肩上。

二十年来，对医务人员的方针，是让每个人沿着某个总的领域发展自己的专长；有四个主要的部分——外科，包括妇科和产科；内科；眼耳鼻喉科；以及后来的公共卫生工作。这些科当初组建的时候，还很少有教会医院实行专业化的。二十年来这个方针一直被恪守。这种做法很值得推荐：首先，促进了服务效率；其次，使不同的医生各司其职，可以避免摩擦。

博济医院在整个百年历史上，一直以其外科享有盛名。伯驾最初开始工作的时候，眼外科手术占了他的大部分时间，后来又渐渐增加了割除人体不正常增生物的手术。直到本世纪，才作了较多的腹部手术。然而，在装备了足够的消毒设备以后，本市最大量的重大外科手术，是在博济医院进行的。博济医院有这样的声誉主要是由于谭约瑟医生（Dr J. O. Thomson）。他和黎雅各（Wright）、郭守道（Kirk）、李诺思（Reynolds）、西达尔（Siddal）等医生一起，在最近的二十年中，几乎做了所有的外科手术。现在，梁锡光（Leung Sik Kwong）医生（本院一位著名的毕业生之子，又是另一位著名毕业生的侄儿）是负责外科手术的住院主任医师。

本院的外科手术有三个类别——（一）割除肿瘤，包括卵巢囊肿；（二）结石切除；（三）眼部手术。在某些时候，医院的工作主要是军医外科。谭约瑟（Thomson）医生在1923年的报告中这样写道："为市民治病的数量比往常减少了，部分是由于住院的床位在很大程度上被伤兵独占；但主要还是因为战争把许多广州居民赶到了避难地，并且往常从四乡进城来看病的那一部分人，现在不能或者不愿意到广州来。

"医院被当作一所基地医院，用来治疗所有军队的伤员——广东的、云南的、湖南的，等等。数以千计的军队伤病员在这个医院和诊所得到治疗。只有伤势较重的，头部、颈部、胸部、腹部受伤的，断了骨头的，子弹还在身体里头的，被接纳进这所医院。这些伤兵一旦经治疗脱离危险后，就打发他们出院，好让别的伤病员进来。两台X光机在确定中弹的位置上，派上了大用场。有一些困难的手术，得直接在透视镜头下把子弹取出来。许多时候，医院里人都满到了大门口，连基督救济会搭起来的席棚、礼拜堂的地板上以及药房和别的房间，都住满了伤兵。有些时候，在这一个科里，五六个伤员一起做手术。实际上取出子弹的部位和器官有各种各样，但从手和脚取出的最多。但是其中重伤者居多，常常是长骨的骨折，粉碎性的，因而情况复杂，并且通常已经感染。许多枪伤是由达姆弹造成的。有的是铅弹，有的是带壳的子弹，尖端开花的。取出的子弹有几百颗，大约有五磅重。

"收治病人总额的80%是伤员，其中80%是中了枪或中了弹片受伤的。这些伤员包括100例胸部洞穿，死亡率13%；60例腹部洞穿，死亡率20%；20例脑部洞穿，死亡率45%。医院收治的伤兵中，约1000例重伤者的死亡率为7%；80%的伤兵不止一处中弹；这样的病例死亡率为5%。50%的子弹是从下肢取出；25%是从上肢取出；还有25%是从胸部、腹部和头部取出的。

"助理外科医师陈碧瑳（Chan Pik Cha）、刘叔冶（Lau Suk Ye）、何利田（Hoh Lei Tin）以及一位实习医师，他们的辛勤工作值得专门一提。军队的最高统帅和一些司令官在各种时候来过医院探视伤员。"在这一年中，收治的枪伤计有803例。

1924年有130例；1925年是260例。这一年，蒋介石（Chiang Kai Shek）将军多次到医院来看视他的伤兵。自从1929年医院重开之后，广州一带已不再有重大战事；此外，一些军医院也已建立起来；所以在博济医院现在已很少看到这一类的手术。

但是，摘除难看的和妨害行动的增生物，则给医院带来很大的声誉。上文也提及了卵巢囊肿手术。象皮病往往给患者带来巨大的行动困难，谭约瑟（Thomson）医生在1923年的《中华医学杂志》（第37卷，1001页）上发表了专门的研究报告。在1253例肿瘤摘除手术中，30%是恶性肿瘤；128例是肉瘤，其中70%是颈部的淋巴肉瘤。

博济医院特别出名的是膀胱结石手术。这种病发作的时候有时痛得能令人自杀。由于第一例这种手术是由伯驾医生做的，所以博济医院一直保持着在中国施行膀胱结石手术最多的纪录。

据说，耶鲁大学医学院的库欣（Harvey Cushing）教授讲过这样一个故事：关约翰（Swan）医生在美国波士顿访问的时候，来到一家由哈佛医学院的泌尿学科教授开设的诊所。这位教授在完成了一例摘除膀胱结石手术之后，宣称说："各位，刚才我完成了我所做的第八十六例膀胱结石手术。"就在他离开房间的时候，有人指着坐在一张长凳上的关约翰医生对他说："这个人在中国摘除过2000例以上的膀胱结石！"谭约瑟医生在 1921 年写过一篇内容广泛的论文，其中说到伯驾医生收藏的从中国病人身上取出的结石，由他捐献给了耶鲁大学博物馆。在中国，第一例碎石手术是由嘉约翰医生在 1856 年用夏里埃尔（Charriere）碎石机施行的；共做手术 1 234 例，这个纪录只有伦敦的汤姆森爵士（Sir William Thompson）曾经打破过。前文已经提到过，嘉约翰医生在七十三岁的时候，在北京为那位美国的部长施行手术。除了伯驾医生和嘉约翰医生之外，有几年里，做手术的还有卡罗（Carrow）医生和老谭约瑟（J. C. Thomson）医生。从 1891 年至 1910 年，大部分手术都是由关约翰医生施行的。[①] 从那以后，则由谭约瑟医生或他的助手们担纲。

到 1921 年为止所施行的 3 500 例手术中，2% 是女性；71% 是劳动阶级，其中 50% 是农民；16% 是商人；4% 是学生。其余的则是十岁以下的儿童。90% 来自广州周围六十英里以内的地区；32% 来自离广州最近的两个区，但很少是城内的居民；43% 年龄在二十岁以下。有一例患病达五十年之久；最重的一块结石重十四盎司。78% 的结石是由尿酸或尿酸盐构成的；5% 由磷酸盐构成；4% 由草酸盐构成；1% 由草酸盐与尿酸盐构成。有三例是由碳酸钙构成；两例是叶黄素；一例是胱氨酸。

手术的后果据 1922 年的报告如下：

350 例，耻骨弓上	手术	7.8%	死亡
1990 例，会阴	手术	7.9%	死亡
330 例，碎石	手术	9%	死亡

---

① 原注：《中华医学杂志》1921 年，35 卷，347 页，谭约瑟（J. O. Thomson）：《结石病在博济医院》。

在复杂性较低的病例中，死亡率仅有 3 – 4%。谭约瑟医生计算了截至 1922 年的手术总数；在此之上再加上 1923 至 1935 各年的统计数字，即可以得到一个总数：

肾结石	10
膀胱结石	3 456
尿道与阳端膜结石	575
	——
	4 041
	——

1925 年，基督教同寅会（United Brethren Mission）的西达尔（A. C. Siddal）医生被任命为医院的医务人员。1929 年他回来，协助谭约瑟医生工作，专责是妇科和产科，直到 1932 年。西达尔医生对中国南方女子的基础代谢做过精心研究，发现其平均水平低于高加索人种。他还写了一篇关于膀胱结石病源学的论文。现在在这个科协助谭约瑟医生工作的是张雅儒（Alice Y. Chang）医生。

今天，各种设备都经过改善，知识也大大增加了，各种各样外科手术都可以施行。不再用氯仿和乙醚，而是经常使用脊椎麻醉的方法，最近又采用了静脉注入依维派钠。

二

尽管博济医院在外科治病方面拥有崇高威望，但在内科方面，中国人仍然宁可找旧式的医生看病。所以在 1914 年之前的医院报告中，只有外科的统计数字，而那也主要是一些手术的统计。

当 1914 年医院实行专业分工的时候，嘉惠霖（W. W. Cadbury）医生被任命为内科主任。除了 1923～1926 年间，他不在医务人员名单中的这段时间之外，他一直负责诊治内科病例。在上述这段他离任的时间内，黎雅各（Wright）医生和奥尔德（Oldt）医生掌管内科工作；但特别值得称誉的是周活民（Chau Oot Man）医生。他开始时是一名实习医生，后来成为内科的住院医生，直到 1926 年。

医院重新开张之后以迄今天，郭桂贞（Kwok Kwai Ching）医生（她的父母都是本医学院的毕业生）一直是内科服务上能干的助理医师。在回顾这个科二十年来工作的时候，有几点有趣的内容可以一提。在 1914 至 1916 年间，脚气病和疟疾是属于最常见的疾病，特别是在军人中。伤寒也总是很流行。在广州曾经频繁出现的淋巴腺鼠疫，在 1918 年消失，1921 年之后再未见有病例的记录。一件值得一提的事，是 1918 年当脑膜炎瘟疫肆虐香港的时候，在博济医院竟然连一例这种病都没有见到。

前面已经提到过拉茨拉德（Razlag）医生在治疗麻风病方面的工作。1915 年，给予几名麻风患者系统的复方大风子油注射。次年，为麻风病患者进行定期的门诊治疗，一直延续到 1926 年；这项门诊是在星期四上午，每年为约一百名不同的患者作了治疗。这也许是在中国首次有组织的麻风病诊所，虽然在此之前对麻风病人聚居区的这些贫穷而不幸的患者已经做过许多工作；基督教长老会已经在广州城外的麻风病患者聚居地附近，为没有染病的儿童设立了一个保育院；博伊德（H. W. Boyd）医生也有参与其事。最令人同情的是，有人会被侮蔑为患了麻风病，这往往是某个不负责任的医生所为；甚至在经过科学检查证实无病之后，还需要最有说服力的证据，费尽口舌，才能为这些受诽谤者证明他们并没有患病。

1930 年至 1931 年，内科病区收治了 63 例很重的伤寒病。下一年又增至 138 例。不过，这种疾病从那时开始消退。1932 年开始出现脑膜炎瘟疫，延续了整个春季。这一年博济医院收治的这种可怕疾病有近 50 例。①

就在脑膜炎的流行还一点都没有减退之时，多年来在广州时有发病的霍乱，又极大地传染开来。截至六月底，医院收治了 45 例霍乱，其中八例死亡。高渗盐水和碳酸氢钠碱性溶液被广泛应用于带有酸中毒症状的病例，有救命之功效。

在整个瘟疫期间，博济医院的死亡率只有 14.8%；相比 1902 年医院报告提到当时那次瘟疫，据报告的死亡率是 90 - 95%。1933 年，一场天花的灾难降临广州，博济医院也收治了一些天花病例。

在治疗所有这些传染性疾病的时候，西医与旧式的中国疗法相比，充分显示出其优越性。广州的大部分医院拒绝收治这些病症，这个城市也没有设备良好的市立传染病医院。尽管当时恐惧心理那样普遍，我们的医生和护士都忠于职守，忘我地照料这些不幸的染病者；其中有些病例是找不到任何其他医院肯收治的。

先前，广州没有做过什么工作来引进在适当的肺结核病例治疗中使用人工气胸。博济医院在 1932 年开始这项工作；现在这项技术已经在这个城市广泛应用。1933 年的报告中说，在广州，医生很少施行输血。我们组织了这项工作，保持有几名登记的献血者；最近两年，我们多次成功施行了输血。在很大程度上把这两项治疗技术引进到广州医药界，这个荣誉应该归于博济医院。

---

①　原注：《美国公共卫生杂志》（American Journal of Public Health）1934 年，24 卷，925 页。

据报道，1920年广州发生了首例昏睡性脑炎（昏睡病）；一名病人被送到博济医院。[①] 1922年，发表了对中国人血压的第一份研究报告，表明中国人（至少是中国南方人）的血压平均比西方人低几个点。[②]

从内科分出了一个小儿科，许刚良（K. L. Hsu）医生于1930年被任命为这个科的科长。在他的领导下，这个科发展成医院工作的一个重要部分。最后，1931年李腾彪（T. P. Lee）医生加入医院的医务人员班子，重新开展了眼耳鼻喉科业务。就像一百年前医院初开的时候一样，对许多人来说，它代表着"让瞎子开眼重见光明"。

三

人失去健康，就使得科学毫无价值，艺术失去光彩，力量无可作为，财富没有用处，口才失去功效。

——亚历山大城的希罗菲勒斯

在广州的一所医院建立了最早的也是唯一的卫生服务部，这个荣誉应该归于奥尔德（Oldt）医生。多年前，还在世纪之初，奥尔德医生就为一个班的中国学生首次讲授了公共卫生课程。那是在这个医院的南华医学堂讲授的。然而他工作的主要精力是放在小榄（Siu Laam）镇的基督教同寅会（United Brethren Mission）医院，直到1921年才被委派到博济医院卫生服务部工作。

---

① 原注：《中华医学杂志》1920年，34卷，371页。
② 原注：《芝加哥医学信息档案》（Arch. Int. Med. Chicago）1922年，30卷，362页。

服务部立即就在周围的农村开展了公共卫生活动。特别强调了在中小学生中消灭砂眼的工作。这项工作在眼科的夏查理（Hayes）医生合作下进行。去了几间学校，对全部患砂眼的学生进行治疗，约占学生总数的5%。在卫生服务部还为夏葛医学堂和公医学堂的学生开设过课程。

1924年，由洛克菲勒基金的国际卫生委员会派到中国的科特（W. W. Cort）医生，以岭南分院为总部，进行了为期六个星期的对广东省钩虫侵染的调查。奥尔德医生有几个月时间全职投入这项研究，不仅对调查工作，而且对编写专论提供了宝贵的协助。这篇专论题为《中国钩虫研究》，由《美国卫生杂志》（American Journal of Hygiene）于1926年发表。这份调查报告显示，在这个省，受钩虫侵染最严重的人群是桑农；其次是菜农；以种稻为生的农民受侵害最少。

随着医院于1929年重开，奥尔德（Oldt）医生也重拾他的公共卫生活动。在1924年的钩虫研究之后，又展开了对人粪混和硫氨作肥料的效果研究。这种混合能够破坏人粪中钩虫卵的活力，而不会降低人粪的肥力。

1933年，广东家庭卫生促进会（Kwangtung Health Centre Association）成立。博济医院和夏葛医学堂都成为合作单位。广东省政府建设厅农林局也参与其事，在岭南大学附近的两个村庄开设了两个诊所。博济医院为这项工作提供了医生。建立了一些妇幼诊所；博济医院还负责监管三所学校学生的健康福利。

每年举行公共卫生展览，同时以岭南分院为中心，一个示范性的乡村卫生服务系统已经建立起来。这个服务系统包括以下单位：（1）村诊所，医生每周到诊所三天，有护士到病人家中跟进病例。（2）较重的病例转送到分院，进行更细致的治疗。（3）那些需要施行重大手术的、需要特别研究诊断的、需要照 X 光的等等，这些病人可以送来博济医院。这样就为完整的乡村医疗卫生系统建立了一个示范的模型。

近日，南京政府的卫生部对教会医院与政府公共卫生服务部门之间的合作很感兴趣。在博济医院，他们已经参与了乡村卫生系统的合作。干练的护士郭凤律（Kwok Fung Lut）小姐，对合作的成功作出了不少贡献。1934—1935 年度，奥尔德医生离职期间，由龚邦耀（Edward Gung）医生负责这项工作。

四

噢，如果世界的希望是一个谎言，那我怎么能在病房工作呢？

我怎么能忍受那些病痛的景象和令人作呕的气味呢？

但是神说："你为这些人做什么，就是在为我做什么。"

——丁尼生

霍奇金（Thomas Hodgkin）医生① 1841 年 7 月 15 日在伦敦以教士医学会名义召开的会议上宣告："医学会的宗旨就是遵循……上帝本身遵循的方针，首先和主要的，是寻求灵魂的安乐，同时也不忽视对人身体的关怀。神一定会认为那是一个可喜的景象，在教士医学会里，不同民族的基督教徒团结在一起……要令中国人信服，要使他们脱离那种对基督教不感兴趣的状态，最合适的办法无过于让他们看到，基督教的朋友们，

---

① 译注：霍奇金（Thomas Hodgkin）（1798—1866），英国医师。当时杰出的病理学家、预防医学的先驱之一。

不顾民族畛域之分，团结一致地去传播共同的宗教信仰。"

医学传教会体现了基督教企业的一些要素。

博济医院至今坚持创办者当初强调的一些原则。

（1）保持高水准的专业工作。

（2）平等对待一切种族、阶级和宗教信仰。

（3）为付不起钱的人免费看病，并且同样充满爱心。

（4）在信仰基督教的医生眼中，每一个病人都有自己的灵魂与人格，这些在上帝看来都是有着无限价值的。对灵魂的疗救应该与对身体的疗救相辅相成地进行。对那些在黑暗和绝望中的人们，有一道光将划破黑暗，"带着这道光，你可以触及每个人心中的光，那是耶稣基督一视同仁地授予每一个降生到世上的人的。"（乔治·福克斯[①]）

华人福音传教士和传经妇女，一直与医生护士们紧密和谐地共同工作。医院里一直有晨祷的仪式；近在一侧的"博济教堂"提供了宗教膜拜的机会。去年，医务人员和病人的正式宗教仪式都大量使用这个教堂——现在称为"中华基督教会仁济礼拜堂"（Yan Tsai Road Church of Christ in China）。这教堂就在医院右手边不远；因为在这里也像在别的国家一样，教堂应该感觉到非常明确的责任，要跟医院一起照料病人。

结合在河南岛的乡村医疗卫生工作，另一位福音传教士跟随着护士和医生进入诊所和病人的家，为病人带来安慰与希望的信息。

两年来，一位受过专门训练的医疗专案工作者廖凤洁（Liu Fung Kit）小姐受聘为医院的固定员工。也许一个来自外国的人听起来会觉得奇怪，这个现代医院特征的重要部分，在

---

① 译注：乔治·福克斯（George Fox）（1624—1691），英国宗教领袖，基督教新教公谊会的创始人。

廖小姐来到博济医院之前从来没有被引进到中国南方。

一名女乞丐出现在门诊部,她长了一个很大的卵巢肿瘤。她被作为慈善专案收治,成功地施行了手术。然后医疗专案工作者就管到了她家里:吸食鸦片的丈夫、营养不良而奄奄一息的婴儿,家里没有人能赚到像样的工资。这个女人首先被教会救活,然后被给予一份工作。然后要给孩子提供食物。家人的疏远和隔离要避免,下一步还要除掉丈夫吸鸦片的恶习。处理这样的专案(数量还很不少)需要无限的机智、耐心和技巧。1934~1935年间,有259个专案被以这样的方式研究和处理。家庭生活走上了正轨,工作找到了,跌倒的人在社会上找回了一个位置。

如果生活的愿望没有了,单单治好身体是不够的。许多意图自杀的案例,只有那些能够进入绝望灵魂深处的高手,才能以其同情和爱心给他们以帮助。很多时候需要一连几个月细心的跟进工作,才能使这样的人恢复精神平衡。

奥斯勒爵士(Sir William Osler)① 很好地表述了一个神圣的传教医师的感化力:"一个医生可能拥有哈维(Harvey)②和西德纳姆(Sydenham)③ 的技术;但是他仍然可能在心灵和智慧方面欠缺一些更精致的东西,一些对生活来说是如此重要的东西。"④

---

① 译注:奥斯勒爵士(Sir William Osler)(1849—1919),加拿大医师,医学教育家;著有《医学原理和实践》等。

② 译注:哈维(William Harvey)1578—1667,英国医师,生理学家,实验生理学创始人之一。

③ 译注:托马斯·西德纳姆(Thomas Sydenham)(1624—1689),英国著名医师。被誉为"英国的希波克拉底(古希腊的医学之父)"和"医学界的莎士比亚"。

④ 原注:卡马克(Camac),《来自奥斯勒的忠告与理想》(Counsels and Ideals from William Osler),58 页。

过去数年来，再也没有比博济医院全体医疗人员的完美合作和良好愿望更令人欢欣鼓舞的事情了。个人野心和惟利是图的所为，在这里明显找不到它们的位置；所有人都全心全意地投入去为病人的利益工作；这所医院设立的初衷就是为了这些病人的。还是如奥斯勒所说的："有一些地区，一些没有宗教信仰的地方，你们将要到那里，作为传教士，带去对真理的忠诚信仰，让人们相信科学，相信医疗技术；你们充满奉献的生活，对许多人来说可能是有激励作用的榜样。"①

我们相信，正是这种精神，在我们感化病人，使他们皈依上帝的工作中，起到了最重要的作用。上帝"不是来要他们为他服务的，而是来为他们服务的，是来为许多人的生命交纳赎金的。"

① 原注：同书，89 页。

第十九章　未　来

　　本世纪①现在已经接近尾声；在这个世纪，许多古老智慧的愿望，其中不少是往昔那些热心的灵魂曾经梦寐以求的，都已经成为现实。这是一个取得真实进步的世纪——是一个解脱束缚的时代；医学亦复如此，经历了一段为宗教和哲学充当奴婢的过程之后，医学获得了解放。委弃了老一辈的传统，轻蔑地拒绝了各种宗派的陈词滥调，她终于脱下了高傲的外衣，手里拿着谦卑的芦笛，坐在她的女主人——新的科学——的脚边。这一场革命并不能归因于任何个人：时代的精神是强有力的，就像是酵母一样，甚至在那些不情愿的脑袋里也起着作用。

　　　　　　　　——威廉·奥斯勒（William Osler）。②

　　谈起那些从纽约到广州要走上四个至六个月时间的年代，真是一个遥远的回忆了。就在写这些文字的时候，大型远程客机正从加利福尼亚飞往威克岛，为美国与中国的直达航空服务探明路线。毫无疑问，不用再过多久，从纽约到广州就只需要几天，而不是像伯驾和嘉约翰那个时代所需要的几个月了！

----

　　①　原注：指十九世纪。
　　②　原注：卡马克（Camac）：《忠告与理想》（Counsels and Ideals）53 页。

作者年长，还清晰地记得二三十年前广州交通的种种困难。那时连人力车都没有。堤道不是沿着水边修建的。没有"马路"。① 医生到病人家是坐轿子，由三个身强力壮的苦力抬着去的。许多时候他只能断断续续打个盹儿——在下半夜或者说在清晨，听着轿夫们的杭育声入睡：他们正抬着他赶去看某个危急的、需要立即诊治的病人。如果偶然遇到城内戒严，医生需要领取一个特别的批准，然后那沉重的南门或者"双门底"的各个门开门放行，让他好赶去也许是给某位高官或者某位将领看病。

而现在，医生可以舒舒服服坐着自己的私家小汽车，去到广州的任何一个地方。一座现代化的钢铁大桥②横跨珠江，公共汽车和火车连接着邻近的城镇和省份。

当嘉约翰医生 70 年前在毂埠（Kukfau）建造那些楼房的时候，既没有专业的建筑师，也没有营造商；只能由他自己来承担这些任务。现在，新的医院和医学院的楼房全部是由一位经验丰富的中国建筑师设计的；而所有建筑施工的细节都由中国的营造商负责执行。

伯驾医生 100 年前开办眼科医院的时候，他没有助手，没有护士，没有配药员。现在医院有了整个军团的华人医生、实习医生、护士、技师和药剂师；全都具有充分的专业资格。

1835 年中国只有一个传教医师。现在根据最新报道，有350 个。全国医生的总数估计有 7000 人。教会医院有 250 所，此外还有约 100 所医院分属私人和政府团体。总的容量约有

---

① 原注：宽阔得可以通汽车的街道。
② 译注：广州海珠桥。1933 年建成。全长 356.67 米，主桥长182.90 米。为广州第一座连接南北两岸的跨江大桥。

20 000 张病床，资产约 44 000 000 元。同时还有 18 所医科院校。① 在这些过去的岁月中，发生了非常伟大的进步！未来又会带给我们什么呢？

二

在这世纪大会的前夕来谈未来，对于笔者来说确有自以为是之嫌——11 月 1 日，来自中华民国全国各地的代表团以及来自国外的贵宾们，将要齐集广州，来庆祝中国医学的一百周年。届时计划要发表两份报告：第一份是对过去这个世纪成就的回顾；第二份就是对未来的展望，并且对医学应采取什么方针提出建议，以便为中国人民谋求最大的利益。被推选来宣读这两份报告的两位医生，都是属于经验最丰富的、最了解所面临问题的人选。

但这只是这次盛会的节目中一小部分。大会的高潮将是在第二天。将举行特别的仪式纪念孙逸仙博士，因为这是他在嘉约翰医生影响下进入博济医院学习医学的 50 周年。就是在这间医院学习和工作期间，形成了他推翻满清独裁统治，建立共和政体，使他的祖国得到解放的种种计划。

然后将举行新博济医院院区正式开放的仪式。这座业已竣工并入住的大楼，是由岭南大学董事会建造的。

孙逸仙博士纪念医院也已经开工建造，正式的奠基仪式也将在那一天举行。

1932 年秋，岭南大学钟荣光校长曾患重病。一度认为已经全无治愈的希望。当时召集了博济医院的医务人员前往会

---

① 原注：据马雅各（J. L. Maxwell）医生 1935 年 8 月的个人通信。另据朱（H. J. Chu）与黎（D. G. Lai）文章，载《中华医学杂志》49 卷，542 页。

诊，决定立即动手术。后来钟校长完全康复。术后住院期间，躺在医院的旧病房里，他心中萌生了一个伟大的理想，要使这间老旧的医院站立起来，使它成为中国第一流的医院。他大病甫愈，就亲赴南京；中国政府中央执行委员会的汪精卫（Wong Ching Wai）、孙科（Sun Fo）、孔祥熙（H. H. Kung）诸先生，都为他的热情所感染。

当时就制定了一个计划，要把岭南大学附属医学院和夏葛医学堂合并成为广州孙逸仙医学院。政府立即就拨给一笔250000元的款项，用于建设新的学院大楼；新楼就建在嘉约翰医生与关约翰（Swan）医生建造的宿舍旧址上，前临珠江。后来还批准了同额的拨款，用于购置设备，以及每年外加的维持费用。于是，这一谋划多年的理想一举而成为现实。

最初由一所医生的培训学校，逐渐发展成由嘉约翰医生创办的南华医学堂；然后又有夏葛女医学堂，是由博济医院旧同仁富马利（Fulton）医生所创办。然后产生了夏葛医学堂与博济医院跟岭南大学建立附属关系的计划。最后，通过钟校长的努力，南京政府在达成由岭南大学董事会负责管理的谅解后，作出慷慨的赠予。

上海的黄雯（Wong Man）医生被任命为博济医院院长兼任学院领导。学院的建筑工程合约已经发包，并已开工，以便在1935年11月2日之前完成地基工程。

广州的这一医学中心未来的发展方针，还需要由长老会在格雷格（David Gregg）医院的原址上建造一个妇儿区。这项工程的资金已经到位。

刚刚收到广州市政府支付的钱——金额达85000元——作为对嘉约翰疯人院财产的偿还；该院现在由市里管理。我们理解这笔款应该用于建立一所精神病学院，与格雷格医院一起，将定名为柔济医院（Yau Tsai Medical Centre），也就是使用该医院的中文名字。两者将在医学院的临床医学指导方面结成重要的联盟。

在岭南大学校园，一项河南各村庄的乡村卫生计划已经在全面推行。这项计划加上目前正在柔济医院展开的卫生服务，将构成医学院公共卫生事业的临床基地。在岭南大学校园，同样还应该为肺结核和一些别的慢性传染病建立一个疗养院。

这样，我们充满信心，我们的未来计划落到了实处；要拥有一个完全现代化的医学中心这样一个愿望，再也不是幻想；百年以来，人们为此付出劳动和牺牲是值得的。

三

在医学传教会的世纪过去之后，下一个百年的前景又将如何呢？过去，人们认为院长、主任医师、护士长这些职务都必须由外国人担任；现在可以找到完全合格的中国人来担任这些职务，未来的领导权可以牢牢地掌握在他们手中。来自外国的资金可能会减少了。有人问：中国教会有能力在财政上负担教会医院吗？

"新教（在中国）正朝着合作服务的方向发展，而不是试图达到教义的统一。基督教内要扩大合作，朝这个方向最容易发展。它承诺为人类的福利服务，而不再像早先的新教那样只想着保卫特定集团的生命和声誉。这样的合作服务同时也促进了基督教的本土化……

"在这个朝向合作而为全社会服务的运动中，中国基督教徒既符合西方现代宗教运动的精神，又符合中国现代的需要。新教在中国就这样吸收了儒家的社交能量，填补了佛教在社会方面的不足之处，在越来越高的程度上表现了基督教教义的丰富完善。"①

中国最重要的传教政治家之一所说的这番话，表明基督教教会无意承担责任继续开展由传教医师所开创的工作。

但是奥尔德（Oldt）②曾经显示过广州的情况，而朱与黎（Chu and Lai）③显示过中国其他地方，乡村的医疗服务还远不能令人满意——过分集中于城市，忽视了农村和乡下居民。上海拥有全中国22%的医生，广州与南京次之；老百姓的医疗服务非常不足。许多人相信，解决的办法是国家公费医疗制度。乡村卫生中心就是朝着这个终点发展的一个手段。

教会医院在这个计划中应该起怎样的作用呢？湖南省正在进行一个有趣的试验，那里的教会医院与省卫生部的合作有着令人满意的基础。"国民卫生管理局（The National Health Administration）已明白表示，欢迎教会医院在国民卫生计划中参与合作；对教会医院进行基督教的传教活动和宗教仪式不会作任何干涉。"④胡美（Edward H. Hume）医生已由中国医学协会的医学传道理事会（Council on Medical Missions）指派，用一年或一年多的时间从事"由教会医院帮助发展乡村的卫生防病工作，并策划与国民卫生管理局以及地方卫生部门更紧密的合作"。⑤在十一月的大会上，医学传道理事会（Council on Medical Missions）将详尽考虑医学传道工作在未来面临的各种

---

① 原注：乐灵生（Frank Rawlinson）《1935年6月19日的基督教世纪》（The Christian Century for June 19，1935）。

② 原注：奥尔德（Oldt），《中华医学杂志》48卷，663页。

③ 原注：朱（H. J. Chu）与黎（D. G. Lai），《中华医学杂志》49卷，542页。

④ 原注：医学传道理事会（Council on Medical Missions）临时传单。第11号，1935年5月。

⑤ 原注：卡马克（Carmac），《忠告与理想》（Counsels and Ideals）73页。

问题。

"受传道会的派遣，医生来到了病人身边。他应召而来，并不知道这病人是不是犹太人或者是不是异教徒，也不知道他是奴隶还是自由人；也许，唯有他是超越于那些差异之上的——是这些差异分离了我们，使我们各居一方，产生隔阂；有太多的时候我们觉得它们是那么明显，以致使我们看不到我们共同的希望和共同的弱点，那些本来应该把我们整个人类结合在一起的东西。在他的专业关系中，尽管有国界的分隔，仍然存在着那种同属于一个行会的感觉，这个行会不需要对地方上效忠，它没有帝王和国家；这些人的工作是世界范围的。医神艾斯库累普①的庙宇变成了医院，医生职业的神职性质已经随着时代而消失；但是我们仍然有着一种强烈的兄弟之情，一种联合一体的感觉，这是语言、种族和国家的界限都无法抹去的。"——威廉·奥斯勒。②

在中国仍有着外国医生的一席之地，这一点是没有问题的。在未来的多年之内，仍然需要外国医生来充当专家，在这个国家的各个医学分支、医学院校和研究机构工作。在乡村卫生工作中，在开办新的乡村医院工作中，大门仍然是向教会医生开放的。

嘉约翰医生曾写道："只有献身于使命的人们，能够使未来的博济医院成为过去的博济医院的延续而无愧色。"

在上一个百年中，博济医院没有向狭隘的信条和种族偏见妥协，坚持自己对病人慈悲为怀的服务方式。我们展望未来的岁月，看到的是更大的成长与进步；继续在这里开展工作的，都是富于国际同情心的男男女女；他们代表着不同的种族，全

---

① 译注：艾斯库累普（Aesculapius），是古罗马神话中的医神。

② 原注：卡马克（Carmac），《忠告与理想》（Counsels and Ideals）73 页。

方位地寻求着能够更好地减轻人类疾病之苦的真理。

　　在无知与偏见坚守着堡垒的地方，有着崇高目的和高明专业技能的医生，有可能"用小小手术刀的刀尖，打开全世界的大炮不能撼动丝毫的大门"。事情起初是如此，最后也仍然会是如此。

附录一

博济医院大事年表

1834 年　6 月 4 日。第一位传教医师伯驾从纽约启航赴中国，于 10 月 26 日抵达广州。

1835 年　11 月 4 日。伯驾医生创办（广州）眼科医局——是为在中国建立的第一家医院。

第一位病人是一位患眼疾的妇女，于 11 月 5 日就诊。

1836 年　1 月 19 日。施行了眼科以外的第一例手术——割除了一个肉瘤。

第一例截肢手术——手臂——11 月 11 日。

第一位学医的中国学生关韬来医院充当伯驾的助手。

1838 年　2 月 21 日。"中国教士医学会"——世界第一个传教士的学会——在由郭雷枢医生、伯驾医生和俾治文牧师医生召集的公开会议上宣告成立。

第一例乳癌手术。

伯驾医生在澳门开办一所医院。

1839 年　1 月，雒魏林医生受伦敦布道会派遣到来。他承担了澳门医院的管理。

1840 年　6 月 17 日。博济医院关闭。

1841 年　伯驾医生访问爱丁堡，爱丁堡教士医学会因此成立。

1842 年　11 月 5 日。伯驾夫人陪同丈夫抵达广州，成为在广州居住的第一位外国妇女。

医院重开。

医院接诊第一例分娩。

1843 年　11 月。玛高温（D. J. Macgowan）医生在教士医学会赞助下开办宁波的第一所医院。

香港的第一所医院由伦敦传道会的合信医生在教士医学会赞助下开办。

1844 年　合文医生在教士医学会赞助下，在厦门开办第一所医院。其后，在 1859 年，他成为第一位赴日本的传教医师。

1844 年　7 月 17 日。伯驾医生施行中国的第一例割除膀胱结石手术。

1845 年　第一位华人传教士梁发到医院。

8 月 4 日。美国与中国间第一次条约批准。伯驾医生作为美国代表团首席秘书，对条约签订担负重大责任。

1847 年　二乙醚首次在中国应用；由伯驾医生实施。

1848 年　首次用氯仿麻醉施行手术。

1850 年　合信的《全体新论》（Outline of Anatomy and Physiology）在广州出版。是为在中国出版发行的第一部科学医学著作。

验尸两例——医院首次准许。

1854 年　5 月 15 日。嘉约翰医生抵达广州。

1855 年　医院在 5 月移交给嘉约翰医生。

1856 年　眼科医局因与英国的战争而关闭；建筑于 12 月 4 日被焚毁。

1859 年　1 月。医院由嘉约翰医生在增沙街（Tsang Sha St.）一间中国店铺中重开，首次定中文名字为"博济"医院。

1860 年　黄宽医生协助嘉约翰医生施行首例碎胎术。

1861 年　首次有提及在医院拍摄照片。

1866 年　医院迁至穀埠现址。嘉约翰医生与黄宽医生开办"医学堂"。

1867 年　第一位华人院长黄宽，负责管理医院几个月。

1875 年　首例卵巢切开手术由嘉约翰医生试行。

1879 年　首位学医的女学生进入医院，来自真光女学堂。

1886 年　孙逸仙医生成为本医院的学生。

1886 年　中国传教医师协会成立，嘉约翰医生为首任会长。

1887 年　《中华医学杂志》创刊，嘉约翰医生为首任编辑。

1889 年　赖马西医生首次启动盲人工作。

1892 年　医院施行首例剖腹产。

1897 年　首例阑尾炎手术。

1898 年　2 月 20 日。嘉约翰医生在芳村开办第一所疯人院。

1900 年　首例摘除甲状腺手术。

1901 年　富马利医生开办中国第一所女子医学院。

1904 年　9 月 1 日。南华医学堂在博济医院成立。

1909 年　中国首期公共卫生课程在南华医学堂讲授。

1914 年　护士培训学校开办。

1914 年　采用医务人员专业化方针。

1916 年　第一个麻风病诊所建立。

1917 年　广州传教医师联会接管医院工作。

1924 年　广州市市长孙科阁下向医院赠送西村的一块土地。

1926 年　3 月 11 日。医院因劳工纠纷关闭。

1929 年　9 月 5 日。医院重开。

1930 年　7 月 23 日。广州教士医学会的产业——包括博济医院——移交给岭南大学董事会。

1933 年　夏葛医学堂和博济医院与岭南大学建立附属关系的计划获得通过。

1933 年　医院聘任华南第一位医学专案工作者。

1933 年　10 月。护士培训学校重开。

1934 年　6 月 2 日。医院新大楼奠基。

1935 年　6 月。新院址入住。

1935 年　8 月。孙逸仙医学院工作启动。

11 月 2 日。纪念博济医院开办与西医引进中国百周年庆典举行。

福音传教 100 年。中华医学会会员大会在广州举行。

附录二

教士医学会中文出版物书目

1805 年　关于种痘的论文（Treatise on Vaccination）。皮尔逊（Alexander Pearson）医生著；多马斯当东（Sir George Staunton）中译。在广州出版。

1818 年　关于种痘的论文（Treatise on Vaccination）。皮尔逊医生的助手游贺川著。100 页。广州。

1850 年　《全体新论》（An Outline of Anatomy and Physiology），由合信医生在广州出版。随后出版的分别有论述外科手术、论述行医、接生与论述自然哲学的各卷。合信医生离开中国后，嘉约翰医生受权重新编辑他所著的这一丛书。

《家用良药》（Domestic Medicine），是罗伯茨（I. J. Robots）著《Jayne's Family Medical Works》的中译本。40 页。广州。

1851 年　《全体新论》（Treatise on Physiology）。合信医生著。99 页。广州。该书由著名的广东巡抚叶铭琛的父亲再版。

1855 年 《英吉利国新出种痘奇书》（Treatise on the New English Method of Vaccination）。是皮尔逊 1805 年在广州出版的小册子的修改本。罗存德（Wilhelm Lobscheid）医生编。7 页。香港。

1857 年 《西医略论》（First Lines of the Practice of Surgery in the West）。合信医生著。194 页。上海。

1858 年 《内科新说》（The Practice of Medicine and Materia Medica）。合信医生著。112 页。分两部。上海。

《妇婴新说》（Treatise on Midwifery and Diseases of Children）。合信医生著。73 页。上海。

《英汉医学字汇》（A Medical Vocabulary in English and Chinese）。合信医生著。75 页。上海教会出版社。

1859 年 关于种痘的小册子。嘉约翰医生著。8 页。广州。

关于疝气和间歇热的小册子（中文书名为《论发冷小肠疝两症》——译者）。嘉约翰医生著。6 页。广州。

1864 年 《旅游指南与商贸手册，英汉对照商务与日常文书语汇，以及官话与本地方言之有关博物、化学、药学等各门科学名人录》（The Tourists' Guide and Merchants' Manual, and English-Chinese Vocabulary of Articles of Commerce and Domestic Use; also the known names connected with the Sciences or Natural History, Chemistry, Pharmacy, etc., in Court and Punti Dialects）。由罗存德（Dr. William Lobscheid）据所有可得到

的信息来源编写出版。152 页。香港。

1871 年 《西药略释》（Materia Medica）。嘉约翰医生著。两卷。

《眼科撮要》（Treatise on Diseases of the Eye）。嘉约翰医生插图。

《割症全书》（Manual of Operative Surgery）。嘉约翰医生大量插图。

《炎症》（Treatise on Inflammation）。嘉约翰医生著。

《化学初阶》（Principles of Chemistry）。嘉约翰医生著。全图。四卷。

1872 年 《裹扎新编》（Essentials of Bandaging）。嘉约翰医生著。40 页。

《花柳指迷》（Treatise on Syphilis）。嘉约翰医生著。

《卫生新编》（Treatise on Hygiene）。嘉约翰医生著。应上海传教大会邀请而作。

1873 年 《内科阐微》（Symptomatology）。嘉约翰医生著。

《皮肤新编》（Manual of Cutaneous Diseases）。嘉约翰医生著。

1880 年 《全体阐微》（Gray's Anatomy）。福州的奥斯古德（D. W. Osgood）医学博士中译。全图。六卷。

1883 年 《内科全书》（Theory and Practice of Medicine）。嘉约翰医生著。六卷。前此曾分部分发行。

1884 年　《体用十章》（Manual of Physiology）。赫克斯利（译音）与尤曼（Youman）著；嘉约翰译。四卷。

《体质穷源》（Miller's Coloured Anatomical Plates, large size）。嘉约翰医生与医院教学班解释。

《西医新报》（The Western Healing News）。由嘉约翰医生发行的定期医学杂志。

中国经典医药术语。嘉约翰医生编，收录于卢公明（Doolittle, Justus）《英华萃林韵府》（Vocabulary and Handbook of Chinese）。

大幅的人体骨骼、内脏，及手臂血管系统图。

伦敦伯戈因与伯布里奇公司（Burgoyne, Burbridges and Co.）药品通报、医学书目，以及多种由嘉约翰医生撰写的中英文年度报告。另有大量医学方面的英文资料，论及中国的医学、与罗杰斯（Rogers）医生相关的中国牙医学、鸦片及其烟的提取物、广州的监狱与慈善机构，等等。

1886 年　《西药略释》经修订扩充至四卷，并由嘉约翰医生作了若干木刻插图，发行第三版。

1894 年　《妇科精蕴》（The Diseases of Women）。四卷。译自托马斯（Thomas）的《Diseases of Women》。

《割症全书》（Surgery）。七卷。译自格罗斯（Gross）、埃斯马克（Esmark）、费尔利·克拉克（Fairlie Clark）和帕卡德（Packard）原著。

《眼科撮要》（Diseases of the Eye）。

《医理略述》（General Therapeutics）。两卷。译自布鲁斯（Bruce）原著。

《病理撮要》（Pathology）。两卷。

《儿科撮要》（Diseases of Children）。两卷。富马利医生著。

《胎产举要》（Obstetrics）。两卷。阿什顿（Ashton）原著，尹端模（Wan Tun Mo）译。

1897 年　《剖腹理法》（Nursing in Abdominal Surgery）。富勒顿（Fullerton）原著，富马利医生译。

1898 年　《里迪尔氏实用化学——医学学生用》（Rideal's Practical Chemistry for Medical Students）。嘉约翰医生译。

1899 年　《热症论》（Fevers）。

《病症名目》（Vocabulary of Diseases）。由嘉约翰与尹（Wan）① 修订增广。

《药名目》（Vocabulary of Medicines）。

1901 年　《化学撮要》（Essentials of Chemistry）。

---

① 译注：当为尹文楷，即尹端模。

附录三

教士医学会属下医院与诊所一览

1838 澳门开办诊所。三个月后关闭。

1839—1842 澳门诊所。

1840—1841

1843—1844 舟山医院。负责人雒魏林（William Lock-hart）。

1843—1848 香港医院。负责人合信（Hobson）医生（至 1845 年）。

1843—1847

1851—1861 宁波医院。负责人玛高温（D. J. MacGowan）。虽然有部分时间关闭，但在教士医学会领导下一直维持到 1861 年。

1844—1847 厦门医院。

1844—1847　上海医院。负责人雒魏林。

1848—1853　咸虾栏诊所。管理者鲍尔（Dyer Ball）医生。

1851　靖海门附近诊所。哈巴安德（Happer）医生开办。

1852　太平沙街诊所。哈巴安德（Happer）医生开办。

1855—1856　惠济诊所。负责人嘉约翰医生。

1860—1865　佛山诊所。教士医学会支持此诊所，由嘉约翰医生任主管。诊治病人约22938人。

1861—1870　肇庆诊所。负责人纪好弼（Graves）医生。病人21239人。

1863—1871　石龙诊所。与莱茵传道会克罗尔奇克（A. Krolczyk）医生合办。后为暴民所毁。病人47213人，包括东莞与其他村庄的病人。

1865—1870　金利埠仁济医院。由伦敦传道会移交给教士医学会。负责人嘉约翰医生。病人45042人。

1865—1871　梧州诊所。负责人纪好弼医生。病人9316人。

1865—1866　福永与南头诊所。克罗尔奇克（Krolczyk）

医生开办。无统计数字。

1865—1880　虎门诊所。病人 35830 人（1868 年后数字）。

1866—1867　太平诊所。病人 5655 人。

1866—1875　博罗诊所。与伦敦传道会合办。病人 58009 人。

1867—1871　东莞诊所。克罗尔奇克（Krolczyk）开办；1868 年由花之安（E. Faber）牧师接办。后为暴民所毁。

1868—1869　惠州诊所。纪好弼医生访问。病人 800 人。

1869　连州诊所。克罗尔奇克（Krolczyk）访问。

1870—1871　礼拜堂诊所。花之安牧师在太平开办。

1872—1873　肇庆诊所重开。病人 978 人。

1872　花之安牧师访问东莞、石龙、南沙与锦厦。

1873—1882　西南诊所。纪好弼医生开办；黄宽医生主管。1874 年转由杨英（Yeung Ying）医生主管，1875 年仍由黄宽主管。病人人数（包括石角、清远、白泥、芦苞与大塘在内）37868 人。

1874—1878　福永诊所。负责人纳肯（J. Nacken）牧师。1876 年后无报告，但诊所显然开办至 1878 年。病人 5003 人。

1874—1881　东莞诊所。由纳肯（J. Nacken）牧师重开。病人 24245 人。

1878—1881　客家洞、石角，与清远各诊所。客家洞病人 1372 人。

1882—1894　四会诊所。由纪好弼医生以及嘉约翰医生的学生冯进医生开办。后由郑安医生接办。病人 17729 人。

1883—1885　连州诊所。老谭约瑟（J. C. Thomson）医生开办。病人 4239 人。

1883—1892　开始在海南琼州的工作。负责人杰里米亚森（Jeremiassen）先生。后由麦坎德利斯（McCandliss）医生接办。病人 60631 人。

1885—1888　十三甫诊所。赖马西（Niles）医生开办。病人 3472 人。

1885—1886　芦苞、大塘、石角与清远各诊所开办。

1885　两位医院助手被派往台湾。

1885　由西蒙斯（E. Z. Simmons）主持的巡回医疗。病人 2593 人。

1885—1886　广西桂平诊所。

1886—1894　阳江诊所。老谭约瑟医生开办。病人75789人。

1887—1889　海南那大。杰里米亚森（Jeremiassen）先生开办。病人11164人。

1887—1897　广州四牌楼。富马利医生开办。病人80489人。

1889—1891　广州同德街诊所。富马利医生开办。病人4614人。

1891—1898　连州。由麦克尔（Machle）医生重开。病人59842人。

1891—1898　花地诊所。富马利医生与赖马西医生开办。

1894—1899　广州河南诊所。霍尔沃森（Halverson）医生开办。病人35107人。

1894—1899　广州十五甫诊所。富马利医生开办。病人与花地诊所合录，除1899年之外；该年十五甫的病人为2841人。

1895—1898　广宁诊所。与肇庆合作开办（肇庆诊所于1894年重开，但已不再隶属于教士医学会）。病人14003人。

1895—1898　惠州。库恩（Kuhne）医生开办。

1896—1897　广州存善大街。富马利医生开办。

1897—1899　肇庆。纪好弼医生与麦克洛伊（McLoy）医生开办。

1898　芳村嘉约翰疯人院。由嘉约翰医生开办。该院隶属于教士医学会至1899年，之后独立。

附录四

广州教士医学会会长名录

1838—1879	郭雷枢	Thomas R. College
1880—1888	伯驾	Peter Parker
1889—1899	嘉约翰	John G. Kerr
1900—1912	纪好弼	R. H. Graves
1913—1914	那夏礼	Henry V. Noyes
1915—1916	斯坦顿	E. A. Stanton
1917	张辅德	Edgar Dewstoe
1918	晏文士	Charles K. Edmunds
1919	香雅各	James M. Henry
1920—1921	李诺思	W. Graham Reynolds
1922	湛罗弼	R. E. Chambers
1923	伍赖信	C. A. Nelson
1924	方约翰	A. J. Fisher
1925	苏维新	C. W. Shoop
1926	龚约翰	J. Stuart Kunkle
1927—1930	伍赖信	C. A. Nelson
1930	方约翰	A. J. Fisher

附录五

管理委员会主席名录

临时性的营建或管理委员会①

1864　格雷（J. H. Gray）牧师

1865　小德拉诺（W. Delano, Jr.）

1866　吉罗福（Geo. B. Glover）

1867　桑普森（Theophilus Sampson）

1868—1869　福布斯（J. M. Forbes）

1870　哈巴安德（Dr. A. P. Happer）

1871—1878　三人委员会，成员为

桑普森（T. Sampson）

塔尔博特（Frederic R. Talbot）

丕思业（Rev. C. F. Preston）——任职 8 年。

常设的管理委员会

1879—1884　桑普森（Theophilus Sampson）

---

① 原注：并非所有时候都有特定的主席；在没有特定主席的情况下则列出委员会名单中第一个名字。

1884—1894　纪好弼（R. H. Graves）

1894—1898　西蒙斯（E. Z. Simmons）

1899　怀恩（Wyon）

1900—1905　西蒙斯（E. Z. Simmons）

1906　綦怜（G. W. Greene）

1907—1910　西蒙斯（E. Z. Simmons）

1911—1912　张辅德（Edgar Dewstoe）

1913—1914　林安德（Andrew H. Woods）

1915—1916　史密斯（H. Staples Smith）

广州传教医师联会理事会主席

1917　斯派克（Jacob Speicher）

1918—1919　香雅各（James M. Henry）

1920—1925　李诺思（W. Graham Reynolds）

1926—1929　苏维新（C. W. Shoop）

1930—1935　岭南大学董事会

附录六

博济医院历任院长

1835—1855　伯驾（Peter Parker）

1855—1899　嘉约翰（John G. Kerr）（除离任度假时间之外）

1867　黄宽（Wong Fun）（从4月至12月）

1876—1878　卡罗（Fleming Carrow）

1884—1885　老谭约瑟（J. C. Thomson）

1893　关约翰（John M. Swan）与赖马西（Mary W. Niles）

1899—1914　关约翰（John M. Swan）（除离任度假时间之外）

1905—1906　达保罗（Paul J. Todd）

1912—1913　谭约瑟（J. Oscar Thomson）

1914年之后，由医务人员主席取代院长的职位

1914—1915　嘉惠霖（Wm W. Cadbury）

1915—1916　郭守道（John Kirk）

1916—1917　谭约瑟（J. Oscar Thomson）

1917—1918　黎雅各（James M. Wright）

1918—1919　谭约瑟（J. Oscar Thomson）

1919—1920　夏查理（Charles A. Hayes）

1920—1921　郭守道（John Kirk）

1921—1924　黎雅各（James M. Wright）

1925—1928　谭约瑟（J. Oscar Thomson）

1929—1930　达保罗（Paul J. Todd）

院长——由岭南大学董事会任命

1930—1931　嘉惠霖（Wm W. Cadbury）

1931—1932　谭约瑟（J. Oscar Thomson）

1932—1935　嘉惠霖（Wm W. Cadbury）

黄雯（Wong Man）（1935 年 9 月 1 日任命）

附录七

医学堂学生名录（1913 年以前）[①]

（祢翩云医生编制）

区复初　　Au Fuk Choh

陈衍芬　　Chan Hin Fan

陈庆祥　　Chan Hing Cheung

陈其森　　Chan Kei Sham

陈乐庭　　Chan Lok Ting

陈梦南　　Chan Mung Nam

陈多马　　Chan Toh Ma

陈则参　　Chan Tsak Chaam

陈　垣　　Chan Woon

陈懿德　　Chan Yi Tak

陈儒伯　　Chan Yu Paak

陈禹廷　　Chan Yu Ting

周　松　　Chau Tsung

郑翰屏　　Cheng Hon Ping

---

① 译注：本名录完全按照原文的顺序，是以当时的粤语拼音，按英文字母表排列。

郑　安	Cheng On
张竹君	Cheung Chuk Kwan
张福安	Cheung Fuk On
张国勋	Cheung Kwok Fan
张慕德	Cheung Mo Tak
张新基	Cheung San Kei
张惠文	Cheung Wai Man
张允文	Cheung Wan Man
池耀廷	Chi Iu Ting
席　炳	Chik Ping
赵泽霖	Chiu Chak Lam
焦兴贤	Chiu Hing Yin
赵琴舫	Chiu Kam Fong
朱锡昌	Chue Sek Cheung
朱华卿	Chue Wah Hing
徐甘澍	Chui Kom Shue
徐茂均	Chui Mau Kwan
徐聘庐	Chui Ping Lo
钟　真	Chung Chan
钟香石	Chung Heung Shek
钟李氏	Chung Lei Shi
钟　彩	Chung Tsoi
冯进德	Fung Chun Tak
冯　清	Fung Tsing
冯荫堂	Fung Yam Tong
何芝石	Hoh Chi Shek
何　发	Hoh Faat
何翰谦	Hoh Hon Him

何其允　Hoh Kei Wan

何乾一　Hoh Kin Yat

何炯裳　Hoh Kwing Seung

何文鳌　Hoh Man Ngo

何星伟　Hoh Sing Wai

何子衍　Hoh Tsz Hin

何恩从　Hoh Yan Chung

何日华　Hoh Yat Wa

何　英　Hoh Ying

康茂博　Hong Mau Pok

洪显初　Hung Hin Choh

洪　虔　Hung Kin

孔沛然　Hung Pui Yin

根　爱　Kan Oi

高新恩　Ko San Yan

高德安　Ko Tak On

高约翰　Ko Yeuk Hon

江棣香　Kong Tai Heung

龚誉生　Kung Yue Shang

关炽南　Kwan Chi Nam

关福盛　Kwan Fuk Shing

郭子明　Kwok Tsz Ming

黎朝聘　Lai Chiu Ping

黎作求　Lai Chok Kau

黎福池　Lai Fuk Chi

黎汉逸　Lai Hon Yat

黎琼笙　Lai King Sang

黎朗轩　Lai Long Hin

林灿棉	Lam Chaan Min
林 魁	Lam Fui
林翰蕃	Lam Hon Faan
林觐卿	Lam Kan Hing
林 坤	Lam Kwan
林桂英	Lam Kwei Ying
刘嘉福	Lau Ka Fuk
刘量臣	Lau Leung Shan
刘禄衡	Lau Luk Hang
刘德业	Lau Tak Yip
刘铁民	Lau Tit Man
刘唐封	Lau Tong Fung
刘圣斌	Lau Sing Pan
刘云第	Lau Wan Tai
刘英杰	Lau Ying Kit
李卓金	Lei Cheuk Kam
李勋臣	Lei Fan Shan
李讽莲	Lei Fung Lin
李 满	Lei Moon
李启辉	Lei Kai Fai
李三姑	Lei Sam Koo
李济良	Lei Tsai Leung
李咏松	Lei Wing Tsung
梁祝生	Leung Chuk Shang
梁钟氏	Leung Chung Shi
梁谦俊	Leung Him Chun
梁晓初	Leung Hiu Choh
梁乾初	Leung Kin Choh

梁葆真	Leung Po Chan
梁培基	Leung Pui Kei
梁聘英	Leung Ping Ying
梁子麟	Leung Tsz Lun
梁友梅	Leung Yau Mui
梁耀林	Leung Yiu Lam
练达成	Lin Tat Shing
凌 雄	Ling Hung
廖励谦	Liu Lai Him
廖德山	Liu Tak Shaan
廖翼朋	Liu Yik Pang
卢国均	Lo Kwok Kwon
鲁国光	Lo Kwok Kwong
卢顺之	Lo Shun Chi
劳炜光	Lo Wai Kwong
罗占春	Loh Chim Chun
罗鸣岐	Loh Ming Kei
罗葆元	Loh Po Yuen
罗博安	Loh Pok On
罗大刚	Loh Tai Kong
吕柱周	Lui Chue Chow
陆溱乐	Luk Chun Lok
麦道基	Maak To Kei
麦和甫	Maak Woh Po
毛济美	Mo Tsai Mei
莫宪斌	Mok Hin Pan
莫天一	Mok Tin Yat
梅李氏	Mui Lei Shi

吴林氏	Ng Lam Shi
伍连登	Ng Lin Tang
吴明允	Ng Ming Wan
吴宝臣	Ng Po Shan
吴天福	Ng Tin Fuk
吴清莲	Ng Tsing Lin
祢锡鹏	Nye Sek Pang or
祢翻云	Nye Hat Wan
庞文卿	Pong Man Hing
庞七姑	Pong Tsat koo
潘泽南	Poon Chak Nam
潘敬贤	Poon King Yin
潘允源	Poon Wan Yuen
施梅馨	Shi Mui Hing
冼德波	Sin Tak Poh
萧耀廷	Siu Yiu Ting
苏次皋	So Chi Ko
苏金生	So Kam Shang
苏兆常	So Shiu Sheung
苏道明	So To Ming
苏恩霭	So Yan Ngoi
孙逸仙	Sun Yat Sen
宋随缘	Sung Chui Yuen
宋福元	Sung Fuk Yuen
宋　安	Sung On
宋业麟	Sung Yip Lun
司徒长达	Sz-to Cheung Taat
司徒跃池	Sz-to Yeuk Chi

司徒懿风　Sz-to Yi Fung

谭何氏　Taam Hoh Shi

谭美周　Taam Mei Chau

谭木石　Taam Muk Sheck

谭斌宜　Taam Pan Yi

谭少田　Taam Siu Tin

谭仕良　Taam Sz Leung

邓启鎏　Tang Kai Lau

邓景辉　Tang King Fai

邓廷芝　Tang Ting Chi

曾　惠　Tsang Wai

曾　桐　Tsang Tung

蒋席珍　Tseung Chik Chan

谢爱琼　Tse Oi King

谢树春　Tse Shue Chun

谢挺生　Tse Ting Shang

左吉帆　Tsoh Kat Faan

秦顺意　Tsun Shun Yi

温尚谦　Wan Sheung Him

尹达之　Wan Taat Chi

黄绰卿　Wong Cheuk Hing

黄春煦　Wong Chun Yue

黄法先　Wong Faat Sin

黄　芳　Wong Fong

黄浩泉　Wong Ho Tsuen

黄翰生　Wong Hon Shang

黄　琦　Wong Kei

黄杰卿　Wong Kit Hing

黄贵恩	Wong Kwei Yan
黄秀山	Wong Sao Shaan
黄雪贞	Wong Shuet Ching
黄达三	Wong Taat Sam
黄千仞	Wong Tsin Yan
胡彤云	Wu Tung Wan
任启麟	Yam Kai Lun
任启泰	Yam Kai Tai
杨纯三	Yeung Sun Sam
杨廷霭	Yeung Ting Ngoi
杨英才	Yeung Ying Tsoi
燕　娴	Yin Haan
叶芳圃	Yip Fong Po
叶培初	Yip Pui Choh
叶相廷	Yip Seung Ting
余献之	Yue Hin Chi
余丽云	Yue Lai Wan
余美德	Yue Mei Tak
余倚磬	Yue Yi Poon
袁沾光	Yuen Chim Kwong

参考书目

巴慕德（Balme，Harold）——《中国与现代医学》。传道教育联合委员会，伦敦，1921。

巴特利特（Bartlett，J. J.）——《伯驾——现代医学传教会的创建者》。载《美国医学会会刊》65 卷，407 页，1916。

加略利（Callery）与伊凡（Yvan）【翻译自奥克森福德（John Oxenford）法文本】——《中国太平军起义史》。哈珀兄弟公司（Harper and Brothers），纽约，1853。

卡马克（Camac，C. N. B.）——《来自奥斯勒作品的忠告与理想》。霍顿与米夫林公司（Houghton and Mifflin），波士顿与纽约，1905。

康德黎爵士（Cantlie，James）——《孙逸仙与中国之觉醒》。耶鲁大学出版社，纽黑文，1931。

季理斐（MacGillivray，Donald）编——《基督教新教在华传教百年史，1807—1907》。上海，1907。

《中华医学杂志》1 - 4 卷。1887—1890。

《中国丛报》4 - 20 卷。广州，1835—1857。

朱（Chun，H. J.）与黎（Lai，D. G.）——《中国受过现代培训的医生分布状况》。载《中华医学杂志》49 卷，542 页。1935。

柯乐洪（Colquhoun，Achibald Ross）——《转变中的中

国》。哈珀兄弟公司（Harper and Brothers），伦敦与纽约，1912。

德涅特（Dennett, Tyler）——《美国人在东亚》。麦克米伦公司（Macmillan and Company），纽约，1922。

唐宁（Downing, C. T.）——《番鬼在中国，1836—1837》。科尔伯恩公司（Henry Colburn），伦敦，1840。三卷本。

《传道会全书》中国部分。

富马利（Fulton, Mary H.）——《既然》（Inasmuch）。海外传教会联合研究中心委员会出版，西麦德福德，马萨诸塞。

香便文（Henry, Rev. B. C.）——《基督教与中国》。安森－伦道夫公司（Anson D. F. Randolf），纽约，1885。

亨特（Hunter, W. C.）——《广州"番鬼"录》。基根·保罗公司（Kegan Paul），1882。

赖德烈（Latourette, Kenneth Scott）——《早期中美关系史》。耶鲁大学出版社，1917。

雒魏林（Lokhart, William）——《在华医务传教士》。赫斯特与布莱克特公司（Hurst and Blackett），伦敦，1861。（116－242页）

约翰·洛（Lowe, John）——《医学传道会及其地位与力量》。费希尔·昂温公司（T. Fisher Unwin），伦敦，1886。

麦克纽尔（McNeur, G. H.）——《第一位华人传教师梁发》。牛津大学出版社中国办事处，上海，1934。

麦都思（Medhurst, W. H.）——《中国，目前的状况和未来的前途》。约翰·斯诺公司，伦敦，1838。

宓吉（Michie, Alexander）——《阿礼国传》。威廉·布莱克伍德父子公司（William Blackwood and Sons），爱丁堡与

伦敦，1900。两卷本。

马士（Morse, Hosea Ballou）——《东印度公司对华贸易纪事》，第 4 卷。哈佛大学出版社，1926。

那夏理（Noyes, Harriet Newell）——《美国长老会华南传道会史，1845—1920》。长老传道会出版社，上海，1927。

那夏理（Noyes, Harriet Newell）——《中华国里一盏灯：真光女学堂四十五年》。弗莱明·雷维尔公司（Fleming H. Rewell），纽约与伦敦，1919。

医学传道理事会（Council on Medical Missions）——临时传单。中华医学协会，上海。第 11 号，1935 年 5 月。

奥尔德（Oldt, F.）——《科学医学在广东》。载《中华医学杂志》48 卷，663 页。1934。

卜舫济（Pott, F. L. Hawks）——《中国史纲要》。别发印书馆（Kelly and Walsh, Ltd），上海，1908。

乐灵生（Rawlinson, Frank）——《中国基督教向何处去?》。载《基督世纪》52 卷，821 页。1935。

博济医院报告，含各种各样的论文，1835—1935。合订本，存博济医院图书馆。

中国教士医学会（香港分会）的报告，以及广州金利埠医院的报告，1845—1864。存博济医院图书馆。

再思传道会。哈珀兄弟公司（Harper and Brothers），伦敦与纽约，1932。

雷斯塔里克（Restarick, Henry Bond）——《孙逸仙，中国的解放者》。耶鲁大学出版社，纽黑文，1931。

塞尔登（Selden, Charles C.）——《嘉约翰生平》。载《中华医学杂志》49 卷，366 页。1935。

《南华早报》——《老香港》。1933 年 8 月、12 月；1935年 2 月。

史蒂文斯（Stevens，George B.）——《伯驾生平》。公理会主日学校及出版公司，波士顿与芝加哥，1896。

谭约瑟（Thomson，J. Oscar）——《中国医务百年》。载《世界传教评论》58 卷，55 页。1935。

卫斐列（Williams，Frederick Wells）——《卫三畏生平与书简》。普特南父子公司（Putnam and Sons），纽约，1889。

卫三畏（William，Samuel Wells）——《中国总论》。约翰·威利公司，纽约，1860。两卷本。

王吉民，伍连德（Wong K. C. and Wu Lien Teh）——《中国医史》。天津出版社，中国，1932。

《岭南文库》已出书目

书 目	作 者	出版时间	定价
1. 岭南古今录	徐 续	1992 年 10 月	18.80
2. 排瑶历史文化	练铭志等	1992 年 12 月	19.00
3. 旧中国杂记	［美］亨特 著 沈正邦译 章文钦校	1992 年 12 月	14.00
4. 简明广东史	蒋祖缘、方志钦	1993 年 7 月	58.00
5. 广东美术史	李公明	1993 年 7 月	28.00
6. 岭南民间百艺	林明体	1993 年 10 月	18.00
7. 岭南历代文选	仇江 选注	1993 年 10 月	20.40
8. 清代珠江三角洲的沙田	谭棣华	1993 年 12 月	13.20
9. 广东改革的经济学思考	曾牧野、张元元	1993 年 12 月	18.80
10. 岭南文化	李权时等	1993 年 12 月	20.40
11. 岭南思想史	李锦全等	1993 年 12 月	18.50
12. 苏兆征	卢权、褟倩红	1993 年 12 月	18.20
13. 广东的自然灾害	梁必骐	1993 年 12 月	14.00
14. 岭南历代诗选	陈永正 选注	1993 年 12 月	23.90
15. 岭南历代词选	陈永正 选注	1993 年 12 月	16.00
16. 黄节诗选	刘斯奋 选注	1993 年 12 月	15.40
17. 岭南书法史	陈永正	1994 年 8 月	19.60
18. 宋代广州的海外贸易	关履权	1994 年 10 月	18.00
19. 潮汕平原经济	陈朝辉等	1994 年 10 月	23.00
20. 广东的方言	李新魁	1994 年 10 月	27.50
21. 羊城古钞	［清］仇巨川 纂 陈宪猷校注	1994 年 10 月	25.20
22. 张九龄诗文选	罗韬 选注	1994 年 10 月	19.90
23. 黄遵宪诗选	钟贤培等 选注	1994 年 10 月	26.00
24. 广州城坊志	黄佛颐 编纂	1994 年 12 月	34.50
25. 岭南史地与民俗	曾昭璇	1994 年 12 月	29.00
26. 明清佛山经济发展与 社会变迁	罗一星	1994 年 12 月	25.50

书 目	作 者	出版时间	定价
27. 广东对外经济贸易史	徐德志等	1994 年 12 月	23.80
28. 梁启超	耿云志、崔志海	1994 年 12 月	27.00
29. 洪秀全	苏双碧	1994 年 12 月	29.80
30. 胡汉民	周聿峨、陈红民	1994 年 12 月	22.50
31. 叶挺	卢权、褟倩红	1994 年 12 月	31.30
32. 简明广东史（再版）	蒋祖缘、方志钦主编	1995 年 8 月	40.00
33. 吴尚时	司徒尚纪	1995 年 10 月	26.50
34. 郑观应	夏东元	1995 年 12 月	32.00
35. 南越国史	张荣芳、黄淼章	1995 年 12 月	35.00
36. 香港跨世纪的沧桑	许锡辉等	1995 年 12 月	35.00
37. 广东近代文学史	钟贤培、汪松涛	1996 年 1 月	39.00
38. 广州历史文化图册	广州博物馆 编	1996 年 1 月	198.00
39. 广州简史	杨万秀、钟卓安	1996 年 3 月	38.00
40. 岭南海洋国土	司徒尚纪	1996 年 6 月	38.00
41. 孙中山文粹（上下）	张磊 主编	1996 年 10 月	85.00
42. 岭南近代对外文化交流史	刘圣宜、宋德华	1996 年 11 月	40.00
43. 粤港澳近代关系史	邓开颂、陆晓敏	1996 年 12 月	28.00
44. 广州国民政府	曾庆榴	1996 年 12 月	33.00
45. 珠江流域经济社会发展概论	梁钊等	1997 年 7 月	50.00
46. 黎族史	吴永章	1997 年 7 月	37.00
47. 客家风华	胡希张等	1997 年 9 月	50.00
48. 省港大罢工史	卢权、褟倩红	1997 年 12 月	34.00
49. 广东海洋经济	王荣武等	1998 年 5 月	36.00
50. 石湾陶塑艺术	林明体	1999 年 7 月	35.00
51. 岭南古史	胡守为	1999 年 9 月	33.00
52. 广东经济地理	吴郁文	1999 年 9 月	38.00
53. 广东十三行考	梁嘉彬	1999 年 12 月	45.00
54. 广东自然地理	曾昭璇、黄伟峰	2001 年 6 月	29.00
55. 珠江三角洲经济	王光振、张炳申	2001 年 6 月	39.00

书 目	作 者	出版时间	定价
56. 广东文化地理	司徒尚纪	2001 年 9 月	28.00
57. 潮汕文化概说	陈泽泓	2001 年 9 月	38.00
58. 广东戏曲简史	赖伯疆	2001 年 12 月	27.00
59. 陈济棠	肖自力	2002 年 7 月	29.00
60. 岭南科学技术史	颜泽贤、黄世瑞	2002 年 9 月	30.00
61. 壮族史	张声震 主编	2002 年 12 月	31.00
62. 岭南地质与矿产	黄玉昆、邹和平	2002 年 12 月	29.00
63. 广州：发展中的华南经济中心	左正	2003 年 1 月	27.00
64. 粤乐	黎田、黄家齐	2003 年 1 月	30.00
65. 岭南珍稀动物	张玉霞 编著	2003 年 1 月	25.00
66. 广州城中村研究	张建明	2003 年 11 月	25.00
67. 珠江三角洲农村村治变迁	王春生	2004 年 6 月	20.00
68. 广东民族关系史	练铭志、马建钊	2004 年 7 月	50.00
69. 梁宗岱	黄建华、赵守仁	2004 年 7 月	38.00
70. 潮州音乐	陈天国、苏妙筝	2004 年 11 月	45.00
71. 岭南学术百家	毛庆耆等	2004 年 12 月	60.00
72. 国民党与广东农民运动	梁尚贤	2004 年 12 月	50.00
73. 岭南瘟疫史	赖文、李永宸	2004 年 12 月	45.00
74. 梁士诒	李吉奎	2005 年 8 月	42.00
75. 越歌：岭南本土歌乐文化论	冯明洋	2006 年 6 月	62.00
76. 民国广东商业史	黄增章	2006 年 8 月	38.00
77. 李昴英	杨芷华	2006 年 12 月	36.00
78. 岭南历史文献	罗志欢	2006 年 12 月	48.00
79. 广府文化	陈泽泓	2007 年 4 月	48.00
80. 明清基督教教会教育与粤港澳社会	夏泉	2007 年 6 月	31.00
81. 陈寅恪诗笺释（上下册）	胡文辉	2008 年 6 月	软精装 130.00 硬精装 148.00
82. 邓演达	杨资元、冯永宁	2008 年 8 月	48.00

书　目	作　者	出版时间	定价
83. 宋代岭南谪宦	金强	2008 年 8 月	48.00
84. 陈炯明	段云章、倪俊明	2009 年 12 月	80.00
85. 澳门近代博彩业史	胡根	2009 年 12 月	90.00
86. 博济医院百年	［美］嘉惠霖、琼斯著 沈正邦译	2009 年 12 月	70.00
87. 广州番鬼录 旧中国杂记	［美］亨特著 冯树铁 沈正邦 译	2009 年 12 月	80.00
88. 南汉国史	陈欣	2009 年 12 月	80.00
89. 明清广东稀见笔记七种	李龙潜、杨宝霖等点校	2010 年 1 月	70.00
90.《异物志》辑佚校注	吴永章校注	2010 年 1 月	60.00
91. 岭南文化（修订本）	李权时、李明华、韩强主编	2010 年 1 月	80.00